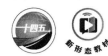

国家卫生健康委员会
"十四五"规划新形态教材

全国高等学校教材

供护理学类专业高等学历继续教育等使用

护理研究

第 4 版

主　　编	肖惠敏	
副 主 编	陶 慧　李 桃	
数字负责人	肖惠敏	福建医科大学
编　　者	马玉霞	兰州大学
（以姓氏笔画为序）	吉彬彬	湖南中医药大学
	刘 颖	大连医科大学
	杜 琳	济宁医学院
	李 桃	广州医科大学
	肖惠敏	福建医科大学
	周 雪	山西医科大学汾阳学院
	官 计	川北医学院
	赵晓敏	滨州医学院
	徐朝艳	中山大学附属第一医院
	陶 慧	昆明医科大学
	黄菲菲	福建医科大学
	谢彩霞	电子科技大学医学院
编写秘书	黄菲菲	福建医科大学
数字秘书	黄菲菲	福建医科大学

人民卫生出版社
·北 京·

图书在版编目（CIP）数据

护理研究 / 肖惠敏主编. -- 4 版. -- 北京: 人民
卫生出版社，2024. 10
全国高等学历继续教育"十四五"规划教材
ISBN 978-7-117-36342-6

I.①护… II.①肖… III.①护理学－成人高等教育
－教材 IV.①R47

中国国家版本馆 CIP 数据核字（2024）第 095591 号

护理研究
Huli Yanjiu
第 4 版

主　　编　肖惠敏
出版发行　人民卫生出版社（中继线 010-59780011）
地　　址　北京市朝阳区潘家园南里 19 号
邮　　编　100021
E － mail　pmph @ pmph.com
购书热线　010-59787592　010-59787584　010-65264830
印　　刷　北京市艺辉印刷有限公司
经　　销　新华书店
开　　本　787×1092　1/16　印张：19
字　　数　447 千字
版　　次　2003 年 8 月第 1 版　2024 年 10 月第 4 版
印　　次　2024 年 11 月第 1 次印刷
标准书号　ISBN 978-7-117-36342-6
定　　价　59.00 元

打击盗版举报电话　010-59787491　　E－ mail　WQ @ pmph.com
质量问题联系电话　010-59787234　　E－ mail　zhiliang @ pmph.com
数字融合服务电话　4001118166　　　　E－ mail　zengzhi @ pmph.com

出版说明

为了深入贯彻党的二十大和二十届三中全会精神，实施科教兴国战略、人才强国战略、创新驱动发展战略，落实《教育部办公厅关于加强高等学历继续教育教材建设与管理的通知》《教育部关于推进新时代普通高等学校学历继续教育改革的实施意见》等相关文件精神，充分发挥教育、科技、人才在推进中国式现代化中的基础性、战略性支撑作用，加强系列化、多样化和立体化教材建设，在对上版教材深入调研和充分论证的基础上，人民卫生出版社组织全国相关领域专家对"全国高等学历继续教育规划教材"进行第五轮修订，包含临床医学专业和护理学专业（专科起点升本科）。

本套教材自1999年出版以来，为促进高等教育大众化、普及化和教育公平，推动经济社会发展和学习型社会建设作出了重要贡献。根据国家教材委员会发布的《关于首届全国教材建设奖奖励的决定》，教材在第四轮修订中有12种获得"职业教育与继续教育类"教材建设奖（1种荣获"全国优秀教材特等奖"，3种荣获"全国优秀教材一等奖"，8种荣获"全国优秀教材二等奖"），从众多参评教材中脱颖而出，得到了专家的广泛认可。

本轮修订和编写的特点如下：

1. 坚持国家级规划教材顶层设计、全程规划、全程质控和"三基、五性、三特定"的编写原则。

2. 教材体现了高等学历继续教育的专业培养目标和专业特点。坚持了高等学历继续教育的非零起点性、学历需求性、职业需求性、模式多样性的特点，贴近了高等学历继续教育的教学实际，适应了高等学历继续教育的社会需要，满足了高等学历继续教育的岗位胜任力需求，达到了教师好教、学生好学、实践好用的"三好"教材目标。

3. 贯彻落实教育部提出的以"课程思政"为目标的课堂教学改革号召，结合各学科专业的特色和优势，生动有效地融入相应思政元素，把思想政治教育贯穿人才培养体系。

4. 将"学习目标"分类细化，学习重点更加明确；章末新增"选择题"，与本章重点难点高度契合，引导读者与时俱进，不断提升个人技能，助力通过结业考试。

5. 服务教育强国建设，贯彻教育数字化的精神，落实教育部新形态教材建设的要求，配备在线课程等数字内容。以实用性、应用型课程为主，支持自学自测、随学随练，满足交互式学习需求，服务多种教学模式。同时，为提高移动阅读体验，特赠阅电子教材。

本轮修订是在构建服务全民终身学习教育体系、培养和建设一支满足人民群众健康需求和适应新时代医疗要求的医护队伍的背景下组织编写的，力求把握新发展阶段，贯彻新发展理念，服务构建新发展格局，为党育人，为国育才，落实立德树人根本任务，遵循医学继续教育规律，适应在职学习特点，推动高等学历医学继续教育规范、有序、健康发展，为促进经济社会发展和人的全面发展提供有力支撑。

新形态教材简介

本套教材是利用现代信息技术及二维码，将纸书内容与数字资源进行深度融合的新形态教材，每本教材均配有数字资源和电子教材，读者可以扫描书中二维码获取。

1. 数字资源包含但不限于PPT课件、在线课程、自测题等。

2. 电子教材是纸质教材的电子阅读版本，其内容及排版与纸质教材保持一致，支持多终端浏览，具有目录导航、全文检索功能，方便与纸质教材配合使用，可实现随时随地阅读。

获取数字资源与电子教材的步骤

❶ 扫描封底**红标**二维码，获取图书"使用说明"。

❷ 揭开红标，扫描**绿标**激活码，注册/登录人卫账号获取数字资源与电子教材。

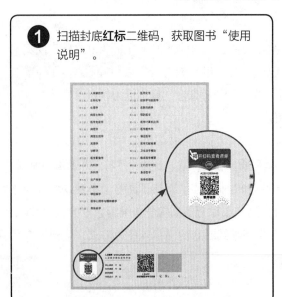

❸ 扫描书内二维码或封底绿标激活码随时查看数字资源和电子教材。

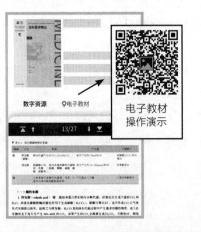

❹ 登录 zengzhi.ipmph.com 或下载应用体验更多功能和服务。

扫描下载应用

客户服务热线 400-111-8166

前　言

　　《护理研究》旨在引导学生进入护理研究领域，理解护理研究在护理学科发展中的重要意义，初步掌握科学研究的基本原则和步骤，熟悉各类研究设计，能够熟练检索文献、读懂研究论文，学会撰写研究论文和研究计划书，尤其是学会运用护理科研的证据指导临床护理实践。

　　本版教材的修订根据《教育部关于推进新时代普通高等学校学历继续教育改革的实施意见》，遵循高等学历继续教育的非零起点与学历需求性，职业需求性与模式多样性特征，坚持"三基、五性、三特点"原则，在上版教材的基础上，优化知识体系，挖掘思政元素，补充更新护理研究发展新成果，融入科研实践。

　　本次教材编写的特点主要表现在：① 优化章节框架，渐进性呈现知识，有助于学生理解和学习。② 通过案例，诠释护理研究从选题至论文撰写各个环节中的重要知识点，并详细说明其具体实践过程。③ 挖掘思政元素，培养学生的学术诚信、创新意识和科学精神等。④ 以最新最佳的科研证据，结合护理行业需求，扩充、更新、完善知识点，帮助学生紧跟学科发展前沿。

　　本教材共分为十一章，根据护理研究与成果转化步骤编写教材内容，包括绪论、选题、文献检索、研究设计、质量控制、资料收集、资料整理与分析、质性研究、论文撰写与报告规范、研究计划书撰写及循证护理。增加SPSS统计软件应用和护理研究计划书撰写，补充文献评价质量标准与护理论文报告规范部分。

　　本书编写团队均具有丰富的教学经验和科研经历，全体编委以严谨的态度认真编写每一章节，在此向各位编委及所有支持本教材编写的单位表示衷心的感谢！科学永无止境，殷切希望广大读者不吝指教，促使本教材日臻完善。

肖惠敏

2024 年 8 月

目　录

第一章

绪论

学习目标

知识目标	1. 掌握　护理研究的基本步骤；护理研究的伦理问题。
	2. 熟悉　护理研究的概念及发展趋势；科研不端行为的内容。
	3. 了解　科学与科学研究的概念；护理研究的意义及发展历史。
能力目标	能遵循科研伦理原则开展护理研究。
素质目标	具有诚实、信任、公正、尊重和责任的价值观。

问题与思考

　　终末期癌症患者常常遭受营养相关症状的困扰，如食欲不振、恶心、呕吐、腹泻、咀嚼或吞咽障碍、嗅觉或味觉障碍等，导致患者摄入不足、体重丢失、营养风险或营养不良，甚至加快疾病进展，严重影响患者的生存质量。护士小李希望了解患者营养相关症状的特征与变化规律，并构建有效的护理干预方案，以期加强患者的营养相关症状管理。

　　思考：

　　1. 小李在调查患者营养相关症状的特征与变化规律时可能涉及哪些科研伦理问题？

　　2. 小李将通过哪些步骤开展护理干预方案的有效性研究？

　　护理学是以自然科学和社会科学理论为基础的综合性应用科学。护理的科学性体现在针对护理实践中的问题，采用科学研究的方法分析护理现象和照护行为的本质，寻找护理活动的规律，探索提高护理活动有效性、科学性的办法。本章主要阐述护理研究的基本概念、对护理学科的意义、发展历史及趋势、基本步骤、伦理原则及学术诚信。

第一节　护理研究的概述

　　护理研究是分析护理现象的本质和规律，创造性地挖掘和丰富护理学科新理论和新知识，促进护理学科发展的重要途径，护理研究在完善和发展护理理论、改进护理技术、提高护理质量、指导护理实践等方面起着非常重要的作用。

一、科学与科学研究的概念

（一）科学

科学（science）是反映自然、社会、思维等客观规律的知识体系。它是科学知识与科学研究的结合，是探索未知、发现真理、积累并筛选知识、传播文明、发展人类思维能力和创造能力的活动。科学的要素涉及严谨的观察、构建假说并验证、对新信息新点子的开放性、自愿接受他人经过验证的成果等要素。科学的内涵包括合乎逻辑、可验证可重复、着重共性问题、探讨事物因果关系等。按研究对象的不同，科学可分为自然科学、社会科学和思维科学，以及总结和贯穿于三个领域的哲学和数学；按科学与实践的不同联系，可分为理论科学、技术科学、应用科学等。

（二）科学研究

科学研究（science research）简称为科研，是一种有系统地探索和解决问题的活动，并能从中获得客观规律和产生新知识，进而阐明实践与理论间的关系。科学研究的目的包括描述现状、探索未知、预测和控制及解释现象。按照研究目的可以分为探索性研究、叙述性研究、因果性研究（解释性研究）；根据研究内容可分为基础研究、应用研究和开发研究；按照研究的性质可分为定性研究和定量研究。科学研究具有如下特点：

1. 客观性　在科学研究中得到的任何结论都是基于客观的事实，以研究者直接或间接获得的资料为基础而产生的。

2. 系统性　科学研究是一种系统的研究活动。研究者要依照设计好的行动计划，按照合乎逻辑的步骤进行研究，不能随意改变计划或者研究的步骤。此外，科学研究还必须注重事物之间的联系，任何科学研究都建立在前人研究基础之上，要"站在巨人的肩膀上"进行创新。

3. 创新性　创新性是科学研究最本质的特征。科学研究通过探索自然界、人类社会和思维的未知领域，发现新规律，创造新成果。科学研究是极艰巨的创造性劳动，要有勇气和毅力克服困难，才能有所突破和创新，使我们对未知领域的认识不断向前推进。

4. 控制性　在科学研究中，研究者要预先规定研究的条件，以便最大限度地排除可能对研究结果造成干扰的因素，使研究的结论更可靠、更可信。因此，研究前需对研究条件、研究对象的选择标准、研究方法、收集资料的工具、判断结果的指标等进行设计。

5. 普遍性　在所有获取知识的方法中，科学研究产生的理论比其他方法获得的理论更具有普遍性。科学研究结果可以描述事物的现状、发现事物的内在联系和本质规律，也可以引出定律或产生理论。

二、护理研究的概念

（一）护理研究的含义

护理研究（nursing research）是用科学的方法反复地探索、回答和解决护理领域的问题，直接或间接地指导护理实践的过程。护理研究包括以下几个基本内涵：

1. 护理研究是以护理为研究对象的科学研究，是关于护理的科学研究。

2. 护理研究是探索护理活动及其规律的科学研究。它以科学的理论作指导，解决护理实践中的理论问题和技术问题，具有一定的理论价值、学术价值、科学价值和社会价值。

3. 护理研究是以护理实践研究为主的应用性研究。临床护理实践是护理研究的源泉，护理研究成果则为临床护理实践提供指导和服务。

（二）护理研究的范畴

护理学是一门独立的应用学科，护理服务的对象已经从患者扩展到健康人群，护理服务也从医院走入社区，护理关注的焦点也扩展到从人的生理到人的心理，从人的自然属性到人的社会属性。因此，护理研究的范畴也越来越广泛，凡是和人的健康有关，可以被护理干预措施解决的问题都可以成为护理研究的对象。

1. 护理研究的类型

（1）护理学基础研究：旨在揭示护理学基础理论的现象及其规律。这类研究的未知因素多，探索性强，研究周期长，对研究的手段和方法要求高。基础研究是对构建护理学最基本的原则、理论或定律而开展的研究，其成果不能直接解决当前护理实践中急需解决的具体问题，但对护理理论的发展起着重要的作用。

（2）护理学应用研究：是为了解决护理实践中某一特定的实际目标和实际问题而运用基础研究成果，直接解决护理实践中的技术问题、管理问题、教育问题。研究的结果能直接解决当前护理实践中的具体问题，提出新的或改进的技术、方法或途径等。

（3）开发研究：是运用基础研究、应用研究与实验的知识，为推广新技术、新材料、新产品等而开展的研究。其中包括对护理工具、技术手段的设计、试验、改进、改造的研究。

2. 护理研究的主要范畴

（1）护理管理研究：探讨有关护理行政管理、领导方式、护理人事管理、护理质量控制等方面的问题，护理管理研究的目的旨在提高护理管理的质量和效益。

（2）护理教育研究：探讨护理教育体系、教育对象、课程设置、教师、教材、教学方法和教学评价等问题。护理教育研究的目的是完善护理教育体系和制度，提高护理教育质量，培养高素质护理人才。

（3）护理专业技术技能研究：探讨护理技术、护理手段、护理措施、护理制度、护理仪器设备、新技术的运用等问题，其研究目的是提高护理技术水平和临床护理效率，为患者提供更加优质高效的护理。

3. 护理研究的对象范畴　从护理研究的对象范畴上看，护理研究包括研究与生物人的健康有关的问题、与社会人的健康有关的问题、研究护理学形成与发展历史，如有关护理学起源、变化及发展方向等与护理专业自身发展有关的问题。

（三）护理研究的特征

护理研究是运用自然科学和社会科学的原理揭示护理规律的过程，不仅具备一般科学研究的探索性、创新性、理论性和实用性特征，还具有以下特征。

1. 护理研究对象的复杂性　护理研究对象是人，其研究成果最终服务于人，而人是最复杂的生命体，既具有生物特性，又具有社会属性；既有生理活动，又有复杂的心理活动；还受到各种自然环境因素的影响。因此，在研究过程中要充分考虑研究对象的生理、心理、社会、文化、经济和精神等因素的影响。

2. 测量指标的不稳定性 由于研究对象的成长背景、生活习惯和社会环境的不同，以及他们对健康需求的不同，导致其个体的差异，从而影响护理研究中测量指标的结果，增加了研究的误差和不稳定。需要通过严谨设计、精细地观察和测量，正确处理数据及科学的综合分析，才能获得较准确客观结果。

3. 研究过程的伦理要求 研究过程遵循护理伦理原则，充分征得研究对象的知情同意，不能因为护理研究导致或增加研究对象的任何痛苦，延误患者的治疗、促使疾病进展，增加患者的医疗费用支出，影响患者的康复等。

4. 研究结果的社会公益性 护理研究必须从人的需求出发，以服务于人类健康，即促进健康、减轻痛苦、保护生命等社会公益性为目的。

三、护理研究对护理学科的意义

护理研究无论是对护理学科的发展，还是对护理实践的进步都具有非常重要的作用。护理研究的意义主要体现在三个方面：

1. 促进护理学的发展 护理研究是促进护理学发展的原动力，护理学作为一门独立科学，必须通过开展科学研究，不断地发现和解决临床护理问题，提升护理学科的专业理论体系，提高临床护理决策的有效性、准确性和效率，使患者受益。

2. 提高护理工作质量和效率的需要 护理研究是针对护理实践中的问题进行探索，并将研究结果升华到新的理论，直接或间接地指导护理实践。在传统的护理知识和护理方法不能满足现代护理需要时，必须进行新的探索。护理新方法的采用或护理方法的革新必须以护理研究为依据，通过实践、总结、分析、比较来验证其可行性。

3. 造就护理学术人才 学术人才是科学技术的承载者，是科学技术的支撑点。护理学科的发展必须依赖护理学术人才，而护理研究是培养学术人才的良好途径。参与研究能促使护士掌握查阅资料、利用资料、统计分析、判断与总结的方法，从而提高其创新思维和评判性思维能力。

例1-1：　　　　　　　　护理研究的意义——拉锯：晚期癌症患者生存痛苦与安适的互动模式：
一项扎根理论的研究实例

癌症是严重危害人类身心健康的疾病，已成为全球重大公共卫生问题。晚期癌症患者往往面临生理、心理、社会的多重冲击，其中包括生存痛苦。生存痛苦是指个体面临"存在问题"引发的痛苦，会感到无望、无助、无价值感、丧失生活意义等。晚期癌症患者的生存痛苦表现为面临死亡威胁所经历的精神混乱和痛苦状态，不仅加重患者的负性情绪、降低生活质量，还会增加自杀风险，从而给家庭和社会带来沉重的负担。因此，如何有效处理晚期癌症患者的生存痛苦成为新的严峻挑战，并日益受到国内外学者的关注。然而，当前学术界对癌症患者的生存痛苦概念、发生过程尚未明确，不利于临床识别及提供相应的防治策略，故亟需形成晚期癌症患者生存痛苦相关概念框架，揭示其起源、发展和转归规律。

为此，陈英等人采用扎根理论的方法，构建晚期癌症患者生存痛苦与安适的互动模式，揭示晚期癌症患者生存痛苦的前因、后果、形成及转变过程，探讨晚期癌症患者安适的促进策略及形成过程，为肿瘤护理或安宁疗护临床实践和研究提供参考依据。研究采用格拉泽和斯特劳斯原始版本扎根理论研究方法论，通过目的抽样和理论抽样，选取30名晚期癌症患者、8名晚期癌症患者家庭照顾者和10名医务工作者进行深度访谈；同时观察5名晚期癌症患者，并纳入课题组前期40份二手材料作为补充。采用手工整理材料的方式，对资料进行开放式编码和选择式编码，结果分析出晚期癌症患者两种生存状态为生存痛苦与安适，通过"困囿"力量和"纾解"力量的拉锯实现动态转化，最终构建"拉锯：晚期癌症患者生存痛苦与安适的互动模式"。该模型揭示了晚期癌症患者生存痛苦的前因（躯体折磨、社会疏离、精神枷锁）、后果（生活质量低下、抑郁、自杀意向与行为、无法善终）、安适促进策略（躯体症状的舒缓、社会层面的联结、精神层面的和解）以及6个相关理论假设。

该研究提出的晚期癌症患者生存痛苦与安适的互动模式，丰富了生存痛苦理论研究并拓宽了研究视角，有助于促进护理学科的发展。构建的模型可为生存痛苦干预的心理机制探讨提供理论指导，也为临床肿瘤科医务工作者、安宁疗护医务工作者有效预防和缓解晚期癌症患者生存痛苦，促进安适，提升其生活质量提供实践依据。

四、护理研究的发展历史

国内外护理研究的历史距今已有100多年，经历了一个循序渐进的发展过程。

（一）国外护理研究的发展概况

第一位从事护理学研究的是英国的弗洛伦斯·南丁格尔（Florence Nightingale）。虽然护理研究起源于英国，却在美国得到了发展。美国护理研究的发展主要从20世纪护理教育发展、学校内护理教育体制的建立和护理研究生的培养开始。护理研究的国外发展可分为以下几个阶段：

1. **19世纪的南丁格尔时代（1820—1912年）** 护理研究始于19世纪南丁格尔在克里米亚战争时期的调查研究。南丁格尔在克里米亚战争时期观察并记录了护理措施的效果，认为系统收集资料和探索解决问题的方法对于护理专业是必要的。南丁格尔在健康保健和护理专业领域被誉为改革者和研究者。她的《护理札记》（1859年）描述了最初的研究活动，成为最早的护理研究报告。

2. **早期的护理研究（1900—1949年）** 该阶段的研究主要是关于护理教育，侧重如何加强护理教育，其研究结果促成1923年耶鲁大学成立护理系。在临床护理研究方面重点在改进护理工作的程序和各项工作之间的资源分配问题。例如，1922年纽约医学院开展的"时间研究"（time study），发现医生开处方过多，必须增加护理人员才能有效落实医嘱。1932年Ryan和Miller发表了关于体温计的研究。1936年Sigma Theta Tau在美国建立了第一个护理研究基金；1938年Wheeler发表了有关结核病护理的研究。

20世纪40年代的研究重点仍然在护理教育方面，然而研究内容和水平有了很大发展，结合临床探讨了护理人员的合理安排、医院环境、护理的功能和护士的角色、护士在职教育、护患关系等方面的问题。例如1948年E.L.Brown发表了《护理的未来》（*Nursing for the future*）、《护理专业项目》（*A program for the nursing profession*）等研究报告。

3. 20世纪50年代（1950—1959年） 该时期美国的护理研究发展迅速。1952年美国的《护理研究》（*Nursing Research*）杂志创刊，促进了护理研究成果的发表。同时，美国的大学护理博士项目开设了研究方法论的课程，在研究人员的知识结构培养上有了较大的进步。1953年美国哥伦比亚大学首先开办了"护理教育研究所"。1955年美国护理协会成立了美国护士基金会（American Nursing Foundation），并在Welter Reed建立了首个护理研究中心，大大促进了护理研究工作的蓬勃发展。该时期的研究重点是护士的角色、护理的功能、护士的特性等概念性问题。

4. 20世纪60年代以后（1960年至今） 美国的护理研究进入了稳步发展的阶段，尤其是随着护理博士教育的发展，为推动护理研究起到重要作用。20世纪60年代后护理教育研究的重点在于比较不同学制的护理教育，护理研究注意与护理概念、模式和护理理论结合，并出现了较多改进临床护理方法的研究。1963年英国《国际护理研究杂志》（*International Journal of Nursing Studies*）创刊。20世纪90年代后更将循证实践作为护理研究的重点，如1996年澳大利亚Joanna Briggs循证护理国际合作中心成立。2004年《循证护理的世界观》（*Worldviews on Evidence-based Nursing*）创刊。护理流程的规范化、科学化研究成为重点，并开始关注护理敏感指标（nursing sensitive indicators）研究。据2004年美国高等护理教育学会（American Association of Colleges of Nursing，AACN）的报道，美国有444个护理硕士项目、89个护理博士项目，注册护士中13%具有硕士或博士学位，1986年美国国家卫生研究院（National Institute of Health，NIH）建立了"国家护理研究中心"，并在1993年成为美国国家护理研究院（National Institute of Nursing Research，NINR），投入研究基金1 600万美元，2014年NIH投入护理的研究基金增加到1.4亿美元。可见，美国护理的发展与重视护理研究和高等护理教育是密不可分的。

总之，护理研究的发展常常以期刊的创刊、研究机构和护理基金的创立为标志性时期。国外护理研究经历了近一个世纪的发展，主要标志性时期见表1-1。

▼ 表1-1 国外护理研究的发展

时期	标志性事件
1859年	南丁格尔的《护理札记》出版
1900年	美国*American Journal of Nursing*创刊
1936年	美国Sigma Theta Tau在美国建立了第一个护理研究基金
1952年	美国*Nursing Research*期刊创刊
1955年	美国护士基金会资助护理研究，并在Walter Reed建立首个护理研究中心
1963年	美国*International Journal of Nursing Studies*创刊
1986年	美国国立卫生研究院（National Institute of Health，NIH）建立了国家护理研究中心
1993年	美国国家护理研究院（National Institute of Nursing Research，NINR）成立

时期	标志性事件
1996年	澳大利亚 Joanna Briggs 循环护理国际合作中心成立
2000年	加拿大成立护理科学发展理事会（Council for the Advancement of Nursing Science，CANS）
2004年	英国 *Worldviews on Evidence-based Nursing* 创刊

（二）国内护理研究概况

由于社会、经济、历史等因素的影响，我国的护理研究起步相对较晚，护理研究的发展过程大致分为三个阶段：

1. 开创时期（1949—1966年） 1954年，《护理杂志》创刊为护理学术交流提供了载体。护理教育方面的研究主要涉及教学课程与方法的探讨，以及护理专业书籍的编写。基础护理方面的研究以护理技术革新为主。护理管理方面的研究主要是有关病房环境布局和管理制度的研究。专科护理经验，如大面积烧伤的护理等也被总结和交流。虽然此期的护理研究以单纯的经验总结为主，但标志着护理人员开始涉足科学研究。

2. 恢复与提高时期（1976—1985年） 1977年，中华护理学会和各地分会先后恢复，《护理杂志》（现更名为《中华护理杂志》）复刊。自1983年护理本科教育恢复后，"护理研究"课程已逐步纳入到教学计划中，成为护理本科生的必修课。1985年，全国护理中心成立，促进了国内和国际间的护理学术交流。20世纪80年代初，我国引进"护理程序"和"责任制护理"，护理模式由单纯的疾病护理转变到对患者的全身心护理。心理学和社会学的理论开始渗透到护理学科，护理人员探讨患者角色和护患关系等临床问题。同时，专科护理也随着医学的发展有了很大的进展，特别是早产儿的护理、断肢再植和脏器移植等手术的配合及护理取得很大的成绩，护理器具如洗头车、多功能护理车也通过研究得到创新。

3. 加速发展时期（1986年至今） 1985年以后，陆续增设了《实用护理杂志》《护士进修杂志》《护理学杂志》《护理研究》等刊物，对我国护理研究的交流和开展起到推动作用。1992年起，我国正式启动护理学硕士教育项目，大大提高了我国护理科研水平。2004年护理学博士教育项目开展后，研究成果在量和质上更是有了显著的提高。2011年，护理学成为一级学科，随之实验性研究、前瞻性研究逐渐增多，并开始涉足于护理理论研究，将国外先进的护理模式如整体护理、循证护理、临床护理路径与我国护理实践结合起来，促使我国的护理研究水平整体提高和快速发展。

五、护理研究的发展趋势

当前护理研究领域不断拓宽，研究方法逐步完善，科研队伍素质进一步提升，研究成果也得到了进一步推广。根据社会对护理事业发展的需求，将来护理研究的发展趋势主要体现在以下几个方面。

1. 加强循证护理的实践　为了更好地运用国内外循证资源，鼓励不同层次护理人员参与循证实践仍是今后护理研究的重点内容。尽管目前的文献资料数量繁多，但研究质量良莠不齐，因而，护理人员应当努力提升检索实证、评价实证、实践循证护理措施的能力，将最佳证据应用于护理实践中。

2. 强调多学科、跨专业合作研究　临床护理人员、护理研究者与相关学科的专业人士、研究者，跨学科、跨组织、跨地域的合作将成为未来护理研究的发展趋势。今后在有关生物行为、心理、社会等领域中，更加需要与其他相关专业人员进行合作，进一步提升护理科研成果的价值。

3. 加强信息技术在护理研究中的应用　近年来，护理信息学在临床实践、教育和管理等领域快速发展。面对"大数据"时代的到来，如何有效识别、采集、管理数据与信息是今后开展护理研究工作的重点。随着电子健康档案、移动医疗平台的建立与发展，应用信息学手段改善护理质量、促进患者健康是护理研究发展的趋势。

4. 关注文化因素和健康差异的状况　目前健康差异（health disparities）成为护理和其他卫生保健领域的核心关注点，尤其是健康干预（health intervention）的生态有效性及文化敏感性得到了研究人员的广泛关注。生态有效性反映了研究设计、结果与真实情境之间的相关意义，而文化敏感性则表现在研究人员对于研究对象健康信念、行为、文化价值观等文化因素的关注。

5. 推进护理研究的转化　随着转化研究（translational research）的兴起，"转化护理"的理念开始引入到护理研究工作中，这对促进科学的护理决策，提高我国护理科研价值具有十分重要的意义。然而，目前护理研究、临床实践、患者需求等环节存在一定的脱节现象，护理人员应当重视研究成果的应用与推广，努力将研究成果服务于人民群众，促进我国护理事业的长足发展。

第二节　护理研究的基本步骤

护理研究的基本步骤应遵循普遍性的研究规律，强调在现有知识的指导下，对尚未研究或尚未深入研究的护理现象和护理问题进行系统探究。护理研究基本过程包括准备阶段、实施阶段、研究结果的总结与推广应用三个阶段。以下以量性研究为例，针对每个阶段做具体说明。

一、护理研究的准备阶段

准备阶段是开展护理研究的第一环节。研究的准备工作包括提出研究问题，查阅相关文献，陈述理论框架，建立研究假设，选择科研设计以及其他准备工作。

（一）提出研究问题

研究问题的提出和确立，即护理研究的选题，是科学研究的第一步，也是至关重要的环节。选题关系到研究的方向、目标和内容，直接影响研究的方法和途径，决定着科研成果的价值和水平。研究者的动手实践、细心观察和勤于思考是提出研究问题的三个基本要素。

苏联时期，一个男孩在摔跤后把眼镜打碎了，碎玻璃刺进了他的眼角膜。当时，眼科医生弗奥多洛夫给他做手术来清除眼中的碎玻璃。令人惊奇的是，术后男孩的视力较以前大为提高。此现象引发弗奥多洛夫医生的思考，经过观察和探讨，发现改变眼角膜的弯曲度，有助于改善视力。通过研究这一发现，他发明了一种通过改变角膜曲率来治愈近视眼的新技术。

（二）查阅相关文献

查阅文献贯穿于科研过程的不同阶段，是一个动态、持续的过程。在准备阶段，查阅文献和寻找研究问题的过程是交叉进行的，查阅文献的目的在于了解研究课题的历史、现状、动态和水平；查看选题的内容与他人工作有无重复，以减少盲目性；启发自己的研究思路；寻找相关的理论依据。在实施和总结阶段，查阅文献旨在解决实施过程中遇到的实际问题及了解最新的发展动态，并为本研究的结果和撰写文章提供参考。

（三）陈述理论框架

陈述问题是指陈述所提出研究问题的背景和主要思路，说明立题依据和预期目的，并采用研究相关的理论框架或概念框架，以指导课题的研究。在研究中，理论的应用很重要，它影响着假设的形成、研究设计和结果分析，以理论为指导进行研究，所得结果也必然纳入理论框架中。理论框架一般需要在论文的前言部分呈现，用以说明研究探索某一特定问题的合理性，也可用以指导建立研究所要观察的内容。

（四）建立研究假设

研究假设（research hypothesis）是研究者对已确立的研究问题提出的预设结果，即对特定人群中两个或多个变量之间可能存在的关系的一种正式的陈述。研究假设要通过研究而加以验证的，要有理论依据或归纳总结以往的文献结果而产生的，能为研究者提供探究方向和设计指导，也可不断验证、补充和完善理论体系，建立正确的科学理论。值得注意的是，不是所有的研究都需要提出明确的研究假设。干预性研究、预测性研究往往需要提出研究假设，而描述性研究不一定需要研究假设。质性研究在研究开始时可能没有假设，然而在研究完成时可能会产生研究的预期性答案。

（五）选择研究设计

研究设计是研究过程中对研究方法的设想和安排。它是研究者根据研究目的、研究假设和研究条件对整个研究工作进行规划、制定出研究的最佳途径、选择恰当的研究方法、制定具体的操作步骤和方案的过程。

量性研究的设计主要考虑的因素：① 为什么做，根据研究目的，明确这样做的理由。② 做什么，确定研究内容。③ 对谁做或谁做，确定研究对象与研究者。包括研究样本的入选标准和排除标准、如何分组，样本量有多大；研究者及项目组成员的组成、分工和职责等。④ 在哪里做，明确研究的场所，单个还是多个场所及其特点。⑤ 什么时候做，确定研究的起始时间，调研或干预的频度，干预的持续时间等。⑥ 怎么做，首先要明确研究设计类型，是实验性、非实验性还是类实验性研究，是否随机分组，抽样方法和干预方案等。其次，选择研究指标，这是反映研究目的的标志。测量研究指标的工具称为研究工具。自制或使用他人的研究工具应具有信度和效度，能够真实、敏感、准确地测量出研究指标的变化。然后，再确定收集资料的方法。最后，选择如何控制外变量（干扰变量）和使用的统计学方法。质性研究见本书第八章。

（六）其他准备工作

1. 研究项目在开展前需要通过科研伦理委员会的评审与批准，获得研究场所的同意，获得研究对象的知情同意。

2. 参加研究各环节的工作人员需要进行专门的培训，如各个调研点或干预点的相关人员，帮助他们理解研究目的、内容和注意事项，避免导致偏倚。

3. 开展预试验（pilot study），即实施研究前，先按研究的设计流程，对少数入选的研究对象进行小规模试验。预试验可以检测研究程序的合理性和可行性，了解研究对象的反应，并估计样本量、预测研究成功的可能性，便于及时修正、补充和完善研究方案，并为正式试验选择最佳实验材料。

相关链接 | **战胜天花的人**

18世纪的英国，天花蔓延。爱德华·琴纳（Edward Jenner）医生下决心要找出预防天花的办法。他一家一家走访得过天花的人，慢慢地，有了两个重要发现：一是得过天花的人，不会再感染天花；二是养牛场的女工中，没有一个人得天花。女工们告诉琴纳，牛痘是牛患的一种轻度病，可以传染给人；人若传染上牛痘，就再也不会得天花病（牛痘本身对人来说没有危险，虽然其症状与极轻度的天花病有点相似）。琴纳认识到，如果女工的说法是正确的，那么牛痘可以使人体获得对天花的免疫力。他对该问题进行仔细研究后，决定加以检验。

1796年5月，琴纳用从一个奶场女工手上的牛痘脓包中取出来的物质，在一个8岁的男孩志愿者身上做试验。他提心吊胆地观察着：男孩开始有点不舒服，但很快恢复正常。琴纳又给他种天花病毒，孩子没有出现天花病症。从此，人类就有了对付天花的办法。

琴纳这项试验，验证了自己的假设，为后来开发疫苗和预防接种提供了基础。他的研究成果在当时引起了轰动，也被认为是医学史上的一次革命性突破。这个典故生动地说明了预实验的重要性和作用，对后续研究的可行性、有效性、可靠性和可重复性具有重要的作用。

二、护理研究的实施阶段

（一）收集研究资料

资料收集是科研过程中的重要环节，也是研究过程中最费时间的阶段。资料收集的质量将直接影响到研究结果的准确性。资料收集时需对由谁进行资料收集、收集哪些对象的资料、收集什么内容的资料、按什么顺序进行、何时进行资料收集、在何处进行资料收集等进行周密地规划和设计。如果多人进行资料收集，还需对资料收集员进行统一培训，使资料收集的流程标准化、统一化。对参与研究的人员集中培训、说明流程和内容标准化，及时沟通、协调资料收集的进度、意见反馈和完整性，完善资料收集环节，以避免偏倚，实事求是地收集资料，并保护研究对象的利益及权利。

（二）整理与分析研究资料

科学实验和科学观察收集的资料，在未进行整理之前大多是杂乱无章的，很难找出研究对象特征和内在规律的信息。资料整理就是将原始资料进行有目的地科学加工，使之系统化，尽可能多地获取研究对象的信息，以便进行统计分析。整理的手段可依据实际条件选择计算机处理或手工处理。常用的方法有逻辑检查法和计算检查法两种。对于量性研究收集的原始资料，应根据研究目的选用合适的整理方式和统计学方法进行分析和讨论。资料的描述性分析通常采用百分比、均数、标准差、标准误和中位数等指标表示，而推论性统计分析则根据资料的类型、正态性、方差齐性等选择参数法或非参数法进行统计分析。通常采用统计图和表格来归纳和呈现研究结果。

（三）解释研究结果

量性研究常常借助统计软件进行结果分析，研究者一方面要了解统计学方法的目的和意义，并能解释统计分析的结果。另一方面，研究者应结合以往的研究结果与目前的实际情况，对统计学分析得出的研究结果进行仔细、周详地分析，并对数据与现象之间的关系进行合理的解释。对于不合情、不合理的统计学结果，要从研究过程的不同环节分析原因，找出其中的缘由，研究者要实事求是地呈现研究的结果。

三、研究结果的总结与应用阶段

（一）总结研究结果

研究结果的总结是将研究背景、研究对象、方法、结果、结论以及研究者的观点，以适当的形式呈现出来，如撰写研究报告、研究论文（著）、毕业论文、调查报告、专利等方式。根据不同的总结形式，要按照不同的格式，进行规范书写。研究结果的总结是科学研究从感性认识上升到理性认识的过程；是将科研假说经过科学观察、科学实验的检验，再经科学抽象和逻辑思维，上升为相对真理的过程，但不要将其理解为科研工作的终结。因为旧的问题解决了，新的问题又产生了，科学的发展与进步是无止境的。

（二）推广与应用研究结果

研究成果的推广应用与转化是科研过程中不可缺少的一个重要环节，其目的是将取得的科技成果通过推广应用，转化为生产力，创造社会及经济效益，推动社会进步和经济发展。科技成果有多种类型，其推广应用与转化也有多种形式。如以发挥社会效益为主的护理研究成果主要是通过期刊论文、出版专著、学术交流、专利申请、网络发布、举办专题培训班、开展技术培训、技术咨询、技术指导、技术服务等形式进行推广；以产生经济效益为主的成果主要通过技术交易、技术转让、联合开发等形式进行推广。推广的场合、规模越大，杂志、会议的级别越高，被引用的频次越多、范围越广，则研究成果的示范、辐射效应也就越大。科研工作基本结束后应尽快将科研成果提请鉴定，有直接经济效益的成果要及时申请专利，尽快参加"高科技成果交易会"（简称"高交会"），将科研成果转化为生产力，更好地为人类的健康服务。

第三节　护理研究中的伦理问题和学术诚信

从医学发展史来看，医学的进步与人体研究密不可分。近几十年来，保护人类受试者的权利在科学和医疗卫生保健领域中日益受到重视。当以人作为研究对象时，为了最大限度地保证被研究者的权益，要求研究者在研究过程中严格遵守伦理学原则。一方面可以指导自己的研究工作，另一方面可以监督其他医务人员的研究，以维护患者的合法权利。

一、护理研究中应遵循的伦理原则

护理研究需要遵循生物医学研究的伦理原则：尊重人的尊严原则、有益原则或不伤害原则、公正原则。

（一）尊重人的尊严原则

尊重人的尊严（respect for human dignity）是指生物医学研究应当充分尊重人的生命、健康、隐私与人格等固有的尊严、人权和基本自由。

1. 主要内容

（1）自主决定权（right to self-determination）：指在研究过程中，应将研究对象视为自主的个体，研究者应告知研究对象关于研究的所有事宜，研究对象有权决定是否参与研究，并有权决定在任何时候终止参与，且不会受到治疗和护理上的任何惩罚和歧视。在入选研究对象或分组时，应充分尊重研究对象的自主决定权，不应强制、利诱、欺骗。

例1-2：　护士小李参与张医生团队的课题研究期间，按照张医生的要求，为某些患者常规抽血做检查时，在未告知患者的情况下多抽取血液2ml，以供课题研究测量指标需要。

本案例中，护士小李在未告知患者任何关于研究的事宜的情况下，私自采集患者的血标本，违反了尊重人的尊严中的自主决定权。

（2）隐私权（right to privacy）：研究对象的隐私包括两部分：一是个人生活方面的信息，如家庭、婚姻、收入、态度、信仰、行为、态度、意见等；二是与患者疾病的诊疗护理直接相关的信息，如医疗诊断、病因、治疗、档案、记录、护理和预后的情况（病历、诊疗护理记录、手术记录、检查结果等）。当未经本人允许或违背本人意愿而将其私人信息告知他人时，即造成对研究对象隐私权的侵犯。

例1-3:　　　　护士小李开展住院肺癌患者生存质量的调查研究，在收集患者的相关资料时，无意中发现患者张先生患了艾滋病。护士小李将张先生患艾滋病的事情，悄悄地告诉了张先生的朋友小刘，并叮嘱其不要告诉别人。

本案例中小李违反了尊重人尊严的伦理原则中的隐私权。患者张先生艾滋病的医疗诊断，是患者基本的诊疗护理直接相关信息，护士小李未经患者张先生本人允许，悄悄将其告诉他人，即造成对张先生隐私权的侵犯。

（3）匿名权和保密权：匿名权（anonymous right）是指研究者应向研究对象保证，不对任何人公开研究对象的身份。保密权（right to confidentiality）指没有经过研究对象或其法定监护人同意，不得向他人公开研究对象的任何个人信息。侵犯保密权常发生在以下情况：① 研究者有意或无意使未被授权者得到原始资料；② 汇报或公开发表研究报告时由于偶然的因素使研究对象身份被公开。

2. 知情同意（informed consent）　指参与者已被充分告知有关研究的信息，并且也能充分理解被告知信息的内容，具有自由选择参与或退出研究的权利。知情同意权（informed consent right）包括知情权和同意权，即"知情"和"同意"两个方面，即让研究对象知晓和明了与研究项目有关的必要信息（知情）后，研究对象自主同意参与该项研究（同意）。研究者在实施研究前必须征得研究对象的知情同意，对精神障碍者、神志不清者、临终患者、未满18岁的未成年人等无行为能力者，其同意权由法定监护人或代理人行使。知情同意是保障贯彻实施伦理学原则的重要措施之一，它包含三个要素：信息、理解和自愿。研究对象签署知情同意书后，研究者方可进行研究。知情同意书格式和内容见例1-5。

例1-4:　　　　　　　　　　　　　　　　**知情同意书**

尊敬的XX女士/先生：

我是一名在XX医院肿瘤内科工作的责任护士，正在研究癌症化疗患者的营养相关症状群及影响因素（**研究目的**）。这项研究将有助于医务人员了解癌症化疗患者的营养相关症状特征，并分析其影响因素，帮助患者控制营养相关症状（**研究的益处**）。

此项研究及其过程已通过XX医院有关部门的批准（**部门认证**）。

研究过程不会对您带来任何风险或伤害（**潜在的风险**）。主要研究过程包括：

① 填写一份一般状况调查表。

② 填写一份关于癌症化疗患者的营养相关症状的调查问卷（**研究的内容与方法**）。全部过程将花费您20分钟时间（**时间需要**）。如果您对参与本研究有任何问题，请拨电话xxxxxxxx与xx女士联系（**联络信息**）。

您本人有权决定是否参加此研究（**自愿同意**），也可以在任何时候退出研究，这对您不会造成任何影响（**退出研究的权利**）。

研究数据将被编码，所以不会提及您的名字。当研究在进行中或研究报告被出版、公开发行时，您的名字也不会被提及。所有的数据将由xx女士收集，并被保存在一个安全场所，未经您的允许不会告诉任何人（**匿名和保密的保证**）。

我已阅读这份同意书并自愿同意参与本项研究。

研究对象签字：　　　　　　　　　日期：

法定代理人签字（如果需要）：　　　日期：　　　　与研究对象关系：

我已将研究内容向受试对象作了解释，并且已得到他/她对于知情同意的理解

研究者签字：　　　　　　　　　　日期：

注：文中括号内的说明文字是为方便读者理解而特别添加，在实际的知情同意书中不必标注。

（二）有益原则或不伤害原则

有益（beneficence）原则指维护参与者的利益。研究者开展研究前应谨慎评估研究的益处和风险，并尽最大可能将风险减小到最低水平。不伤害（non-maleficence）原则包括研究本身对研究对象是无毒的、无伤害的和不增加痛苦的3个方面，这也是研究者首先要考虑的问题。尽管研究本身是探索未知的活动，但研究者不能进行已知对研究对象有害的研究，也不能把不成熟的护理干预措施应用到人体上。对于一些可能对人体有害的实验研究，在人体实验前必须有可靠的动物实验作为基础，当动物实验结果证明确实对人体无害后，才能逐步过渡到人体实验。

相关链接 ｜　　　　　　　　**违反科研伦理道德**

20世纪60—70年代，发生在美国的违反伦理道德的3个典型研究案例：① 柳溪肝炎研究（Willowbrook State School Case）：为了解肝炎传播的途径和研发疫苗，纽约州立柳溪学校的严重智力低下的儿童被研究者喂食含有肝炎病毒的粪便粗提取物或注射肝炎病株。② 犹太人慢性病医院癌症研究（Jewish Chronic Disease Hospital）：研究者对21名终末期的患者注射外源肝癌细胞悬液，以观察癌症能否以这种方式传播。③ Tuskegee梅毒试验研究（Tuskegee Syphilis Study）：从1930—1970年，研究者对阿拉巴马的约400名男性黑人研究无治疗条件下的梅毒自然病程。即使在发现青霉素能够有效治疗梅毒后，该研究仍未停止。

（三）公正原则

公正（justice）原则是指在人人平等原则的指导下，确保所有人得到公正与公平的对待，以及将利益与风险做出公平的分配。该原则包含公平选择研究对象和公平对待研究对象。

1. 公平选择研究对象　指样本的选择是基于研究的条件而不是基于方便、欺骗或给予某种利益的承诺。在开展护理科研时，应注意受试者的入选和排除标准是否合适、公平。如果条件允许，可采用随机抽样和随机分组的方法对研究对象进行公平选择。如某研究欲探讨工具性怀旧治疗对养老机构老年人心理调适的影响。该研究采用随机数字表进行随机分组，对照组接受常规护理，试验组在常规护理的基础上接受工具性怀旧治疗。这个随机分组过程体现了公平的伦理原则。

2. 公平对待研究对象 指对待研究对象应不论年龄、性别、种族、经济水平等一视同仁，对某些特殊疾病患者也应同等对待。如进行有关艾滋病或者吸毒者的研究时，研究者一定不能以带有偏见或轻视的态度对待患者。此外，对决定不参加研究或中途退出的研究对象，不能歧视或产生偏见，甚至打击报复。

综上所述，研究的各阶段都需要严格遵循研究伦理原则。研究过程中应询问的伦理问题见表1-2。

▼ 表1-2　研究过程中应询问的伦理问题

研究阶段	应询问的伦理问题
设计阶段	● 研究对象分配到实验组或对照组的方法是否公平？ ● 用于减少偏倚、提高整合性的措施是否会给研究对象造成危险？ ● 研究场所是否会让研究对象感到不适？
选择研究对象阶段	● 研究是否有意回避一些特殊人群，例如女性、少数民族？ ● 招募研究对象的过程是否公平？
干预阶段	● 干预措施是否让患者受益最大化，同时受损最小化？ ● 出现何种情形时研究应该中止？
资料收集阶段	● 资料收集的方式是否尽可能减少研究对象填写问卷等的负担？ ● 资料收集的过程是否保护了研究对象的隐私？ ● 资料收集员是否经过严格培训，以保证其规范、礼貌、尊重研究对象？
撰写研究报告阶段	● 研究报告是否保证研究对象不被识别？

二、护理研究中的伦理审查

科研的目的是解决在临床工作中遇到的问题，从而使临床中的诊断、治疗和预防方法不断发展。然而，由于基因技术的应用、生物治疗的开展、动物实验和人体实验的发展，也产生了很多伦理问题和争议。为了更好地保护研究对象的权利，进一步规范学术行为，世界各国越来越重视科研的伦理审查。

（一）伦理审查及伦理审查委员会的概念

伦理审查是在涉及人的生物医学研究中，由一个研究者以外的机构，即伦理审查委员会对研究项目进行审查，判断研究对象的利益是否得到保障，研究对象是否知情同意，以及研究项目的风险和潜在益处比例是否合理等。

伦理审查委员会（Institutional Review Board，IRB）是为以人为研究对象（人类受试者）的研究提供伦理审查的批准和监督的机构。伦理审查委员会包括至少5名具有不同文化、经济、教育、性别和种族等背景的成员，有的成员需要具有特殊领域的专长，有的成员来自伦理、法律等非科学领域，要求至少一人不是研究机构的成员。

（二）伦理审查的内容

伦理审查主要审查研究项目是否符合国家法律、法规和规章的规定，是否符合公认的生命伦理原则，是否符合涉及人的生物医学研究伦理审查的具体原则等。具体内容包括：① 研究者的资格、经验是否符合试验要求；② 研究方案是否符合科学性和伦理原则的要求；③ 受试者可能遭受的风险程度与研究预期的受益相比是否合适；④ 在办理知情同意过程中，向受试者（或其家属、监护人、法定代理人）提供的有关信息资料是否完整易懂，获得知情同意的方法是否适当；⑤ 对受试者的资料是否采取了保密措施；⑥ 受试者纳入和排除的标准是否合适和公平；⑦ 是否向受试者明确告知他们应该享有的权益，包括在研究过程中可以随时退出而无须提出理由且不受歧视的权利；⑧ 受试者是否因参加研究而获得合理补偿，如因参加研究而受到损害甚至死亡时，给予的治疗以及赔偿措施是否合适；⑨ 研究人员中是否有专人负责处理知情同意和受试者安全的问题；⑩ 对受试者在研究中可能承受的风险是否采取了保护措施；⑪ 研究人员与受试者之间有无利益冲突。

（三）伦理审查的流程

1. 提交申请材料

（1）申请：涉及人的生物医学研究项目应该向伦理委员会提出申请，申请者需要提交相关材料：① 伦理审查申请表；② 研究或者相关技术应用方案；③ 受试者知情同意书。

（2）重新申请：当项目的实施程序或者条件发生变化时，必须重新获得受试者的知情同意，并重新向伦理委员会提出伦理审查申请。包括研究成员个人简历、伦理审查申请表、研究方案和受试者知情同意书。

2. 伦理审查过程 伦理委员会根据伦理审查标准，针对上述提交的材料，对研究项目进行审查。通过审查，可以做出"批准""不批准"或者"做必要修改后再审查"的决定。伦理委员会做出的决定应当得到伦理委员会三分之二委员的同意。申请项目经伦理委员会审查批准后，在实施过程中进行修改的，应当报伦理委员会审查批准。在实施过程中发生严重不良反应或者不良事件的，应当及时向伦理委员会报告。伦理审查结束后及时向研究者传达审查意见和决定，并把审查文件存档案。研究者按文件要求领取伦理审查批件。

3. 回避 伦理委员会委员与申请项目有利益冲突的，应当主动回避；无法回避的，应当向申请人公开这种利益。

三、护理研究中的学术诚信

科研诚信也称为学术诚信，指科研工作者要实事求是、不欺骗、不弄虚作假，要恪守科学价值准则、科学精神以及科学活动的行为规范。美国学术诚信研究中心（Center for Academic Integrity，CAI）将学术诚信定义为即使在逆境中仍坚持诚实、信任、公正、尊重和责任的价值观。护理科研必须坚持诚实地实施研究，报告或出版研究结果来产生科学知识，才能促进护理学科的发展。

（一）科研不端行为的定义

美国公共卫生署与国家科学基金会规定"不端行为"或"科研不端行为"是指伪造、篡改、剽窃或在研究的申请、执行或报告过程中严重偏离科学界公认的科研行为准则的行为，但不包括无意的错误和在数据判断与解读中出现的正常差异。其中伪造是指捏造数据或结果，并将其记录或报告；篡改是指操弄研究材料、仪器、过程，改变或删除数据或结果，以致研究不能准确地反映在记录中；剽窃是指盗用他人的创意、过程、结果或词句且没有给予相应的承认。一些学术团体、大学和研究机构制定了各自对学术不端行为的定义，但通常是直接引用美国公共卫生署与国家科学基金会的定义，或将它们作为修改的蓝本。

我国2007年施行的《国家科技计划实施中科研不端行为处理办法（试行）》（科学技术部令第Ⅱ号）将科研不端行为界定为"违反科学共同体公认的科研行为准则的行为"，包括：① 在有关人员职称、简历及研究基础方面提供虚假信息；② 抄袭、剽窃他人科研成果；③ 捏造或篡改科研数据；④ 在涉及人体的研究中，违反知情同意、保护隐私等规定；⑤ 违反实验动物保护规范；⑥ 其他科研不端行为。

我国科学技术部科研诚信建设办公室组织编写出版的《科研活动诚信指南》中指出，在科研活动中的以下行为属于科研不端行为：

1. 在科研经费申请、科研课题验收、涉及人类受试者或实验动物的研究申请等材料中提供虚假信息、假冒他人署名或伪造证明材料。

2. 在研究记录、研究报告、论文、专著、专利等材料中不真实地描述实际使用的材料、仪器设备、实验过程等，或不恰当地改动、删除数据、记录、图像或结果，使研究过程结果不能得到准确地反映。

3. 在未注明出处或未经许可的情况下，使用他人的研究计划、假说、观点、方法、结果或文字表述（抄袭剽窃）。

4. 对研究对象的不道德处理，包括在涉及人体受试者或实验动物的研究中，违反知情同意、保护隐私和实验动物保护等方面的伦理规范。

5. 论文一稿多投，或故意重复发表。

6. 侵害他人的署名权、优先权等正当权益，或有意妨碍他人研究成果的正常发表和获得其他形式的承认。

7. 在同行评议中，故意对他人的项目申请、科研成果等作出有失客观、公正的评价。

8. 为顺利发表论文而在署名时冒用导师或其他学者的名义。

9. 对已知他人的科研不端行为故意隐瞒或不给予配合。

10. 对自己或他人科研不端行为的举报者进行打击报复。

11. 恶意或不负责任地举报他人存在科研不端行为。

12. 其他严重偏离科学共同体公认的科研诚信和学术道德规范的行为。

（二）科研不端行为的监督和管理

科研不端行为在学术界乃至社会中会产生极大的负面影响。它不但损害受试者的利益，阻碍科学的发展，而且严重损害研究者的诚信和声誉，影响公众对科学研究和科学家的信任。因此加强对科学不端行为的监督和管理是十分必要的。

1. 制定相应的政策法规　对科研不端行为的调查和处理，必须在科学、规范、公正等原则指导下遵循严格的程序进行，这就要求有较完善的政策法规作为依据。美国2000年由总统科技政策办公室颁布了《关于科研不诚信行为的联邦政策》。我国科学技术部颁布实施的《国家科技计划实施中科研不端行为处理办法（试行）》，规定项目承担单位、项目主持机关和科技部应当根据各自的权限和科研不端行为的情节轻重，对科研不端行为人进行处罚。此外，我国的《科学技术进步法》作为国家法律，以及《国家自然科学基金条例》作为国务院行政法规，都包含了对科研不端行为的处理条款，对科研不端行为的处罚规定均以"法律责任"的形式进行了规范。

2. 设立学术监督机构　为加大对科研不端行为的管理力度，各国根据各自的国情相继设立了专门的学术监督机构。1992年，为调查和报告科学研究中的不端行为，美国政府成立了研究诚信办公室（Office of Research Integrity，ORI）。2007年，我国科技部成立"科研诚信建设办公室"，具体职责包括：① 接受、转送对科研不端行为的举报；② 协调项目主持机关和项目承担单位的调查处理工作；③ 向被处理人或实名举报人送达科学技术部的查处决定；④ 推动项目主持机关、项目承担单位的科研诚信建设；⑤ 研究提出加强科研诚信建设的建议等。

3. 利用先进技术手段鉴定科研不端行为　近年来，国内外一些机构和科研人员开发出利用计算机和网络技术检测一稿多投、抄袭、剽窃等问题的软件和服务。美国高校联合网络公司开发了一系列专门用于鉴别剽窃的软件，可将学生的作业与网络上出售的论文或者电子版的书籍、学术期刊、参考书进行比较，对学生论文中剽窃或疑似剽窃的部分加以标注。著名的Turnitin（Turnitin.com）网站专门提供论文剽窃行为检测服务，被广泛应用。在我国，CNKI科研诚信管理系统研究中心研发的"学术不端文献检测系统"能够预判抄袭、剽窃、一稿两投、不当署名、一个成果多次发表等多种形式的科研不端行为，该软件被越来越多的期刊编辑部和高校使用。为了减少护理界学术不端行为的发生，每位护理研究者都应对研究设计、结果和文章的发表负有监督责任。

学习小结

1. 科学研究是一种有系统地探索和解决问题的活动，并能从中获得客观规律和产生新知识，进而阐明实践与理论间的关系。科学研究的目的包括描述现状、探索未知、预测和控制及解释现象。

2. 护理研究是用科学的方法反复地探索、回答和解决护理领域的问题，直接或间接地指导护理实践的过程。护理研究的最终目的是形成、提炼或扩展护理领域的知识，从而提高护理实践的科学性、系统性和有效性。

3. 护理研究不仅具备一般科学研究的探索性、创新性、理论性和实用性特征，还具有研究对象复杂性、测量指标不稳定性、研究过程伦理要求和研究结果社会公益性的特征。

4. 护理研究的发展经历了一个循序渐进的过程，常常以期刊的创刊、研究机构和护理基金的创立为标志性时期。

5. 护理研究基本过程包括三个阶段：准备阶段（提出研究问题、查阅相关文献、陈述理论框架、建立研究假设、选择科研设计）、实施阶段（收集研究资料、整理与分析研究资料、解释研究结果）及研究结果的总结与推广应用。

6. 护理研究需要遵循生物医学研究的伦理原则，包括尊重人的尊严原则、有益原则或不伤害原则、公正原则。

7. 知情同意是保障贯彻实施伦理原则的重要措施之一。

8. 伦理审查委员会是监督研究者在研究中是否遵守伦理准则的机构。

9. 在护理研究过程中应杜绝伪造、篡改、剽窃等科研不端行为。

10. 为减少护理界学术不端行为的发生，每位护理研究者都对研究设计、结果和文章的发表负有监督责任。

（肖惠敏）

复习参考题

1. 简答题

（1）何为护理研究？护理研究的范畴、特征是什么？

（2）护理研究的基本步骤有哪些？

（3）护理研究的伦理原则有哪些？

2. 单项选择题

（1）科学的本质不包括
- A. 合乎逻辑
- B. 可重复性
- C. 研究个性问题
- D. 探讨事物因果关系
- E. 可验证

（2）ICU 肠内营养患者再喂养综合征现状的研究，其研究目的属于
- A. 描述
- B. 探索
- C. 预测
- D. 解释现象
- E. 控制

（3）判断护理研究是否符合道德伦理的第一标准是
- A. 知情同意
- B. 益处原则
- C. 利益风险比
- D. 公开原则
- E. 公平原则

（4）科研不端行为不包括
- A. 抄袭
- B. 剽窃
- C. 一稿两投
- D. 不当署名
- E. 引用他人文献

（5）护理研究的实施阶段不包括
- A. 资料收集
- B. 资料整理
- C. 资料分析
- D. 撰写论文
- E. 预试验

答案：C A A E D

第二章

护理研究选题

学习目标

知识目标	1. 掌握　护理研究选题的原则；护理研究选题的注意事项。
	2. 熟悉　护理研究选题的概念、来源、程序。
	3. 了解　护理研究的热点问题。
能力目标	1. 能针对临床感兴趣的问题或现象，提出一个研究问题。
	2. 能针对某一个研究问题，评价其创新性、科学性、实用性和可行性。
素质目标	具有创新精神和探索意识。

> **问题与思考**
>
> 　　李护士发现有位瘫痪患者臀部出现压疮，面积约为1cm×1cm，她立即按照常规防治压疮的方法，如2小时翻身、使用气垫床等系列措施护理患者，但效果不佳。为此，李护士拟探索促进压疮愈合的方法，以减少压疮患者的痛苦，提高其生存质量。
>
> 　　**请思考：**
>
> 　　1. 该研究选题的来源是什么？
>
> 　　2. 李护士可通过哪些方法使选题更为科学合理？

　　护理研究是用科学的方法反复探索和解决护理领域的问题，直接或间接地指导临床护理实践。选题是科学研究的开始，也是关键环节，选题是否科学、准确，直接影响到整个研究的水平和价值。在实际工作中，选题是很多护理人员较为困惑的一个环节。本章主要介绍护理研究选题的概念、原则、方法、程序及注意事项等。

第一节　选题的概念和原则

　　选题不仅是开展护理科研工作的起点和首要步骤，也是护理科研工作的主线和灵魂。一个选题若不能凝练出清楚、准确的科学问题，将导致后续的科研设计缺乏针对性和有效性，最终导致研究设计的盲目性。本节将主要阐述选题的概念和原则。

一、选题的概念

选题是指按一定的原则和标准，运用科学方法选择、形成和确定一个需要研究和解决的科学问题。它是开展科研工作的首要步骤。对研究者来说，选题是指提出一个有学术价值、研究者又有能力解决的科学问题。所谓科学问题是指那些在学科领域中尚未被认识和解决的且具有科学研究价值的问题。

二、选题的原则

护理研究选题要符合创新性、科学性、实用性和可行性原则，这也是判断研究问题重要性的依据。

（一）创新性

创新性（innovativeness）也称作独特性、新颖性，是指科学研究应该有创意和独特性。选题应是前人没有解决或没有完全解决的问题，或者采用的研究方法具有原创性、独特性和首创性。因此，选题是尚无明确答案的问题，或是已经有明确的阶段性答案，仍需进一步发展和完善的问题。因此，通常会从立题依据是否充分、研究方法是否独特、研究结果能否增加新知识等方面来判断选题的创新性。

创新性主要体现在以下几方面。① 纠正通说：对以往护理经验中不恰当的描述予以纠正，提出新说；② 补充前说：在前人研究基础上不断研究新的方法、技术，以进一步提高护理质量；③ 填补空白：开创新的研究领域。创新的形式既可以是概念、观点、理论上的创新，也可以是方法和应用上的创新。

（二）科学性

科学性（scientificalness）是指应在科学理论的指导下选题，即选题时应有一定的事实根据和科学的理论依据，符合客观规律，要选之有因，择之有理。确立课题前，应大量阅读文献，了解研究课题的历史和现状，在吸取别人经验的基础上发现新问题。选题的科学性体现在确定课题是否有科学依据，研究结果能否被护理实践所证实，能否切实回答和解决有关的护理问题。

（三）实用性

实用性（practicability）是指选题要有一定的应用价值。选题的实用性是护理研究具有价值的前提。选题的实用性体现在所选课题对护理理论有无推动和发展，是否能解决护理实践中的问题。护理领域值得深入研究的问题非常多，影响较大、问题较普遍、患者或护理人员最为关注的问题，均是意义重大、需要优先研究的问题。

（四）可行性

可行性（feasibility）是指具备完成和实施课题的条件，即课题研究的主要技术指标实现的可能性。课题能否顺利执行与完成，与所需要的设备条件、课题组成人员的科研水平与能力及课题是否已具备研究基础等有密切关系。即使课题选得再好，如果不具备必要的研究条件，也只能是纸上谈兵。因此，在护理研究选题时，研究者一定要量力而行，不贪大求全，要选取最适合自己研究能力，又最能体现自己研究水平和价值的课题。在确定研究课题时要考虑两方面的因素：

1. 主观条件　指课题提出者和合作者的基础知识、专业知识、技术水平和研究能力。即学识水平状况、业务技术能力、科研工作经验、课题组的人员组成、合作的积极性、能用于该课题的工作时间、领导支持等因素和条件。

2. 客观条件　指文献资料、资金设备、协作条件、所限时间和相关学科的发展程度。即研究的仪器设备、实验动物、药品、材料，研究经费、研究环境等方面的条件。

第二节　选题的方法

护理研究的范围涉及与护理工作相关的一系列问题和现象，其目的是丰富护理学科的知识体系并指导护理工作实践。护士可以通过哪些途径发现研究问题？如何将初始的研究问题进一步转化为一个清晰具体、结构完整的研究问题？

一、研究问题的来源

护理研究选题要根据护理研究的对象，结合护理工作实践，选择适合自己的课题。选题的途径主要来源于临床护理实践。此外，也可以从学术交流、阅读文献、国家的大政方针和护理研究项目指南中选题。

（一）从护理实践中选题

护士工作在临床一线，接触患者机会多，遇到的实际问题多，积累的经验教训也多。若能以此为突破口，寻找课题进行研究，不仅可以解决实际问题，提高护理质量，还可以拓宽自己的知识面。因此护理人员可从护理实践中遇到的问题、难题入手，学会抓住这些问题、难题的关键，把问题、难题转化为研究问题。

1. 普遍性问题或现象　指在日常工作中经常遇到的问题或现象，可能涉及对问题或现象的描述、解释、预测或控制。如"膀胱冲洗液温度与膀胱痉挛间关系的临床研究""术前指导预防妇科腹部手术后腹胀"等都是从临床护理工作中经常遇到的问题或现象中发现并提出的选题。此外，护理服务已从医院走入社区，护理工作关注的焦点也从人的生理扩展到人的心理，从人的自然属性扩展到人的社会属性。因此，护理研究的范围越来越广，凡是和人的健康有关、可以被护理干预措施解决的问题都可以成为护理科学研究的选题，见例2-1。

例2-1：　　　　　　　　老年慢性阻塞性肺疾病患者认知衰弱风险筛查模型的构建及验证

老年慢性阻塞性肺疾病患者易发生躯体衰弱和认知障碍。文献报告，老年慢性阻塞性肺疾病患者躯体衰弱、轻度认知障碍发生率分别为50.3%、18.8%。与单纯的躯体衰弱和轻度认知障碍患者相比，认知衰弱的老年慢性阻塞性肺疾病患者住院、跌倒、死亡等不良结局的发生风险更高。因认知衰弱具有可逆性，早期识别并干预能有效降低不良结局发生风险、提高患者生活质量。目前，关于老年慢性阻塞性肺疾病患者认知衰弱的研究较少，缺乏有效的风险筛查工具。因此，本研究调查其发生现状、分析相关影响因素并构建风险筛查模型，旨在为临床早期识别高风险患者并制定护理对策提供参考。

2. 新问题或新现象 当临床工作中遇到困惑、不解的问题或现象时，可以追问：这种问题或现象为什么会出现？有什么规律？如何解决？如先天性心脏病（先心病）术后患儿易发生急性肺损伤，若未及时干预，会导致多器官损伤，甚至危及患儿生命，如何加强肺部护理是促进先心病术后患儿康复的重要措施之一。由于先心病术后急性肺损伤患儿存在胸部正中切口，血流动力学机制复杂，目前临床实践中较少开展俯卧位通气，俯卧位通气在该类患儿中的应用效果尚不明确。国外文献报告，实施俯卧位可改善肺灌注，提高氧合，降低急性呼吸窘迫综合征患儿对呼吸机的依赖，从而减少机械通气时间。因此，有必要探讨俯卧位通气在先心病术后急性肺损伤患儿中的应用效果。

3. 新仪器、新设备、新技术 随着现代医学技术发展迅猛，新仪器、新技术逐渐增多并广泛应用于临床，为此，护理人员应不断学习新知识，掌握新技术，总结护理经验，并把新技术的开发与应用作为研究课题。如湿性愈合理论的提出颠覆了传统的伤口愈合理论，观念的改变带来了产品的变革，各种保湿敷料被不断研发并应用于临床，如水凝胶敷料、聚氨酯泡沫敷料、藻酸盐类敷料等，随之带来护理方法和操作步骤的变革，如中药负压灌洗联合银离子水凝胶敷料对糖尿病足患者创面愈合情况、足背动脉血流及炎症因子的影响。

4. 护理理论 护理理论是对护理现象及本质的规律性的认识，是护理实践的基础，一些经典的护理理论，如Orem的自理理论、Roy的适应模式、Selye的压力与适应模式、Neuman的系统模式、整体护理模式等对护理实践均具有重要的指导作用，护理人员应深入研究护理理论、护理程序、整体护理模式在实践中的应用。如以Selye的压力与适应模式研究为理论依据指导癌症患者及其家属压力与应对方式的研究；应用自我观念模式设计学龄期哮喘儿童自我观念和自理行为的实验性研究。

5. 护理服务领域拓展的研究

（1）从护理管理中选题：如"'护士银行'模式短期效应的实证研究""护士应用体外膜肺氧合技术核心能力评价指标的构建"等。

（2）从护理教育中选题：可从人才培养模式、教学方法的创新、教学评价方式的改革、课程思政建设、护士继续教育等方面进行选题，见例2-2。

例2-2： **叙事护理教学中教师与学生的体验研究**

叙事护理教学是指护理学专业教师或临床护理教师通过教师本人、学生、临床护士、患者或借助各种信息媒介讲述故事，在对话、讨论中解释、分析、重构故事背后的深层意义，达到教育目的的一种教学方法。研究表明，叙事护理教育有助于激发学生的学习兴趣，培养与提高其人文关怀品质、共情能力和职业认同感等。以往研究多采用量性研究的手段探索叙事护理教学效果，缺乏从护理专业师生视角深入探讨叙事护理教与学的体验。因此，本研究采用描述性质性研究方法，通过对体验过叙事护理教学的护理专业本科学生及教师进行半结构式访谈，旨在了解护理专业师生对叙事护理教学的体验与感受，从而为进一步完善叙事护理教学方法，提高本科护理教育质量提供参考依据。

（3）从相关学科与护理学交叉的边缘区和空白区选题：如互联网技术能有效地帮助乳腺癌患者解答居家康复期间的疾病问题，提高其生活质量，但针对年轻乳腺癌患者，如何进行精准的信息支持？有学者将人工智能与交互设计有机结合，以患者需求为中心，从"输入–反馈"的从属关系过渡到"推荐–选择"的双向关系，构建智能交互式护理信息支持系统，最终实现对年轻乳腺癌患者生存期信息需求的精准支持，从而提高患者生活质量。此外，许多社会学、心理学、行为学的理论也可以指导护理实践中的研究工作，见例2-3。

例2-3：　　　　　　　　　积极心理干预对孕妇分娩恐惧和总体幸福感的影响

PERMA模式包括积极情绪（positive emotion）、投入（engagement）、人际关系（relationship）、意义（meaning）及成就（accomplishment）五个元素。基于该模式的护理干预方案已在改善癌症生存者、传染病患者等负性情绪和提高总体幸福感方面，已经以个案或集体管理的形式得到广泛应用，并取得显著效果。然而，在降低孕妇分娩恐惧和提高总体幸福感方面鲜有报道。因此，本研究针对孕妇的心理特点，制定基于PERMA模式的积极心理干预方案，以期降低孕妇的分娩恐惧、提高其总体幸福感。

（二）从学术交流中选题

学术交流是人们把自己对某学术问题的研究，包括研究方法、结果与存在的问题向同行介绍，互相争鸣和学习的过程。学术交流对选择研究课题有重要作用，研究人员可根据交流中提出的问题或争鸣中谈及的某些事实与理由，抓住问题，发现问题，并从中选定自己的科研课题。因此，护理人员应积极参加各种学术讨论、学术讲座、学术会议和疑难病例讨论，研读各种学术期刊，聆听各种意见和见解，从中获得灵感，找到适合自己且有价值的选题。

（三）从专业文献中寻找研究课题

从专业文献中寻找研究课题是非常重要的选题途径。查阅文献和立题过程往往是相互结合的，阅读他人的研究成果，不仅能把握未来研究的发展方向，更有助于确立自己的研究方向。可从文献中的空白点选题，亦可从已有课题进行延伸，如有人提出了关于某现象的各种假说，但没有揭示这些假说的科学性，只是将这些论文或专著公之于众，以供他人包括后人参考和研究，这为我们获得研究课题提供了重要的参考依据。

阅读文献时，要注意对某个问题的不同见解与争论。若发现文献所述与护理实际工作不符，或发现针对同一现象各类文献有不同结论和观点，一定要认真思考和研究，从中探寻适合自己的研究课题。查阅文献时需注意"四先四后"，即先近后远、先内后外、先专业后广泛（广泛指查阅其他综合性刊物和边缘学科资料的内容）、先综述后单篇。

（四）从国家的大政方针和护理研究项目指南中选择课题

从国家的大政方针中选题，如从全国护理事业发展规划（2021—2025年）中选题。项目指南是众多科技工作者包括科技管理者通过反复研究论证，结合科学研究发展趋势和生产实践中出现的问题而制定的。由于项目指南中所列内容主要起到引导限定范围的作用，其列出的条目往往较为宏观和笼统，据此选择课题时应进一步缩小研究范围，将研究问题具体化。

以上是常用的护理研究选题的方法，四种方法既可单独应用，也可综合应用。实际工作中，护理研究选题仍有其他的途径和方法，研究人员可根据自身实际情况，选择有效的途径和方法进行选题。

二、护理研究选题的程序

（一）设疑提问阶段

根据初始意念，捕捉灵感，设疑提问，发现问题。科研是在人们对某现象或问题产生好奇、疑问中萌芽的。课题的产生也是受外界条件的影响。一个好的选题往往包含很大的灵感成分，而灵感的产生又取决于许多不确定性的因素。在日常护理实践中常会遇到一些无法解释的现象或不能解决的问题，围绕这些问题和现象，就会产生一些朦胧的念头或想法，这就是初始意念，也是课题的萌芽。

初始的意念可以是模糊的、不成熟的，涉及范围很广，但它却很重要。初始立题意识的产生需要护士有充分的理论准备和实践经验，善于观察，善于思考，捕捉思想的火花。护理人员要大量阅读专业和相关专业的书籍和文献，不断积累信息，结合临床护理实践，才能捕捉到有研究价值的问题。

（二）题目初拟阶段

1. 凝练方向　捕捉到感兴趣的问题，只是课题的雏形，有待于进一步完善。护理研究问题的确定，需查阅大量的国内外相关文献，通过查阅文献、社会调研和情报研究，了解本课题国内外研究进展情况。如某护士在阅读文献时发现关于体位摆放不当而引起并发症的报道很多，尤其以截石位为多见，在此基础上她提出了对传统截石位摆放方法进行改良，并对两种摆放方法不同时间内的患者血压、心率、大隐静脉压力和下肢血氧饱和度进行了严密监测，最终提出了"改良截石位与术后并发症相关因素的临床研究"。

2. 建立科研假设（research hypothesis）　假设亦称假说，是根据已有事实材料和科学原理，对未知的客观事物或规律所作出的、尚未经过实践检验的假定性设想和解释，即在研究实施之前对所提出的问题给予一种或一种以上假定的解释。假设是研究者对研究预期目的、各变量之间的关系，进行初步的、带有假定意义的理论解释，将研究问题（疑问句）转变成对预期结果的预测（陈述句）。如研究问题：术前宣教会影响手术患者术后的康复状况吗？形成假说：术前宣教有利于手术患者的术后康复。

建立科研假设是研究工作的重要步骤和基本程序之一，可帮助研究者明确研究目标、避免盲目性，一般研究设计都是以证实假设为目的。如研究问题"听觉刺激与早产儿心跳加快有无关系的研究"，研究者提出的假设是"听觉刺激会加快早产儿的心率"，据此进行的研究设计则应选择早产儿作为研究对象，在符合伦理原则的前提下，选择不同强度的听觉刺激作为研究工具，以心率为观察指标，依据收集资料获得的结果进行分析，用以证实或否定假设，并可进一步对所提出的研究问题作出解释，增进新的认识。

评价一个假设，通常从以下几方面进行：① 是否符合自然科学基本原理；② 是否基于已有的科学研究成果；③ 是否具有个人实践经验；④ 逻辑推理是否合理；⑤ 假设被证实后，他人能否重复验证。

3. 进行科学构思 是指论证假设、形成题目，即护理研究者进行反复思考，从而建立最佳研究途径的一种行为表现。其重点内容是思考如何着手、怎样进行，才能达到准、快、好、省的目的。

（三）立题论证阶段

通过查阅文献、向专家请教、与同行讨论等方法对形成的题目进行论证，对课题的先进性、科学性、实用性、可行性与逻辑性等进行慎重评价、审校，以便确立研究课题是否可行。对已确立的研究题目应能清楚地陈述研究对象、研究目的、研究变量、科研假设等。对于不符合立题要求的题目、根本不能或不需要研究的题目，要能及时舍弃。

1. 研究问题的创新性评价 研究问题是否具有创新性，要从选题的内容和预期结果能否增进医学新知识、立题有无新意、是否完全重复别人的工作等方面来评价。具体如下：

（1）前人未涉足的领域，新创立、新发展起来的学科分支新理论等，如"廓清式节拍呼吸在慢性阻塞性肺疾病急性加重期首次使用无创通气患者中的应用""癌症患者失志综合征风险预测模型的构建与验证"。

（2）前人已有研究，但本人提出新的资料和结果，对原有的结果提出补充或修改，如"基于行动研究的尿路造口周围刺激性皮炎护理方案的改进与实施""多模式监督运动训练在下肢动脉硬化闭塞症介入术后患者中的应用"。

（3）国外已有报道，尚需结合我国情况进行研究验证以引进新原理，填补空白，如"基于'避风港'模式的ICU患者人文关怀方案的构建""标准作业程序在术前交接转运工作流程管理中的应用"。

2. 研究问题的科学性评价 研究问题是否具有科学性，主要取决于科研构思是否合理，研究方法和技术路线是否可行，是否有科学依据，研究结果是否有推广性。

3. 研究问题的实用性评价 研究问题是否具有实用性，主要取决于其对实践是否有指导意义，选题的研究结果能否应用到实际临床工作中，能否解决临床问题，指导临床实践。如例2-3，针对孕妇的心理特点和需求，构建出基于PERMA模式的积极心理干预方案，应用于首次分娩的孕妇，发现基于PERMA模式的积极心理干预方案能降低孕妇的分娩恐惧、提高其总体幸福感。

相关链接 | **研究问题实用性评价要点**

（1）患者、护士、医疗卫生保健系统或社会能从这一研究所获得的知识和经验中受益吗？

（2）研究结果能应用于工作实践吗？

（3）研究结果能够协助改变护理实践或建立相关的政策吗？

（4）研究问题会对护理学的知识体系有贡献吗？

4. 研究问题的可行性评价 研究问题是否具有可行性，主要取决于研究问题样本的获取、资金、设备和条件、研究人员的经历、专业水平及伦理因素等各方面条件是否完备。再好的选题，若不具备可行性，则会失去研究的意义和价值。

5. 预试验 通过预试验验证假说和科研构思是否正确可行。预试验的主要目的是熟悉方法，初步掌握受试对象对处理因素的反应，了解本研究应具备的条件，为正式的科研提供依据，并客观估计是否具备完成此研究的条件。

三、研究问题的陈述

研究问题的陈述内容主要包括确立研究问题的背景和预期目的，即陈述立题依据或理由及研究的预期目的。研究问题确定以后，须清楚地陈述出相应的研究目的、研究目标、研究问题和研究假设，以指导科研设计过程。

1. 研究目的的陈述 研究目的（research purpose）是从选题的立题依据中引申而来的，主要是陈述为何要进行此研究的理由与目标。因此，常常在立题依据的结尾部分，清楚地陈述出"本研究的目的是……"。

2. 研究问题的陈述 研究问题（research questions）是一个简明的疑问句，包含一个或多个变量。变量应是可以测量和观察的。研究问题的陈述必须涵盖主要的研究变量和目标人群的特点，以及变量之间可能存在的相互关系。如穴位按摩训练对改善老年人睡眠质量及认知功能有效吗？膀胱灌注量对重症患者经膀胱腹内压测量有影响吗？

相关链接 | 采用PICO法构建完整的研究问题

P（participants）：代表"研究对象"，或者研究问题。

I（intervention）：代表"干预措施"。对于没有干预措施的描述性或观察性研究，I可以用研究变量（research variables）来体现。

C（control）：表示"对照或比较"。

O（outcome）：表示"结局或预期的结果"。

例如：对于干预性研究，例2-3中，为"规律产检的孕妇（P）"进行"基于PERMA模式的积极心理干预（I）"与"接受常规的健康教育（C）"作对照，比较两组孕妇干预前后"分娩恐惧和总体幸福感水平（O）"是否有差异。

---

3. 研究目标的陈述 研究目标（research objective）是为了实现研究目的、回答研究问题而确定的具体研究内容。如例2-1的研究目标为调查老年慢性阻塞性肺疾病患者认知衰弱的现状，分析相关影响因素并构建风险筛查模型；例2-2的研究目标为了解护理专业本科生和教师参与叙事护理教学中的真实体验和看法，为完善叙事护理教学提供参考；例2-3的研究目标为评价基于PERMA模式的积极心理干预对孕妇分娩恐惧及总体幸福感的影响。

（1）研究目标的陈述应包括研究对象、研究变量，同时应以行为动词引出。例如，"评价接受吞咽功能训练干预组的吞咽功能障碍患者比对照组的患者能更好地掌握有效防噎食吞咽技巧"的研究，以"吞咽功能障碍患者"为研究对象，以"基于吞咽功能训练的护理干预"和"防噎食吞咽技巧"为研究变量，以行为动词"评价"引出研究目标。

（2）研究目标必须简洁、具体、可测量。一个研究目标通常只针对一个或两个变量。陈述形式是确认变量间的关系，确定组间差异，或者进行预测。

（3）干预性研究的研究目标中往往包含自变量和因变量。例如上例中"基于吞咽功能训练的护理干预"为自变量，"防噎食吞咽技巧"为因变量。如果是描述性研究，则研究目标中可包含1~2个变量，但一般不确定变量类型，例如"调查青年护士对专业英语集中培训的需求状况"。

（4）好的研究目标往往能够从自变量的陈述上反映研究的创新点。如上述吞咽功能障碍患者防噎食吞咽技巧的实例中，其自变量"基于吞咽功能训练的护理干预"体现了研究的创新点。

4. 研究假设的陈述　假设由概念构成，由理论推测而得，它是"以一种可检验的形式加以陈述并对两个（或两个以上）变量之间的特定关系进行预测的命题"。一个好的研究假设应该提出对所研究变量之间的关系的推测，必须陈述简单、清楚。实验研究假设应该包括三个基本成分：实验组、预期结果、对照组。因此，假设的陈述应包括"同什么有关""比什么多/少""与什么不同"之类的有比较意义的词汇。如"慢性阻塞性肺疾病急性加重期首次无创通气患者应用廓清式节拍呼吸锻炼比常规无创呼吸机护理宣教能够改善患者肺功能，提高治疗依从性""袋鼠式护理联合抚摸比常规程序操作可有效减轻早产儿视网膜病变筛查时的疼痛程度"等。

四、选题的注意事项

选题是科学研究的起点，也是科研课题成败的关键。在护理科研领域，护理人员要掌握选题技巧，提升选题效率，选题时需注意以下方面。

1. 结合专业和专长选题　结合自己的学习和工作实际，研究熟悉的东西，不仅容易成功，而且能形成研究特色。如"与暂时性失语患者沟通方法的探讨与研究"的选题，是研究者在护理因呼吸机、气管切开而造成的暂时性失语患者时产生的灵感，研究者通过调查和护理实践研制出图文并茂的图片卡、自编手势语、暗号及应用文字（写字板）等，满足了患者的身心需求。

2. 选题范围要适合，不宜太大　选题要注意具体和明确，每个研究题目集中解决1~2个问题即可。如"压疮问题的探讨"题目范围比较大，包括了有关压疮的发生、预防、治疗及护理多方面的内容，应将研究问题具体化。另外，如"如何做好老年患者心理护理的探讨""探讨高血压患者的心理护理""探讨内科患者的心理特点和护理"等选题范围都较大，很难开展研究。

3. 选题要结合本学科的发展动态　选题时要注意与医疗接轨，在各专科新医疗技术开展的项目中，探索相应的护理课题。此外，须克服定势思维，大胆改革创新。如医护人员通常在早产儿胎龄达34周、吸吮-吞咽-呼吸协调出现时才开始尝试对其进行经口喂养。然而，研究发现，胎龄<28周的早产儿可出现衔乳、乳晕抓握等行为，胎龄为32周时可出现重复的长吸吮和30次以上的连续吸吮，胎龄为33周时可完成直接哺乳，并不需要等到34周。因此，有学者尝试构建并实施阶段性经口喂养促进方案，结果发现该方案有利于胎龄<32周的早产儿更早达到完全经口喂养。

学习小结

1. 选题是科学研究的起点，也是科研课题成败的关键，选题是否科学、准确，直接关系到整个研究的水平和价值。

2. 科研选题要符合创新性、科学性、实用性和可行性原则。

3. 选题要从实际工作出发，要能解决实际工作中的问题，因此，选题要从自己最熟悉的领域入手，最好是长期接触、经常思考的问题。

4. 研究问题是一个简明的疑问句，包含一个或多个变量，可采用PICO法构建完整的研究问题。

（周　雪）

复习参考题

1. 简答题

（1）选题的原则有哪些？

（2）选题的途径有哪些？如何从护理实践工作中寻找研究课题？

2. 单项选择题

（1）科研选题的基本原则不包括
A. 科学性原则
B. 创新性原则
C. 实用性原则
D. 主体性原则
E. 可行性原则

（2）下列不是科研选题来源的选项是
A. 从临床实践中发现研究问题
B. 非正式的学术探讨中发现研究问题
C. 选择与已有研究类似的题目
D. 从文献中发现研究问题
E. 从科学基金指南中发现研究问题

（3）下列不属于确立研究问题阶段的内容是
A. 选题
B. 查阅文献
C. 确立研究问题
D. 形成假设

E. 随机分组

（4）"中西医结合治疗功能性子宫出血的疗效观察"这一科研选题存在的最主要的问题是
A. 范围过小
B. 过于具体
C. 不够深入
D. 没有研究对象
E. 范围过大

（5）某研究者将Orem自我护理理论应用于某特定人群的护理中，将理论用于指导实践，这一过程体现了研究问题来源的途径是
A. 临床实践
B. 正式学术交流
C. 阅读文献
D. 理论学习
E. 科学基金指南

答案：D C E E D

3. 案例分析

叙事医学的核心是关注患者，通过倾听并解构患者的生命故事，在探索过往经历的基础上帮助患者重构疾病的意义，促进护患关系的和谐。依托叙事医学的发展，叙事护理学应运而生，这为提升护理专业学生的共情能力提供了新思路。通过查阅文献发现，系统的叙事护理学课程有助于提高护理专业在校学生的共情能力，但目前大部分院校并未开设专门的叙事护理学课程，有必要探索"小而精"的培训模式。本研究以姜安丽教学团队提出的叙事护理理论为指导，以案例教学为基础，制定并实施适用于实习前阶段护理专业学生的叙事护理培训方案，以期提升护理专业学生的共情能力，为完善实习前培训方案提供参考。请回答：

（1）这一过程体现了研究问题来源的哪个途径？

（2）该研究的研究问题是什么？

（3）请陈述该研究的研究假设。

第三章　文献检索在护理研究中的应用

学习目标

知识目标	1. 掌握　常见中英文数据库的检索方法、技术及护理文献的检索途径。 2. 熟悉　布尔逻辑检索、位置检索及截词检索等检索技术。 3. 了解　文献的基本类型、文献检索相关概念及文献管理软件的使用。
能力目标	1. 熟练使用常用的中英文数据库，并能够针对相关主题进行检索。 2. 能对检索的文献进行有效整理和利用。
素质目标	1. 具备检索文献、综合分析文献的科学素养。 2. 具备阅读、独立分析和思考的科学态度。

相关链接 | **文献检索的发展**

世界上第一种学术期刊《学者杂志》既是最早的期刊，也是最早以专栏和附录形式出现文摘的刊物，可谓最早的文摘性检索刊物。第一个正规的文摘性检索刊物是1830年创刊的《药学总览》，后改为《化学文摘》（ Chemical Abstracts ），1969年并入美国《化学文摘》。继《药学总览》之后，许多独立的文摘刊物纷纷出现，受到了科学界的重视和推广。

1851年出现了《纽约时报索引》（ New York Time Index ），1879年出现了第一种医学文献索引——《世界最新医学文献季度分类记录》（ Quarterly Classified Record of the Current Medical Literature of the World ），现名为 Index Medicus。

20世纪50年代以后，人们开始探索文献检索机械化和自动化的问题，出现了若干种检索机械，如穿孔卡片机、缩微胶片检索机等。1957年，计算机编制索引的试验取得成功，许多文摘索引刊物相继采用计算机来编制。最具有代表性的或标志性的当数1964年美国国家图书馆的"医学文献分析与检索系统"（ MADLARS ）的研制成功并投入使用。

20世纪80年代以后，文献检索的技术和领域进一步扩大，特别是光盘的出现和因特网的发展，使得文献检索得到了空前地发展，检索文献越来越方便、快捷。到如今，检索工具从书本到各种数据库，检索手段也从手工到机检，从单机检索到网络检索，从局域网检索到互联网检索，从检索题录到文摘再到直接获取全文。

随着护理学科的快速发展及系统化整体护理的有效开展，护理人力资源的配置受到了护理界的高度重视。护理人力资源短缺既会造成护理质量的下降，也会给患者带来安全隐患，还导致护理人员的身心健康受损及流失率增加，进而影响医院综合服务效益和公众形象。国内外已有研究表明，护理工作负荷的合理测量有助于护理人力资源的预测、改善护理服务质量、减少成本等。

思考：
1. 为了解护理工作负荷测量方法及护理人力资源配置的关系，研究者应该如何检索相关文献？
2. 为尽可能查全相关文献，如何制定检索策略？

文献检索是研究的基础，贯穿于护理研究的始终。在研究准备阶段，研究者需查阅文献，以帮助确定研究主题、寻找理论框架、进行科研设计、寻找研究工具等；在研究结果分析和总结阶段，研究者需查阅相关的文献资料，以便书写论文的前言和讨论部分。可见，文献检索是护理研究中不可或缺的环节。

第一节　文献检索的基本知识

文献（literature）是记录知识或信息的一切载体。人类积累创造的知识，用文字、图形、符号、音频、视频等手段记录保存下来，并用于交流传播的一切物质形态的载体，都称为文献。文献检索（document retrieval）是指根据学习和工作的需要获取文献的过程。随着现代网络技术的发展，文献检索更多是通过计算机技术来完成。

一、文献检索相关概念

（一）信息

信息（information）是事物存在方式、运动状态及其特征的反应，是事物发出的信号和消息。信息普遍存在于自然界、人类社会及思维领域中，人与人之间、机器之间、人机之间、动物之间、植物之间、细胞之间等，都可以进行信息交换。信息与物质、能量共同构成当代社会的三大资源。信息被人们利用后能启迪思想、增进知识、改变知识结构，提高认识世界和改造世界的能力，并产生一定的社会效益和经济效益。

（二）知识

知识（knowledge）是优化、系统化的信息集合。人类在认识和改造客观世界的过程中，不断地发现和接受事物发出的信息。大量的信息经过人的大脑思维，通过分析、综合，获得对事物本质和规律的认识，得到了经验，从而产生了知识。知识源于信息，但信息不等同于知识。知识是大量信息经过人的大脑加工处理后的产物。

（三）情报

人们为了解决某一个特定问题去寻找所需要的知识，这部分具有使用价值的知识就是情报，是激活了的、活化了的知识。情报定义为被传递的知识或事实。因为情报来源于知识，它在特定的时间里经过传递，为用户所接受、利用，并经过使用产生某些效益，故其包含3个基本属性。① 知识性：情报来源于知识，是经过加工并为用户所需要的特定知识或信息；② 传递性：知识、信息要转化为情报，需经过传递，并为用户接受和利用；③ 效用性：情报能启迪思维、增长见识、改变知识结构、提高认识能力，帮助人们改造世界。情报的最终目的在于被利用。

（四）文献

文献（literature）是记录知识和信息的一切载体。凡是用文字、图形、符号、声频、视频等手段记录下来的人类知识都可以称为文献。知识是文献的实质内容，载体是文献的外在形式，符号、文字、声音是人体感觉信息的媒介，记录是将知识存附在载体上形成文献的手段。因此，文献具有存储、传递知识信息和提高人们科技、教育、文化水平等功能。

文献与信息、知识、情报之间有着极为密切的关系。信息、知识、情报必须固定在一定的物质载体上，形成文献后才能进行传递，并为人们所利用。文献是信息、知识、情报存储、传递、利用的重要方式。信息可以成为情报，但通常要经过选择、综合、研究、分析等加工过程，也就是经过去粗取精、去伪存真、由此及彼、由表及里的提炼过程；信息是知识的重要组成部分，但不是全部，只有系统化、理论化的信息才能称为知识；情报是知识或信息经传递并起作用的部分，即运用一定的形式，传递给特定用户，在一定的时间内产生效用的知识或信息。

（五）文献检索

文献检索（literature research）是收集、组织、存储一定范围的知识信息，并可供用户按需查询信息的过程。广义的文献检索包括存贮和检索两个过程，狭义的文献检索是指文献检出的过程。

为了在无序的文献中准确、快速、全面地获取特定文献，需对分散的文献进行搜集整理、加工标引、组织存贮，利用各种类型、各种功能的检索工具。在存贮过程中，使用检索语言规范统一检索标识，检索提问与检索工具中的检索标识保持一致，以达到最佳的检索效果。

二、文献的分类

（一）按文献出版类型划分

1. 图书（book） 是现代出版物中最普通的一种类型，有封面、书名、作者、出版地、出版者，并装订成册。图书具有内容系统、全面、成熟可靠的优点，但其出版周期长，传递信息速度较慢。每种正式出版的图书均有一个国际标准书号（international standard book number，ISBN）。

图书是一种成熟定型的出版物，是目前出版物中品种最多、数量最大的一种，也是图书馆主要馆藏之一，但也存在出版周期长、内容更新慢和知识新颖性不足等缺点。一般可分为阅读型图书（如教科书、学术性专著和科普读物）和工具性图书（如词典、百科全书和年鉴）。

2. 期刊（journal） 又称杂志，是一种连续出版发行的文献。期刊有固定的名称（刊名），以及相对固定的版式、篇幅和内容范围，按照一定的卷期号或年月顺序号连续出版，每期可发表多个作者的多篇文章。期刊是情报的主要信息源，能及时反映最新的科技成果及发展动向，其特点是内容新颖、出版周期短、通报速度快、信息量大。

同图书的ISBN一样，每种期刊均有一个由8位数字组成的国际标准连续出版物号（international standard serial number，ISSN）。ISSN同样具有唯一性和专指性，因而成为读者查询某种刊物的一个检索途径。著名的医学期刊有《新英格兰医学杂志》（*The New England Journal of Medicine*）、《柳叶刀》（*The Lancet*）等。

3. 报纸（newspaper） 是传播社会信息的一种重要文献，其特点是内容新颖、涉及面广。科学技术上的新发现、新成果往往首先出现在报纸上。因此，报纸也是不可忽视的文献来源。随着科技的发展及人们获取信息途径的丰富，目前大量的报纸已有相应的网站及电子版。

4. 特种文献（special literature） 是出版形式比较特殊的文献的总称，主要包括专利文献、会议文献、科技报告、政府出版物、学位论文、档案等。特种文献内容广泛，是科研人员的重要文献信息资源。常见的学术会议资料汇编著录包括会议名、会议召开的地点、届次、时间，以及会议汇编的出版社、出版地、出版时间等。

5. 电子文献（electronic literature） 随着计算机、互联网的普及和信息技术的高速发展，电子文献越来越多，既有独立的电子出版物，如网络电子期刊，也有传统的多种类型文献的相应电子版本的形式。电子文献具有海量、便捷、快速等文献存储和检索的优势，同时，大量早期的传统文献也已制作成电子文献。因此，通过网络信息资源检索逐渐成为当前人们查找信息的首选方法。

（二）按文献加工程度划分

1. 零次文献 主要指原始的、未经任何加工处理或未正式出版的文献，如书信、手稿、笔记、实验记录、设计草图等。它是一次文献的素材，对一次文献的形成具有重要作用。其特点是内容新颖但不成熟，不公开交流，较难获取。这种文献所提供的信息是其他方式无法提供的，因此也被称为特殊文献。

2. 一次文献 指作者基于本人的工作经验和研究成果，将其作为基本素材编写成的原始文献，如期刊论文、学位论文、专利文献等。一次文献具有创造性、新颖性、先进性和成熟性等优点，是最基本的文献类型，也是产生二次文献、三次文献的基础及文献检索的主要对象。其特点是内容先进、成熟，叙述具体、详尽，但因数量庞大、分散无序而不便于读者的查找和利用。

3. 二次文献 又称检索工具，是将大量分散无序的一次文献进行收集、分析、归纳和整理，并按一定规则编排而成的文献，包括目录、索引（题录）、文摘及相应数据库。二次文献对一次文献进行著录和标引等深层次加工，但不会改变一次文献的原有内容，具有汇集性、工具性、综合性和系统性等特点。

4. 三次文献 是在二次文献的指引下对检索到的某一专题的一次文献进行分析、归纳和综合而成的文献，包括综述类文献、参考工具书、年鉴等。三次文献充分整合已发表文献的内容，提供对某一领域内的研究成果、发展趋势和前沿知识的系统性总结与分析。读者可以借此快速了解和掌握当前的研究水平及动态，而不必一一阅读大量的一次文献。

从零次文献、一次文献、二次文献到三次文献，是一个由分散到集中、由无序到有序、由详到略、由繁到简地对不同层次知识信息加工的过程。一般来说，一次文献是科技工作中最主要的信息来源；二次文献是有效检索一次文献的工具；三次文献来源于一次文献，高于一次文献，是高度浓缩的文献信息，它既是文献信息检索和利用的对象，又可作为检索文献信息的工具。

第二节　信息检索方法与技术

在信息检索过程中，检索方法和检索技术的选择和使用直接关系到检索效果和质量，也是研究者检索策略制定的关键环节。

一、文献检索方法

通过检索文献以获取信息的基本方法大致可以归纳为以下几类。

（一）常用法

又称工具法，即利用各种检索工具和检索系统来查找所需信息的方法，它是检索中最为常用的方法。根据检索要求的不同，常用法又可分为顺查法、倒查法和抽查法3种。

1. 顺查法　是一种以检索课题的起始年代为起点，按时间顺序由远及近、从过去到现在查找文献的方法。此法查全率较高，在某种程度上可以反映出研究课题的历史背景及发展过程，但费时费力，效率较低。

2. 倒查法　是一种逆时间顺序由近及远回溯查找文献，直到满足文献检索需要的方法。此法查全率低，但省时省力，适用于新课题的研究。

3. 抽查法　通过选择某个领域发展较迅速、研究成果较多的时期，逐年对该时期内的文献进行重点检索，多用于需要快速解决问题或进行快速检索的课题。采用抽查法可以节省时间，提高检索效率，但要求研究者了解研究课题的历史背景。

（二）追溯法

又称引文追踪法，是指通过查找某一篇文献被哪些文献所引用，或利用已有文献末尾所附的参考文献、有关注释、辅助索引、附录等进行追溯，从而查找原始文献信息的方法。根据原始文献信息相关指引逐步扩大并发现新线索，并不断跟踪扩展，直至检索到满意的文献信息为止。当缺乏检索工具或检索工具不全的情况下，追溯法可获得相关文献，缺点是检索的文献不全且较为陈旧，容易漏检。

（三）分段法

又称循环法、交替法，是常用法与追溯法交替使用的一种方法。它既利用检索工具进行检索，又利用已有文献后面所附的参考文献进行追溯检索，两种方法分期分段交替使用，直到满足需要为止。这种方法兼有常用法和追溯法的优点，可得到较高的查全率和查准率，尤其对于以往文献较少的课题，是较为常用的方法之一。

二、文献检索的途径

各种文献检索工具有不同的检索方法和途径，其中，根据文献的特征检索文献是最简捷的方法。文献特征包含两种，一是外表特征（书名、刊名、会议录名、著者、号码等），二是内容特征（分类和主题等）。按照文献特征检索的途径可分为两个方面：

（一）从文献的外表特征进行检索的途径

1. 题名途径　是指按书刊名称或文献题名作为检索入口查找文献的途径，是最直接、简捷的途径。

2. 著者途径　是按照文献的著者、编者、译者的姓名或机构团体名称为检索入口查找文献的途径。著者途径常用于查找已知同行专家著者的文献，在国外颇受重视。利用著者途径定期跟踪查找该著者的文献，能了解和掌握某课题、某学科的最新研究动态与进展。

3. 序号途径　是利用文献的各种代码、数字编制的"号码索引"检索文献的途径。许多科技文献通常都有特定的序号标识，如专利号、报告号、标准号等。序号通常是对文献进行唯一标识的编码，具有明确、简短和唯一的特点。

（二）从文献的内容特征进行检索的途径

按照文献内容，特征检索的途径有分类途径、主题途径、关键词途径及分类主题途径。

1. 分类途径　是按文献内容所属的学科类别检索文献的途径，即通过分类号进行检索。目前我国主要采用《中国图书馆分类法》，检索前确定文献的学科类别，查找相应类目的分类号，再按分类号查找所需文献。以检索护理学文献为例，护理学归属于医药卫生的临床医学类，确定其分类号R4，进一步查找R4类别下的护理学科的R47，即可找到所需的护理学文献。

2. 主题途径　是一种根据文献内容的主题词来进行检索的途径。主题词表是经过严格规范化的词语进行标引编排的工具，它包含了一系列具有标准化定义的主题词。多数检索工具都提供了"主题索引"，通过建立参照关系，对近义词、同义词、同族词、相关词、主题词与非主题词在主题词表中进行规范化处理。这种检索途径适应性和通用性强，能集中反映同一主题分散在不同学科中的文献，能解决多学科、交叉学科、边缘学科之间文献交叉分散的矛盾。

3. 关键词途径　是以文献的篇名、摘要及正文部分出现的具有实质意义且能表达文献主要内容的关键作用的词或词组作为关键词，并按字母编排形成关键词索引，以查找文献的途径。关键词是非规范化的词语，研究者可根据需要，选择熟悉的词语进行检索，但同一内容的文献可能会分散在不同关键词下，影响文献的查准率和查全率。为避免漏检，研究者应同时考虑多个同义词、近义词作为关键词，以提高检索的全面性。

4. 分类主题途径　是将分类途径和主题途径相结合，相互取长补短的一种检索途径。

在检索中，应根据课题的需要和检索系统的特点，灵活应用各种检索途径，将各途径配合使用，以达到最佳的检索效果。

三、文献检索技术

不同于手工检索，计算机检索是通过计算机对一个或多个检索词进行运算，以查找和获取符合用户所需的文献资源。计算机检索技术旨在建立人–机之间的有效信息交流和共识，以满足用户准确表达的信息需求。值得注意的是，各检索系统支持的检索技术并不相同，即使是同一检索技术，检索运算符号也有差异。因此，需要在理解检索技术原理的基础上，结合具体检索系统的使用帮助，正确使用检索技术。

（一）布尔逻辑检索

布尔逻辑检索是利用布尔逻辑运算符对若干个检索词进行组合以表达检索要求的方法，是计算机检索最基本、最重要的运算方式。布尔逻辑运算符主要有三种，即"逻辑与"（AND）、"逻辑或"（OR）和"逻辑非"（NOT）。

1."逻辑与"　符号为AND或"*"，表示概念之间的交叉或限定关系。表达式为"A AND B"或者"A*B"。只有同时包含有检索词A和检索词B的文献记录才是命中文献。该运算符可缩小检索范围，提高查准率。例如查找"胰岛素治疗糖尿病"文献的检索式为："insulin（胰岛素）AND diabetes（糖尿病）"。

2."逻辑或"　符号为OR或"+"，表示概念之间的并列关系。表达式为"A OR B"或者"A+B"。数据库中凡含有检索词A或者检索词B或同时含有检索词A和B的文献记录均为命中文献。该运算符可扩大检索范围，提高查全率。例如查找"家庭访视"的检索式为"home visits（家庭访视）OR house call（家庭访视）"。

3."逻辑非"　符号为NOT或"–"，表示概念之间的不包含关系或排斥关系，表达式为"A NOT B"。数据库中包含有检索词A但不包含检索词B的文献记录才算命中文献。该运算符可通过从某一检索范围（含检索词A的记录）中去除某一部分文献（含检索词B的记录）的方式缩小检索范围，提高查准率。例如查找"不使用胰岛素治疗糖尿病"文献的检索式为"diabetes（糖尿病）NOT insulin（胰岛素）"。

上述三种布尔逻辑运算符可以单用，也可组合使用，计算机在处理检索提问时一般会按NOT、AND、OR的次序进行检索，但可用括号改变运算次序。

（二）截词检索

截词检索是在检索词的适当位置截断检索的方法，常用于外文检索系统，对提高查全率、预防漏检有较明显的效果。使用截词检索可扩大检索范围，避免漏检，且减少多次输入的麻烦。在不同的检索系统所使用的截词符不同，常用$、？代表有限截词，用*、%代表无限截词。例如检索词"wom？n"，可以检索出"women"和"woman"；"急性*肝炎"，可检出"急性中毒性肝炎""急性黄疸型肝炎""急性肝炎"等。

（三）限定检索

限定检索是将检索词限定在特定字段进行检索的方法。常见的限制符为in、=、[ ]等。用这种方法可以将检索词限制在特定的字段中，每个字段都有一个用两个字母表示的字段代码。不同的检索系统所设立的字段是不同的，即使同一字段，也可能采用不同的字段代码。例如：lung cancer[TI]，可检出文章篇名中含有"肺癌"的文献。

（四）词组检索

词组检索又称精确检索，是将一个词组或短语用半角双引号（""）括起作为一个独立运算单元，进行严格匹配，以提高检索准确度的一种方法。要求检索结果必须含有与检索提问式完全相同（包括次序）的字串，即完全匹配。CBM、PubMed等系统均支持精确检索。例如输入"home visits"，并用双引号引起来，就可以实现词组精确检索。

与之相对的是模糊检索（又称概念检索）。由于不同的检索系统对其界定不同，模糊检索可能是将检索词进行拆分后进行检索，也可能检索到与检索词意义相近的同义词的结果。目前多数检索系统包括搜索引擎均有此功能，只是模糊程度不同。

（五）扩展检索

1. 主题词扩展检索 对当前主题词及其下位主题词进行检索。

2. 副主题词扩展检索 对当前副主题词及其下位副主题词进行检索。

扩展检索的作用是扩大检索范围、提高查全率，可视为一种模糊检索的方法，也可视作智能检索的一种。常用的CBM、PubMed检索系统均具有智能检索和扩展检索功能。

（六）位置检索

位置检索也称邻近检索，是运用位置算符来表达检索词间的位置关系进行检索的方法。位置算符主要有同句、同字段、相连等形式，常用的位置算符有"Near"和"With"两种。此检索技术可见于专利及Science Direct等数据库的检索。

1. Near 表示该算符两侧的检索词同时出现在一个句子中，两词次序可以颠倒，两词之间允许有一个空格，不允许有任何字母或词语。

2. With 表示该算符连接的两个检索词同时出现在同一个字段中，如题名、文摘、主题词等，但两词的先后顺序不能颠倒。

（七）主题词检索

主题词检索是基于文献内容的主题概念的检索，有利于提高查全率和查准率。

四、文献检索的步骤

（一）分析检索课题，明确检索目的

检索课题是根据查找文献信息或解答疑难问题的需求所拟定的问题。首先应对检索课题进行认真细致地分析，明确检索课题的检索目的及要求，了解检索课题的意义和作用，确定检索的学科范围、检索的文献类型、检索的年限及研究课题对查新、查准和查全的指标要求。

（二）选择检索工具及数据库

分析检索课题时，需要确定主题词、检索工具或数据库。由于每种检索工具都有分类目次、著者、主题词等检索标志，每种数据库也都有其特定的使用范围。检索时需要考虑以下几点：① 检索工具或数据库对课题内容的覆盖程度和一致性；② 优先选择专业性的检索工具，再利用综合型检索工具进行补充检索；③ 以检索数据库为主，因其具有多点检索、多属性检索、检索效率高等特点；④ 根据检索者的外语水平和实际条件选择合适的检索工具。

（三）确定检索途径

检索工具确定后，需要确定检索途径，选择检索标识。一般的检索工具通常提供多种检索途径，包括分类目次、著者、主题词等检索标识。检索时应选择主要的、具有检索意义的词进行检索。选用何种检索途径，应根据课题的要求及所包含的检索词、检索系统所提供的检索途径来确定。当检索课题内容涉及面广、文献需求范围宽、泛指性强时，宜选用分类检索途径；当课题内容较窄、文献需求专指性较强时，宜选用主题检索途径；当选用的检索系统提供检索途径较多时，应综合应用，互相补充，避免单一途径不足造成漏检。

（四）选择检索方法

确定适合的检索方法是为了实现快速、准确和全面地获取文献信息的检索效果，通常由课题要求和检索工具的体系所决定的。一般来说，当检索工具比较全，常用法较为合适；当检索工具较短缺时，可采用分段法；当没有或严重缺乏检索工具时，可采用追溯法。若需要对一个课题进行全面普查时，可采用常用法中的顺查法或抽查法；若检索的课题时间紧迫，又要解决与某一课题有关的关键性技术问题，要求查准甚至查全，可采用倒查法，迅速获得最新科技文献。

（五）查找文献线索

在明确检索要求、确定检索系统、选定检索方法后，可使用相应的检索工具进行检索。在检索过程中应随时对检出的文献进行判断取舍，对符合要求的文献，应逐项记录其相关内容，如文献的名称、著者姓名、著者单位及期刊名称、年、卷、期、页等，以便索取原文。因此，对文献线索的整理、分析、识别是检索过程中极其重要的一个环节。

（六）获取原始文献

索取原始文献是整个检索过程的最后一步。当我们利用检索工具获得了关于文献的线索后，我们需要进一步索取这些文献的原文。常用的获取原文的方法有以下几种：

1. 在线获取全文　按照易获得性原则，读者首选的方法是在线获取全文，但这种方法获取的全文是有限的，如PubMed数据库或百度学术搜索引擎。

2. 利用本地馆藏资源　按照经济性及就近原则，对于不能在线获取的期刊全文，可考虑利用本地的馆藏资源，包括电子资源及纸质资源。

3. 利用互联网免费资源　包括互联网免费期刊网站；直接登录某期刊主页、期刊出版机构等。

4. 利用国外文献保障系统获得异地馆藏资源　对利用上述方法仍不能获得的外文期刊原文，可求助国内文献保障系统，利用异地馆藏资源（电子及纸质资源）获取全文。

5. 其他方法　包括直接与文献通信作者联系；委托国外的朋友、同学或老师查找全文；网上求助。

本节以乳腺癌患者正念疗法相关文献的检索为例，分析文献检索的过程。

例3-1：　　　乳腺外科护士小王在临床护理工作中发现，乳腺癌患者常常出现焦虑、抑郁等负性情绪反应，她想采取措施帮助患者应对这些问题并改善其心理状态。阅读文献过程中，她发现正念疗法可作为一种心理干预项目，而她对该疗法并不甚了解。为了更好地了解近十年正念疗法

在乳腺癌患者中的应用情况，她决定进行文献检索。请问：

（1）护士小王可通过哪些途径查找文献资料？

（2）护士小王应如何检索乳腺癌患者正念疗法相关的文献信息？

1. 分析检索课题，明确检索目的　该课题旨在了解正念疗法在乳腺癌患者领域应用的研究进展，需要对相关文献进行广泛检索，侧重查全。该课题包含"乳腺癌"和"正念疗法"两个概念。

2. 选择检索工具及数据库　选择中英文核心数据库进行检索。中文数据库可选择中国生物医学文献数据库（CBM）、中国知网（CNKI）、万方数据知识服务平台、维普中文期刊服务平台。英文数据库可选择PubMed、CINAHL、EMBASE、Web of Science等。

检索词如下：

中文检索词　① 乳腺癌：相关的中文检索词为乳腺癌、乳腺肿瘤；② 正念疗法：相关的中文检索词为正念、正念疗法、正念训练、正念冥想、正念减压、正念认知。

英文检索词　英文检索词可以参考中文文献的英文摘要和关键词，同时也要留意同一概念的不同英文表达方式。① breast cancer：相关检索词有breast neoplasm、breast cancer等；② mindfulness：相关检索词有mindfulness、mindfulness-based stress reduction、mindful ness-based cognitive therapy等。

3. 确定检索途径　下面以CNKI和PubMed为例，制定具体的检索策略。

（1）在CNKI中的检索策略：通过CNKI主页或镜像站点登录。已购买使用权的单位可免费检索和下载资源。个人用户通过购买阅读卡，注册后方可下载资源。登录数据库后界面显示如图3-1。

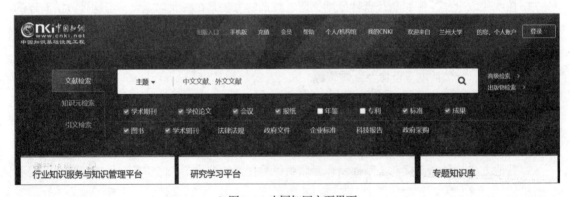

▲ 图3-1　中国知网主页界面

在主页界面可以选择多个数据库在同一检索平台进行跨库检索，也可以选择单库检索。跨库检索选择主页"文献检索"标签，则在学术期刊、博硕、会议、报纸、年鉴等数据库中进行检索，单库检索则在所选的数据库中进行检索。跨库检索与单库检索方法基本相同，下面以《中国学术期刊》（网络版）数据库为例介绍检索过程。

1）检索方式：可供选择的检索方式有基本检索、高级检索、专业检索、作者发文检索和句子检索。我们以高级检索方式为例（图3-2）。

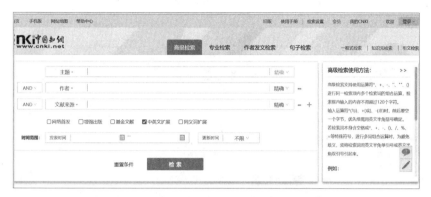

▲ 图3-2　检索方式界面

2）检索途径：进入高级检索后，数据库可供选择的检索字段包括主题、篇名、关键词、摘要、全文参考文献等，同时可选择年代、期刊范围、模糊或精确检索等（图3-3）。需要注意的是，此处"主题"检索不同于CBM数据库中的"主题词"检索，其检索字段范围包括篇名、关键词和摘要3个字段。从检索字段来源范围来看，"全文"检索 >"主题"检索 >"关键词"检索或"篇名"检索。"全文"检索虽有助于文献的查全，但不易查准。由于本课题内容较窄、文献需求专指性较强，此处我们选择"主题"字段进行查询。

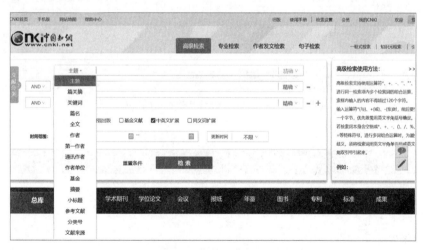

▲ 图3-3　高级检索界面

3）检索表达式的构建：根据检索题目和所确定的检索词，构建检索表达式为：（乳腺癌 OR 乳腺肿瘤）AND（正念 OR 正念疗法 OR 正念训练 OR 正念想 OR 正念减压 OR 正念认知）。

根据以上检索策略，首先检索"乳腺癌"相关文献，在结果中检索"正念疗法"的相关文献，并将检索时间限定为2013—2023年。为避免漏掉检索结果，应将"正念""正念疗法""正念训练""正念冥想""正念减压""正念认知"使用逻辑"或"进行组配检索。检索结果界面分别见图3-4和图3-5，共检索到189个结果。研究者可以通过"分组浏览"查阅主题、发表年度、期刊、来源类别、学科、作者、机构、基金等分组情况中具体的文献（图3-6）。

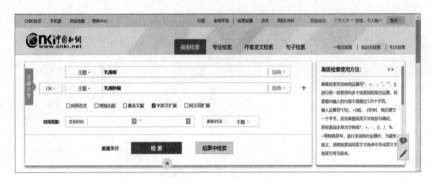

▲ 图3-4　乳腺癌相关文献检索界面

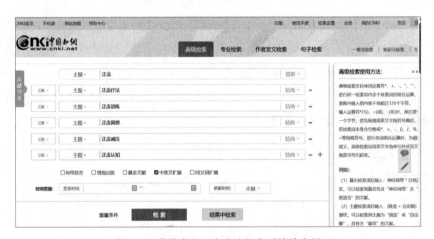

▲ 图3-5　乳腺癌和正念疗法组合后的检索界面

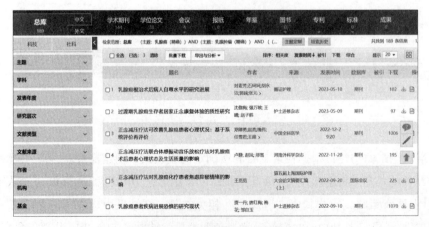

▲ 图3-6　分组浏览检索结果界面

（2）在PubMed中的检索策略：进入PubMed主界面。检索区位于页面的上端。

1）检索方式：PubMed数据库提供基本检索、高级检索、主题词途径检索。在PubMed主页检索框右下角点击MeSH Database可进入主题词检索，如图3-7所示。

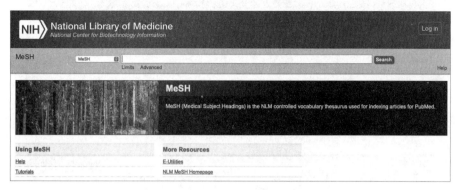

▲ 图3-7　PubMed主题词检索途径界面

2）检索途径：进入高级检索后，数据库可供选择的检索字段包括标题、标题/文摘、作者、日期、刊名等（图3-8）。

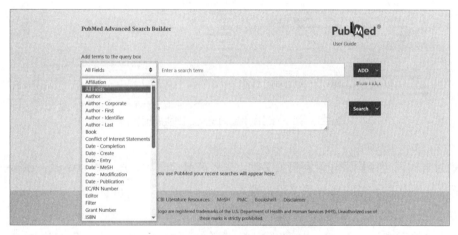

▲ 图3-8　PubMed高级检索界面

3）检索表达式的构建：PubMed支持主题词检索，为达到查全文献的目的，可采取主题词和自由词检索相结合的方式。

① 通过主题词途径检索乳腺癌相关文献。进入MeSH Database后，在检索框内输入检索词"breast cancer"点击Search，系统会显示"breast cancer"不是主题词，但会自动将其转换成主题词"Breast Neoplasms"（图3-9）。点击主题词，下方会显示该主题词的定义及可组配的副主题词（图3-10）。

若有合适的副主题词用于进一步限定检索，可勾选相应的副主题词进行更精确的检索。点击右上方的"Add to search builder"添加检索式至"PubMed Search Builder"框内，点击"Search

PubMed"执行主题词检索（图3-10），检索结果为340 245篇。

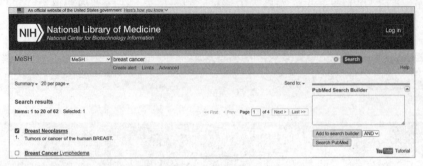

▲ 图3-9　MeSH主题词转换界面

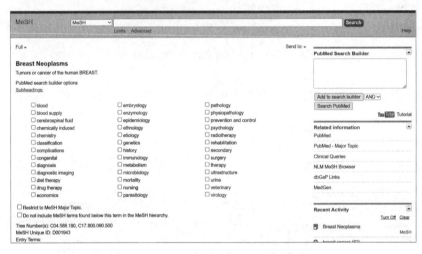

▲ 图3-10　MeSH主题词定义、副主题词界面

② 通过自由词途径检索乳腺癌相关文献。进入高级检索后，选择检索字段，在第一个输入框侧的下拉菜单中选择Title/Abstract字段，输入"breast cancer"，点击右侧的"Add with OR"，按同样的方法在第二个输入框输入"breast neoplasm"点击右侧的"Add with OR"（图3-11），检索框中生成的检索式为"（breast cancer[Title/Abstract]）OR（breast neoplasm[Title/Abstract]）"，点击Search，检索结果为334 689篇。

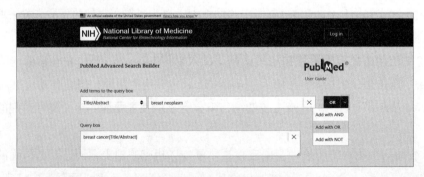

▲ 图3-11　PubMed高级检索过程界面

③ 采用主题词和自由词联合的方式检索乳腺癌相关文献。高级检索页面下方设有检索历史，可以查看之前执行的检索策略和检索结果数量。点击检索序号后的"Actions"可进行逻辑运算。为避免漏掉检索结果，可将前两个步骤的检索结果用"OR"进行逻辑组合，具体见图3-12，检索结果为438 946篇。

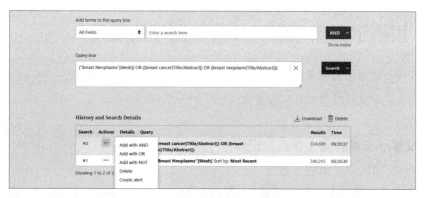

▲ 图3-12　PubMed主题词和自由词组合检索界面

④ 通过主题词途径检索"正念"相关文献，操作过程与步骤1类似，检索框中生成的检索式为"Mindfulness[MeSH]"，检索结果为6 357篇（图3-13）。

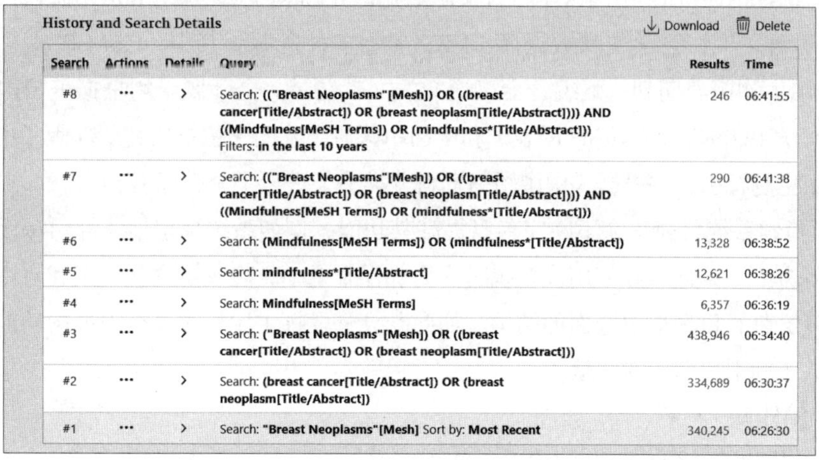

▲ 图3-13　PubMed检索历史界面

⑤ 通过自由词途径检索正念相关文献，操作过程与步骤2类似。考虑到正念在外文中的表达方式有mindfulness、mindfulness-based，由于两种表达方式词头相同，可采用截词符的形式进行检索。检索框中生成的检索式为"mindfulness*[Title/Abstract]"，检索结果为12 621篇（图3-13）。

⑥ 采用主题词和自由词联合的方式检索正念相关文献，将步骤4和步骤5的检索结果用"OR"进行逻辑运算后，检索结果为13 328篇（图3-13）。

⑦ 检索既含有乳腺癌又含有正念的文献。将步骤3和步骤6的检索结果用"AND"进行逻辑

运算，检索结果为290篇（图3-13）。

⑧由于检索近十年的文献需要限定发表时间。在检索结果页面左侧可点击"Publication dates"中的"Custom range"输入具体的时间（2013/01/01–2023/05/28），共检索到252条结果。

第三节　常用医学文献检索工具及数据库的使用

随着文献数量的增加和传播速度的加快，全球文献检索的工具和数据库规模也在扩大，本节主要介绍常用的医学文献检索工具和数据库。

一、中文医学文献检索工具及数据库

（一）中国生物医学文献服务系统

中国生物医学文献服务系统（简称SinoMed）（http://cbmwww.imicams.ac.cn/）由中国医学科学院医学信息研究所研发，是检索国内生物医学文献的重要文摘型数据库，具有检索、获取部分免费全文、个性化定期服务、全文传递服务等功能，能全面、快速反映国内外生物医学领域研究的新进展。学科范围涉及基础医学、临床医学、预防医学、药学、口腔医学、中医学及中药学等生物医学的各个领域。该系统资源丰富，包括中国生物医学文献数据库（Chinese Biomedical Literature Database，CBM）、中国医学科普文献数据库（CPM）、北京协和医学院硕博学位论文库（PUMCD）和西文生物医学文献数据库（VBM）等多种资源。其中，CBM收录了1978年以来1 800余种中国生物医学期刊、汇编、会议论文的文献题录。全部题录均根据美国国家医学图书馆最新版《医学主题词表》（MeSH词表）和中国中医研究院图书情报研究所新版《中医药学主题词表》进行了主题标引，并根据《中国图书资料分类法》进行了分类标引。

SinoMed检索系统目前正在不断完善以提高其功能，例如系统稳定性、标引深度与广度，以及标引速度等方面。因此，在使用该系统时，为确保查全率，建议将主题检索和自由词检索相结合，去除重复文献，以获取更全面的结果。如此既充分发挥主题检索查全查准的功能，也避免错过尚未进行人工标引主题词的文献。

（二）中国知网

中国知网数据库（China National Knowledge Infrastructure，CNKI）（http://www.cnki.net），又名中国知识基础设施工程，是由清华同方光盘股份有限公司、清华大学中国学术期刊电子杂志社、光盘国家工程研究中心联合建设的综合性文献数据库，收录中外学术论文、中国国家科技成果、中外专利、工具书等类型文献，目前以"中国知网"网站形式向用户提供检索服务。目前CNKI已发展成为集学术期刊、博硕士学位论文、会议、报纸、年鉴、专利、标准、成果、图书等为一体的网络出版平台，其中中国学术期刊为其主要数据库之一。其收录国内学术期刊8 500多种，全库文献总量5 730万余篇。其内容涵盖自然科学、工程技术、农学、哲学、医学、人文社会科学等多个领域。所有数据库的题录信息均可免费检索，但获取全文时需支付费用。

（三）万方数据知识服务平台

万方数据知识服务平台（Wanfang Data Knowledge Service Platform）（http://www.wanfangdata.com.cn）由万方数据股份有限公司开发，是大型中文科技信息服务平台，内容涉及自然科学和社会科学各个领域，涵盖学术期刊、学位论文、会议论文、专利、中外标准、科技成果、法律法规、科技报告和地方志等多类型文献。学术期刊是万方数据知识平台的重要组成部分，包括国外期刊和国内期刊。其中，国内期刊共收录学术期刊 8 000 多种，涵盖了自然科学、工程技术、医药卫生、农业科学、哲学政法及社会科学等多个学科，基本包括了中国科技论文与引文数据库中科技类和社科类统计源的核心期刊。国外期刊共收录 40 000 多种世界各国出版的重要学术期刊，主要来源于国家科技图书文献中心外文文献数据库和数十家著名学术出版机构，以及 PubMed 等知名开放获取平台。

（四）维普中文期刊服务平台

维普中文期刊服务平台（http://www.cqvip.com）最早由中国科技情报研究所重庆分所数据库研究中心于 1989 年建立，先后推出了《中文科技期刊篇名数据库》《中文科技期刊数据库》《中国科技经济新闻数据库》《中文科技期刊数据库（引文版）》等数据库。2005 年，维普资讯公司和谷歌进行战略合作，推出了《维普–Google 学术搜索平台》。维普数据库收录了 1989 年以来（部分可回溯到 1955 年）国内公开出版的中文期刊 14 000 余种，全文文献 7 000 余万篇，内容涵盖自然科学、社会科学、工程技术、医药卫生、农业科学、经济管理等多个领域。维普数据库按照《中国图书馆图书分类法》进行分类，所有文献被分为 8 个专辑，又细分为 36 个专题。维普资讯网通过维普期刊资源整合服务平台为用户提供服务，支持手机阅读。该平台包含五大功能模块，分别是期刊文献检索、文献引证追踪、科学指标分析、高被引析出文献及搜索引擎服务。

（五）《中文科技资料目录》（医药卫生）

《中文科技资料目录》（医药卫生），简称《中目》（医药卫生），是由中国医学科学院医学信息研究所出版的大型专业文献检索刊物，是最常用的中文医学文献检索工具，共有 34 个分册，双月刊，医药卫生分册是其中之一。

《中目》编排结构是将文献题目按分类编排成正文，每年第一期从 00001 开始连续排到末期。每期结构依次为编排说明、分类目次表、正文部分、本刊学科分类名索引、主题索引首字字顺目次表和主题索引等。采用以学科分类为主、主题索引为辅的检索方法，每年编有年度主题累积索引，缺点是无著录途径。

（六）《国外科技资料目录》（医药卫生）

《国外科技资料目录》（医药卫生），简称《外目》（医药卫生），是我国出版的检索国外科技信息的题录式系列刊物。按学科分为 39 个分册，《外目》（医药卫生）是其中一个分册，是我国目前查找国外医学文献唯一的中文题录式检索工具。该刊的优点是将文献题名译成中文，打破了语言方面的限制，便于国内人员的利用；所著录的文献均有著录翻译单位，可向其借阅或复制原文，打破了资料来源的限制。其缺点是收录范围较窄，报道时差较大。

二、英文医学文献检索工具及数据库

（一）PubMed

PubMed是生物医学领域最重要也是最权威的数据库之一，由美国国家医学图书馆（National Library of Medicine，NLM）下属的美国国家生物技术信息中心（National Center for Biotechnology Information，NCBI）及国家卫生研究院（National Institutes of Health，NIH）开发和维护，可通过互联网免费访问。其前身是由NLM创刊的著名医学检索工具Index Medicus（医学索引，简称IM）。自1960年起，IM由NLM编辑出版，1964年NLM建立了MEALARS系统，实现了文献加工、检索与编制的计算机化。

1971年NLM推出MEDLINE（MEDLARS Online）投入联机检索服务。1983年MEDLINE光盘版（MEDLINE on CD）的发行，使MEDLINE数据库在世界范围内得到广泛应用。1997年6月26日MEDLINE数据库免费向世界开放，其网址为http://www.ncbi.nlm.nih.gov/pubmed或http://www.pubmed.gov。

PubMed收录了来自世界80多个国家和地区的5 600多种生物医学期刊的题录、文摘及部分全文，内容涵盖了基础医学、临床医学、护理学、预防医学、口腔医学、环境卫生、卫生管理及信息科学等领域。其具有收录范围广、数据更新快、覆盖内容全、检索途径多、检索方式灵活、检索体系完备、链接功能强大及使用免费等特点，使用过程中不须返回初始检索界面便可进行新的检索，每一个检索界面里均有检索提问输入框，可随时输入检索或修正检索提问，是当今移动互联网环境下全世界生物医学研究中不可或缺的文献信息资源。

1. 检索方法 PubMed的检索方法包括基本检索、高级检索、主题词检索及专项检索。

进入PubMed主页面（图3-14），页面中间为检索区，包括基本检索和高级检索（Advanced）。页面下部为PubMed的四个专栏，分别是Learn、Find、Download、Explore。其中，从Explore专栏的MeSH Database可进入主题词检索。

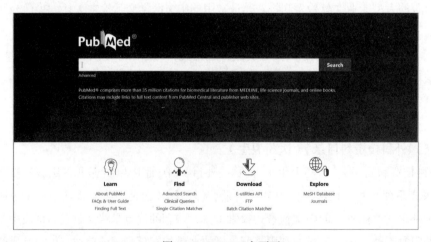

▲ 图3-14　PubMed主页面

（1）基本检索：进入PubMed主页后，默认为基本检索，可在检索框中输入相关的检索词，如关键词、著者、刊名等；点击"Search"或按下回车键，PubMed将使用词语自动转换功能进行检索，并将相应的检索结果直接显示在主页下方。

（2）高级检索（Advanced）：进入高级检索后，数据库可供选择的检索字段包括标题、标题/摘要、作者、日期、刊名等。PubMed的高级检索页面由检索栏和历史记录两部分构成，方便用户一站式完成复杂课题的检索，使检索过程更清晰明了，提高检索效率。其中，检索栏分为上下两个部分，上面可以输入检索关键词，下面则可以查看具体的检索式。

（3）主题词检索（MeSH Database）：主题词检索是PubMed最有特色的检索方法，其比自由词检索专指性强、查准率高。为进一步提高查准率，选定主题词后，再利用副主题词加以组配。

采用主题词检索可提高文献的查全率和查准率：① 主题词对同一概念的不同表达方式进行了规范；② 系统默认对主题词进行扩展检索（Explore），即同时检索该主题词下的专指词；③ 可以与专指的副主题词组配，限定检索主题词某方面的文献；④ 点击"Restrict to Major Topic"，可将主题词限定为主要主题词（MAJR），从而使检索结果更加精确。

点击PubMed主页Explore专栏的MeSH Database可进入主题词浏览检索界面。PubMed的自动词语转换功能也可以帮助查找某一概念规范的主题词。当主题词不能确定时，可输入相关的词，它会自动查找与该词相对应的主题词。

为了达到查全文献的目的，可以采用主题词和自由词相结合的方式。

（4）期刊检索（Journal in NCBI databases）：在PubMed数据库主页，点击下方Explore专栏的"Journals"，即可进入期刊检索界面（图3-15）。

利用期刊数据库，可通过主题（topic）、刊名全称（journal title）、缩写、ISSN号查询所收录的期刊信息，检索结果仅为期刊的信息，而不是期刊所刊载的文章。期刊信息涉及期刊的全称、简称、印刷版和电子版ISSN号、创刊年、出版频率、出版国、出版商、语种、主题词、出版类型等。若想进一步获得该期刊发表的论文，可在期刊前面的复选框打"√"后，点击右侧的"PubMed Search Builder"下方的"Add to search builder"按钮，点击"Search PubMed"按钮即可。

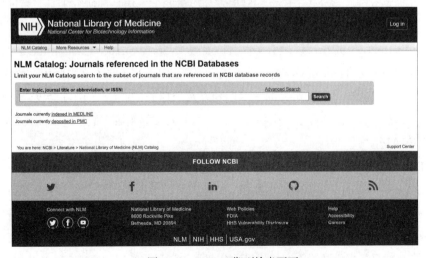

▲ 图3-15　PubMed期刊检索页面

2. 检索结果的处理　PubMed检索系统为检索结果提供了显示、过滤、打印、保存和发送电子邮件等多种处理方式。

（1）检索结果的显示：① PubMed的检索结果有多种显示格式，系统默认显示为题录格式，每页默认显示记录数为10条，每页最多可显示200条记录。点击页面上方"Summary"后的箭头，在下拉菜单中可更改显示格式，点击"Per page"可更改每页显示记录数；② 点击"sort by"箭头，在下拉菜单中选择排序方式。结果排序默认按最近新增（Most Recent）排序，还可选择按最佳匹配（Best match）、出版时间（Publication Date）、第一作者（First Author）和刊名（Journal）排序。

（2）检索结果过滤在PubMed检索结果显示页面的左侧，提供了多种过滤功能，从不同的角度筛选检索结果。

可限定的选项：文本可获取性（Text availability）、文献属性（Article attribute）、文献类型（Article types）、出版日期（Publication dates）、物种（Species）、语种（Languages）、性别（Sex）、主题限定（Subsets）、期刊类别限定（Journal categories）、年龄（Ages）、检索字段（Search field）等，点击"Show additional filters"可以显示更多选项。限定选项一经确定，会保持激活状态，在此后的检索中持续起作用。

（3）检索结果保存及输出：PubMed提供了多种保存及输出方式，点击"Send to"，系统提供Clipboard、My Bibliography、Collections、Citation manage等不同的检索结果保存及输出方式。此外，点击检索结果显示页面的Creat RSS，即可订阅RSS Feed，随时浏览追踪最新的检索结果。

（4）个性化服务：PubMed的个性化服务主要是通过My NCBI来实现的。My NCBI是一个功能强大且非常实用的文献管理工具，可以保存检索式、设定自动更新检索，并将检索结果发送到指定的电子邮箱。

（二）Web of Science

Web of Science是汤森路透公司（Thomson Reutes，原美国情报信息研究所）于1997年推出的网络引文检索工具，ISI是世界著名的学术信息出版机构，以其出版的一系列引文数据库而闻名。目前，借助Web of Knowledge平台，ISI提供高质量的学术信息和研究工具，帮助研究人员获取、分析和管理研究信息。Web of Science涵盖了全球最权威的三大引文索引数据库，包括Science Citation Index Expanded（SCIE，科学引文索引扩展版）、Social Science Citation Index（SSCI，社会科学引文索引）、Arts & Humanities Citation Index（A&HCI，艺术与人文科学引文索引），共收录了12 400余种世界权威的、高影响力的学术期刊以及全球110 000多个国际会议录，其内容涵盖了自然科学、工程技术、社会科学、生物医学、艺术与人文等领域，最早可回溯到1900年。

（三）CINAHL

CINAHL（Cumulative Index to Nursing and Allied Health Literature，护理及相关健康文献累积索引）是EBSCO公司出版的专门面向护理及相关专业人员的数据库，其内容源于全球英文护理专业期刊、美国护理学会、国际护理联盟组织、护理卫生科学联盟组织等权威机构，涵盖护理学、心理学、行为科学、替代医学、营养学和康复等护理学与综合保健相关学科。美国ECSCO公司创建于1943年，是全球最早提供数据库在线检索的公司之一，目前所用的检索系统为EBSCOhost。

CINAHL PLUS with Full Text是CINAHL的全文版，文献最早回溯至1937年，收录了包括3 800多种期刊和270多种图书在内的全文资源，以及多种会议论文、护理学学位论文、专业实践标准、视听资料等，还新增了140种疾病的循证护理说明和180种快速教学全文，为护理人员自学或患者健康教育提供了参考资料以及疾病护理相关的最新证据。

（四）Nursing Consult

由Elsevier出版社旗下著名出版品牌Mosby和护理专家委员会合作开发，为护理专业人员专门开发使用的专业数据库，其提供的信息能够帮助护理人员快速找到临床解决方案、正确教育患者、改善护理质量、提升科研教学水平等。该数据库的主要模块包括循证护理、参考书、护理医学期刊、药物信息、护理实践指南、患者教育计划、护理新知、图片及护理新闻等。

（五）其他网络护理资源信息

1. 国际护理知识网（http://www.nursingknowledge.org）该网站是国际高等护理荣誉学会（The Honor Society of Nursing）旗下的非营利子公司，致力于为护士提供基于证据的知识解决方案，从而提高护士实践教学和研究水平，其内容分为免费和收费两种。

2. 国际护理图书馆（http://www.nursinglibrary.org）这是一个集收集、保存和传播数字信息在线的数字服务知识库，其格式包括摘要和全文2种格式。内容包括护士、护理学生以及护理组织提供的预印本、工作记录、期刊论文、会议论文、演示文稿、护理实践项目等。

3. Lippincott护理中心（http://www.nursingcenter.com）点击"Article & Publications"下的"Journal"，可以浏览期刊名称列表，其中包括《美国护理学杂志》（*American Journal of Nursing*）。部分杂志可免费浏览全文。

4. 国际护士理事会（International Council of Nurses，ICN，http://www.icn.ch）国际护士理事会成立于1899年，由超过130多个国家和地区的护士会组成。该网站包含ICN成员、项目领域、ICN政策、国际护理实践分类体系（International Classification of Nursing Practice，ICNP）、ICN护理网络、图书、新闻、护理常规说明、指南等信息。

5. 中华护理学会（http://www.cna-cast.org.cn/）该网站由中华护理学会（原名中华护士会）建立，包含学会介绍、分会介绍、医学文献、政策法规、学术会议、网上教学、继续教育、考试培训、护理杂志、护理教育、国际动态、对外交流、新技术推广、护理论坛等项目。中华护理学会致力于组织广大护理工作者开展学术交流和科技项目论证、鉴定，编辑出版专业科技期刊和书籍，普及、推广护理科技知识与先进技术，开展对会员的继续教育，介绍国家重要的护理技术政策、法规等。

第四节　文献信息的阅读与管理

文献信息的阅读与管理是进行学术研究及论文写作必不可少的环节，关系到学术研究的前沿性以及论文写作的质量和效率。

一、文献信息的阅读

文献信息的阅读，包含文献的查找与阅读，是科研的起始步骤，文献信息阅读的广度和深度影响着整个科研过程的效率和质量。

文献的查找是指利用专业的文献检索数据库（如中国知网、万方、PubMed等）检索文献信息的过程，读者可根据研究兴趣选择重要的、有代表性的文献进行阅读。

文献阅读则是一个"高技术含量"的行为。读者需根据文献特点和阅读目的，采取相应的阅读策略，不拘泥于文章写作顺序，自主进行"需求导向型"阅读。要实现文献信息的有效阅读，在尽可能短的时间内获取自己所需要的科研信息，必须了解文献的文体特点并掌握相应的阅读技巧。

（一）题目和摘要的阅读

题目和摘要是文献的"灵魂"，其开宗明义地介绍文献的主要内容，是检索文献时的"第一眼所见"。

无论是论著（research article）或是综述（review），其题目和摘要的主要功能均为浓缩展示文献主题。但两者的摘要在结构上又有所差异：论著的摘要是内容提要，通常包含4个要素，即目的（指出研究的范围、目的、重要性、任务和前提条件）、方法（简述研究的工作流程，所用的原理、理论、条件、对象、工艺、结构、手段、装备、程序等）、结果（实验及研究的结果、数据、被确定的关系、观察的结果、得到的效果、性能等）、结论（结果的分析、研究、比较、评价、应用、提出的问题，今后的课题、假设、启发建议、预测等）。而综述的摘要则往往概述全文要点，常与文献述评部分（literature review and comments）的要点相呼应。

（二）引言的阅读

引言又称为前言、绪言或引论，是文献正文的开篇部分。引言有两个作用，一是引起读者对研究的兴趣，其次是为读者提供足够的信息以理解文献。阅读完题目和摘要后，基本可以判断文献内容与自己研究兴趣的相关度，确定是否需要继续阅读整篇文献。

（三）材料与方法的阅读

材料与方法部分旨在告诉读者如何设计和开展研究，并帮助读者对实验的有效性进行评估。在该部分，作者会详细说明研究对象、所用材料和研究方法。材料与方法部分通常采用要点式的格式，并以实验操作的先后顺序组织内容，呈现研究的具体过程和步骤。

（四）结果的阅读

结果部分包含了所有的研究结果，即研究发现了什么，并以可视化（图或表）的形式呈现研究数据。通常情况下，结果部分仅呈现研究的结果，不包含引用参考文献，不与其他研究做对比。

（五）讨论与结论的阅读

讨论与结论部分通常是文献正文的结尾部分，多位于结果部分之后，既对文献的内容要点加以总结、得出结论，又指出研究意义乃至未来研究方向。

讨论与结论部分格式较为固定。一般来说，首先总结研究的成果，然后逐个引出本研究的要点，并结合本领域的其他相关研究进行论述，得出自己的观点，最后简要总结研究的意义。

从阅读角度而言，一篇文献的讨论与结论部分是作者将读者的视角由微观带向宏观，在概括总结自己的研究后，置身相关领域大背景，对照相关研究，对该研究做出较为客观的思考和评价。

二、文献管理软件

随着信息技术的飞速发展，各种文献信息海量增长，如何有效管理、充分利用收集的信息资料，是科研人员的必备能力。文献信息管理的方法从早期的制作文献卡片、在计算机中建立文件夹，进一步发展到专门的文献管理软件。文献管理软件集文献的检索、整理、分析、利用功能于一体，有助于快速、准确地处理海量文献信息，其自动化、智能化的功能可为科研人员节省大量时间，效率是传统的文献管理方式所不能比拟的。目前常用的文献管理软件主要有国外的EndNote、Mendeley Reference Manager 和 Zotero，以及国内的 NoteExpress 和 NoteFirst 等。本节主要介绍 EndNote 软件的操作方法。

（一）EndNote 功能介绍

EndNote 是一款参考文献目录管理软件，是科学引文索引（Science Citation Index，SCI）的官方软件，支持国际期刊的参考文献格式有 3 700 余种，涵盖各个领域的杂志。用户可以方便地使用这些格式和模板，如果撰写 SCI 稿件，更有必要采用此软件。EndNote 软件能帮助用户整理文献，整合 Word 编辑软件，撰写文献时会自动产生参考文献清单，并依投稿期刊标准格式编排；亦可直接导入外部资料检索结果，大大节省研究人员撰写及整理文献的时间。除了文献过滤器和论文模板可以进行持续更新以外，用户还可以进行各种个性化的偏好设定。因此，EndNote 是一种跨领域的、极富弹性的通用文献管理软件，具有极高的实用价值。可以在官方网站（www.endnote.com）上下载并安装。

EndNote 软件的主要功能可以分为以下三类：

1. 文献资料的管理 ① 按课题建立数据库，随时查找收集到的所有文献；② 通过检索结果，准确查找需要的 PDF 全文、图片、表格等；③ 根据不同课题更新、创建不同的数据库，并随时可以检索、更新、编辑；④ 将不同课题的数据库与工作人员共享；⑤ 将不同来源的数据整合，自动筛选并删除重复的信息。

2. 文献分析 ① 使用 EndNote 做简单的统计分析：Tools-subject bibliography；Term list 的产生、修改；② 关联外部文献分析软件进行分析：Tools-data visualization。

3. 与 Word 关联协助撰写论文 ① 撰写论文时，可以随时从 Word 文档中调阅检索相关文献，并将重要的文献自动按照期刊要求的格式，插入正在撰写论文的参考文献处；② 转投其他期刊时，可以快速转换论文格式，以符合期刊要求；③ 依据模板自行设定参考文献格式。

（二）EndNote 工作页面介绍

1. 窗口介绍 运行 EndNote 后，使用 File-Open 打开已有的数据库，此时呈现出来的主窗口处分别可以看到附有图片或档案的参考文献、第一作者的名字（Author）、年代（Year）、标题（Title）、期刊（Journal）、参考文献类型（Ref Type）和文献网址（URL）等字段条，见图 3-16。这些字段均可按照个人需要用 Edit-Preferences 来修改其呈现的栏位。点击主窗口文献时可以在预览窗口中显示详细信息，一次只能显示一条文献信息。

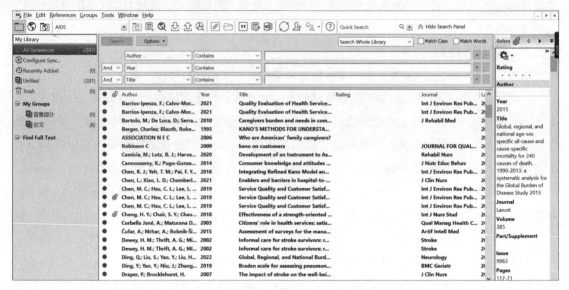

▲ 图3-16　打开保存的数据库

2. EndNote软件菜单的主要功能　EndNote的主要菜单有下列几项：

File：用于新建数据库、打开已有数据库、另存数据库、导出数据、导入数据等。

Edit：用于拷贝、粘贴数据、编辑输出式样、编辑导入过滤器、定制EndNote等。

References：用于新建、编辑、删除参考文献、插入对象（如图、表、文件等）、检查重复文献、建立文献与网页或pdf文件的链接、打开已建立的链接等。

Tools：用联机文献检索、恢复破坏的EndNote数据库等。

（三）EndNote个人数据库的创建

在科学研究过程中需要不断收集文献资料，利用EndNote软件创建个人数据库，将收集到的相关资料导入数据库中，方便文献的管理、编辑和应用。下面主要介绍数据库创建的几种方式。

在创建数据库前首先需要建立本地数据库。建立本地数据库有两种方法，可以在首次进入EndNote软件时选择Create a new library，也可在菜单栏选择File-New，选择保存路径并输入数据库名称。

1. 纯文本数据的格式转换　部分数据库不存在直接将文献信息导入EndNote的按钮，但只要其允许文献信息的导出，则可将文献导入EndNote个人数据库中。

以PubMed为例，连接网站，检索所需内容，点击Search，出现检索结果，见图3-17。

若在文献检索过程中找到所需要的文献，点击Save，在Selection选项中选择全部结果或者勾选需要导出的结果，在Format中选择PubMed，见图3-18。

点击Create file导出文献。在弹出的窗口中选择"Save"，保存检索结果。若没有弹出窗口，请检查IE浏览器的下载阻止功能设置。

运行EndNote后，点击"File"菜单里的"Import"，见图3-19。

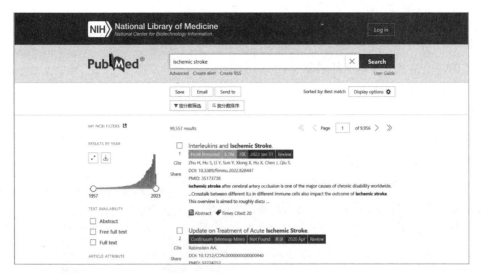

▲ 图3-17 PubMed检索结果

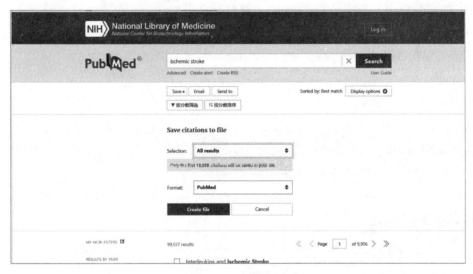

▲ 图3-18 选择显示方式

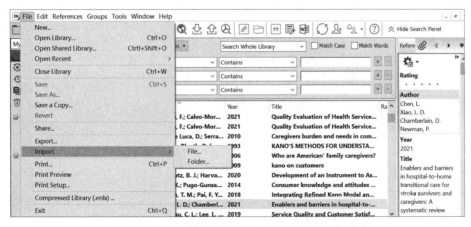

▲ 图3-19 执行菜单命令选项导入文献图

导入文献后，将出现下述界面，见图3-20。

选择要转换的纯文本文件，并在Import Option中选择合适的转换格式，如本文件来源于PubMed则选择PubMed（NLM）即可。

若没有所需格式，在Import Option下拉菜单中选择Other Filters，则出现下方界面，见图3-21。

选择个人所需格式，点击Choose，返回转换窗口，点击Import，文献则导入EndNote数据库中。

EndNote软件支持很多数据库的格式，基本可以满足用户需求。若需要某种未保存的格式，可以根据需要自己定义。选中EndNote主菜单Edit–Import–Filter–New Filter。

2. 手工创建数据库　在浏览纸质期刊、书籍时，可将收集到的信息、参考文献手工导入。这是一种最简单、最原始也是很常用的方法。

选中EndNote主菜单References–New References，相应的数据库将打开一个新的"New Reference"窗口，见图3-22。

在Journal Article窗口中可选择参考文献类型（Reference Type），在下拉菜单中，多种参考文献格式可供选择，包括期刊论文（Journal Article）、书（Book）以及专利（Patent）等，可根据所引用的文献类型，选择相应的参考文献格式。

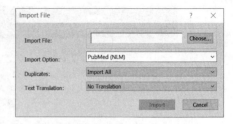

▲ 图3-20　导入纯文本文献

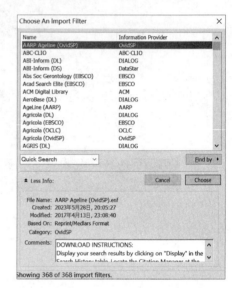

▲ 图3-21　选择合适的转换格式图

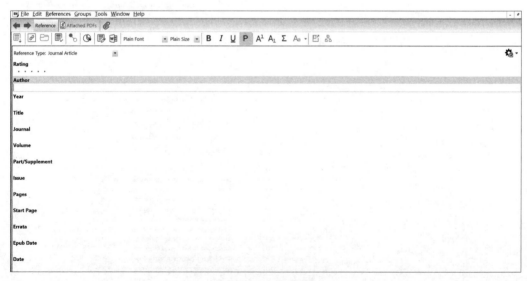

▲ 图3-22　打开新的窗口

新建文献信息包括建立文献的开放链接（URL）、书写读书笔记（Research Notes）以及直接链接PDF全文（Link to PDF）等功能项目，可以建立参考文献对应的全文链接，或对已读的文献进行标注。

例如期刊论文的格式包括作者（Author）、年份（Year）、期刊（Journal）、题名（Title）、卷次（Volume）、期次（Issue）、页码（Pages）、关键词（Keywords）、摘要（Abstract）等字段，按要求输入，见图3-23。

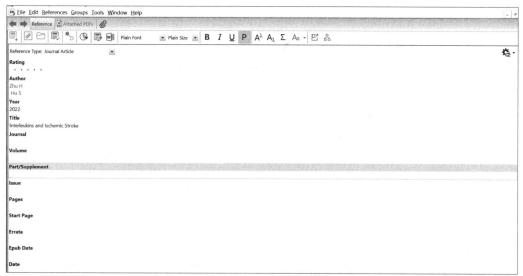

▲ 图3-23　手工输入文献信息

若作者名字和期刊名首次出现在数据库中，则显示为红色；若已存在于数据库中，则显示为黑色。多个作者应换行输入，每行只能输入一个作者姓名。输入完毕后，点击关闭，该记录将保存于当前数据库中。

（四）EndNote个人数据库的管理

数据库中的参考文献可进行编辑和管理，可以根据不同项目对引文条目进行排序。鼠标右键的快捷菜单中提供删除记录（Delete References）、编辑记录（Edit References）、剪切（Cut）、复制（Copy）等功能。对于已选中的文献，如果有PDF全文或全文链接地址，可以直接链接到全文，便于文献的再检索和管理。

1. 文献的编辑与分析

（1）编辑、管理：在使用EndNote软件时，可通过Reference菜单对数据库中的文献进行修改、删除、复制、剪切、粘贴操作。同时，利用"Find Duplicates"功能可以去处理重复的参考文献条目。通过EndNote的"Search"功能，可快速从个人数据库中查找所需的文献资料，方便整合、删减、备份文献库。此外，还可在文献条目中插入作者特有的标识字段信息，便于管理相关文献信息。

（2）排序管理：在建立好的文献数据库（Library）中每条文献条目（Reference）包含许多字

段信息（如作者、年代、题名或期刊名称等）。根据个人需求，双击窗口栏，即可按照相应字段信息进行排序。

2. 附件的添加及管理　EndNote提供添加文献附件及笔记的功能。可添加的附件类型有PDF、图片、Word文档、表格等，便于在撰写论文时查找相关的图片、表格等。此外，EndNote的笔记功能还可以在每篇文献中添加有用信息。EndNote添加附件有两种方式，一是将附件的地址记录在EndNote中，需要使用时打开链接即可；二是将文件拷贝至EndNote数据库相应的文件夹。第一种方式不对文件进行备份，占用空间小，但数据文件地址变动会引起链接的丢失；第二种方式需要将文件拷贝到数据库文件夹中，占用一定空间，但转移数据库同时将附件备份，较为安全可靠。可根据个人情况选择其中一种方式添加附件。

双击已有的文献条目或手工新建文献时选择File Attachments一栏，可添加多种格式的附件（不支持文件夹），见图3-24。

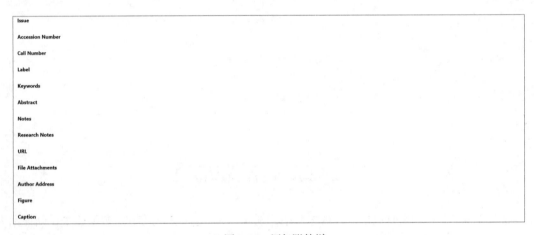

▲ 图3-24　添加附件栏

在附件栏有三种方法添加附件：① 在该栏点击右键选File Attachments-Attach File-选择文件，打开；② 在附件栏直接拷贝粘贴；③ 以拖拽方式添加，将文献直接拖拽至附件栏。添加效果见图3-25。

注意：采用第一种方法添加附件时，对话框下设勾选框，按个人需要选择是否保存复件在当前数据库中。

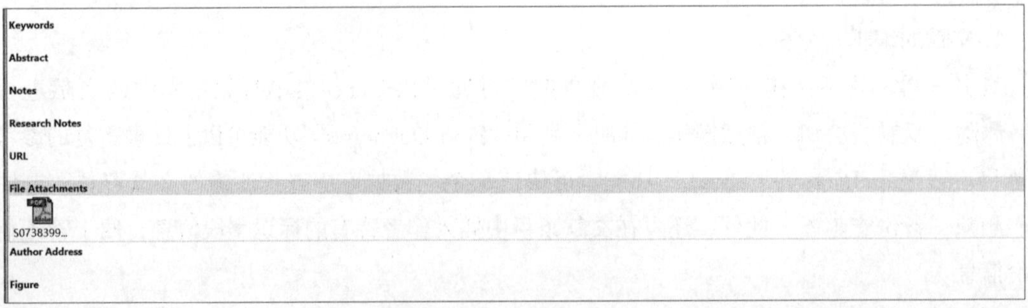

▲ 图3-25　添加附件效果

（五）修改参考文献引用和输出样式

从 Word 的工具栏里进入"EndNote X"子菜单选择"Format Bibliography"，进入"Format Bibliography"对话框。对话框包括以下内容：

1. Format Bibliography 选项卡的内容　① Format：显示当前要进行修改的文章；② With Output：选择合适的文献输出样式，点击"Browse"可选择修改式样；③ Temporary Citation Delimiters：临时引用文献的分隔符，默认为大括号{}。

2. Layout 选项卡的内容　① Font：参考文献的字体；② Size：参考文献的字号；③ Bibliography：参考文献列表的标题，如"参考文献"或"References"；④ Text Format：参考文献列表标题的字体设置；⑤ Start with bibliography：第一个文献的编号，一般从"1"开始；⑥ First line：首行缩进，同 Word；⑦ Hanging：悬挂缩进，同 Word；⑧ Line：文献内行距；⑨ Space：文献间行距。

（六）在 Word 中插入参考文献

安装 EndNote 软件后，文字编辑软件如"Microsoft Word"的工具栏会自动出现该软件的插件，则可方便运行 EndNote。

Word 工具栏中选择 Endnote，在下一级菜单中选择 Go to EndNote 功能，即切换至 EndNote 软件。

在 Word 中，用户可以方便地将在 EndNote 中选择好的文献插入到 Word 文档中。无论是用搜索还是自行挑选的方式，都可找到需要插入到论文中的文献并将其选中（EndNote 支持按住 Ctrl 选择多个、按住 Shift 选择一排），然后在 Word 的 EndNote 菜单条里选择 Insert Selected Citations，就会插入类似 {Billoski，1992 #6} 这样的字符。这些是 EndNote 用来识别它的参考文献格式的字符串。通过菜单中的 Format Bibliography 可以转换成我们需要格式的参考文献。

点击 Browse，选择某种杂志要求的参考文献输入格式，比如选择医学期刊 *Lancet*（柳叶刀）。Layout 标签里的 Font 指的是论文末尾参考文献的字体，可以根据需要设置。Bibliography 下面的文本框里显示在参考文献之前的文字，一般为"参考文献"四个字，也可以是英文。Text Format 主要为排版方面的选项，例如字体，可以根据需要进行调整。将这些项目全部调整好之后，点击确定，EndNote 会自动查找文字中的字符串，并根据我们选择的杂志格式在插入点插入标注，在论文尾部插入参考文献。

通过以上方式，即可将所需参考文献插入 Word 文本当中。

学习小结

1. 按照文献出版类型，文献可分为图书、期刊、会议文献、学位论文、专利文献、政府出版物以及技术标准等；按照文献加工程度，文献可分为零次文献、一次文献、二次文献和三次文献。

2. 文献检索是护理研究中非常重要的一个环节，贯穿于从研究选题到论文形成的全过程。通过文献检索，护理人员可以获得最新的科研成果，学习新知识，提炼总结新经验应用于临床护理工作中，并能从中发现尚未解决的问题，从而提出研究问题，形成研究思路。

3. 文献检索的首要环节就是认真细致地分析研究课题，明确检索目的和检索内容，确定检索词。检索词的提炼与选取是否准确、全面、科学，将直接影响到检索结果的准确性和全面性。

4. 在制定具体的检索策略时，研究者应根据所选择数据库的特点，确定适宜的检索途径，编写检索策略表达式，然后进行预检索，并根据检索得到的结果对检索策略进行调整，直至得到所需要的文献为止。

5. 文献的整理工作包括文献的阅读、文献的鉴别、文献的记录及管理。

（马玉霞）

复习参考题

1. 简答题

（1）Web of Science数据库的主要功能是什么？

（2）常用的扩大检索范围和缩小检索范围的方法都有哪些？

（3）文献检索的步骤是什么？

2. 单项选择题

（1）记录知识和信息的一切载体称为
  A. 文献
  B. 杂志
  C. 论文
  D. 专著
  E. 知识

（2）PubMed常用的可检索字段中 [1AU] 代表
  A. 作者全名
  B. 合作者或团体作者
  C. 作者
  D. 编辑者
  E. 第一作者

（3）下列属于一次文献的是
  A. 索引
  B. 年鉴
  C. 目录
  D. 文摘
  E. 期刊论文

（4）在计算机检索中，布尔逻辑运算符的运算次序是
  A. OR＞NOT＞AND
  B. NOT＞OR＞AND
  C. NOT＞AND＞OR
  D. AND＞NOT＞OR
  E. AND＞OR＞NOT

（5）使用"逻辑或"是为了
  A. 提高查全率
  B. 提高查准率
  C. 缩小检索范围
  D. 提高利用率
  E. 扩大检索范围

答案：A E E C A

3. 案例分析

李护士，本科毕业，已在ICU工作3年。她在日常工作中发现ICU患者经常出现压力性损伤，不仅增加患者的疾病负担，还影响患者的生活质量，因此，李护士想要检索相关文献，学习最新的ICU患者压力性损伤预防措施，以减少患者的痛苦，提高其生存质量。

请思考：

（1）李护士应该如何制定检索策略？

（2）李护士应该如何使用数据库进行文献检索？

护理研究设计

学习目标

知识目标	1. 掌握 科研设计的基本内容；实验性研究、类实验性研究和非实验性研究的特点。
	2. 熟悉 常用的科研设计类型；实验性研究、类实验性研究、非实验性研究的优点和局限性；概率抽样和随机分组的方法。
	3. 了解 抽样和分组的原则；样本含量估计方法及注意事项。
能力目标	能根据科学问题进行正确的研究方案设计。
素质目标	具备严谨、创新、求实的科学思维和探索精神。

🔔 问题与思考

随着家庭养老功能的弱化、养老观念的转变，机构养老逐渐成为重要的养老方式之一。老年人入住养老机构后，面临环境的变化，出现孤独、抑郁等心理调适不良问题，影响老年人的生活质量。为此，要了解入住养老机构老年人心理调适的现状及影响因素，为促进其健康老龄化提供理论依据。

思考：

1. 如何对该研究进行设计？
2. 该研究中研究对象的总体和样本分别是什么？
3. 该研究如何选择样本？样本含量是多少？
4. 该研究中的自变量、因变量和可能的混杂变量分别是什么？
5. 该研究可能采用什么观察指标，分别应用什么研究工具？

研究设计（research design）是研究问题确立后，研究者针对研究课题和预期的研究目的制定总体计划、研究方法、技术路线和实施方案等，用以指导研究过程的步骤和方向，目的在于得到理想和可信的研究结果。科学、可行的设计方案，是保证研究成功的关键因素。理想的研究设计不在于其设计的复杂程度或花费人力和物力的多少，而在于研究设计能否达到研究目的，结果是否具有说服力。研究设计是护理科研工作中很重要的一个环节，也是护理科研人员必备的能力。有无严谨的研究设计对能否获得有价值的科研结果十分重要，同时也与课题/项目的获批、科研论文的质量密切相关。

第一节　概述

如果说选题的过程是明确"做什么"，那么研究设计的过程就是阐述"怎么做"，即如何通过科学的方法达到研究目的。

一、护理研究设计的主要内容

研究设计因研究目的不同，所选择的研究方法不同，因而设计方案的具体内容大不相同。但有几个主要内容是必须考虑的，包括确定研究对象、设立对照、随机化、观察指标、确认变量等。

（一）确定研究对象

研究对象（subject）是由研究目的决定的、具有某种特征的个体组成的群体，是处理因素作用的对象。如何选择研究对象，选择怎样的研究对象，研究对象是否能代表总体是护理研究中非常重要的问题。总体（population）是根据研究目的确定的同质研究对象的全体。样本（sample）是从总体中按某种方式抽取出来的部分观察单位，是实际测量值的集合。抽样研究的目的是通过对样本的研究，根据样本信息，了解总体，从而推断总体的特征。为了使样本的特征能推论总体的特征，必须保证样本的可靠性和代表性。可靠性是指确保样本来源于目标总体，且符合研究设计的要求。代表性是指某观察指标在样本中的频数分布情况及其在总体中实际的分布情况比较接近，可以看作是总体的缩影。如果样本具有代表性，则样本测量所得的结果外推到总体时，可以确保研究结果的可靠性。样本的选择要服从于研究目的，必须按设计规定的条件严格取样。在研究设计中选择样本的注意事项：① 严格规定总体的条件，明确样本的选择标准，包括科学规范的诊断标准、严格的纳入标准和排除标准；② 按随机原则选取样本，并应保证样本的代表性，能反映同类对象的性质和规律；③ 每项研究课题都需要确定足够的样本量，样本量过少会导致结果缺乏代表性，而样本量过大则可能难以对实验条件进行严格控制，从而增加误差的可能性。故应根据不同的课题内容，合理设计总体的条件和样本例数。

（二）设立对照

对照（control）是指设立条件相同、诊断方法一致的一组对象，接受某种与试验组不同的干预。通过试验组和对照组结果的比较，才能得出干预的效应，使结论更有说服力。当然，并非每项研究都必须设立对照组，例如，现况调查研究通常不设立对照组，但大多数研究在设计时需要考虑设立对照组，特别在临床护理研究中，研究对象的个体差异如性别、年龄、文化、经济、民族及宗教信仰、病种、病情程度、心理社会因素，甚至环境、气候等都可能影响研究结果，采用同期对照可以消除或减少这些因素的影响。因此，设立对照组是为了甄别研究因素和各种干扰因素（非研究因素）的效应，对照组和试验组需要在尽可能相同的条件下进行观察。为凸显研究因素的效应，对照组和试验组应在与研究无关的因素（非研究因素）上尽可能保持一致，目的在于提高研究的精确度，减少误差，并使结果具有可比性和可重复性。按照研究的设计方案分类，常用的对照方法有组间对照、自身对照、配对对照等，应根据研究目的和内容选择合适的对照类型。

1. 组间对照 将研究对象分为试验组和对照组，试验组采用新的干预措施或在常规基础上增加新方法，而对照组只采用常规方法，最后将两组研究对象的试验结果进行比较。

例4-1： 护士小李研究移动健康管理对维持性血液透析患者的影响，将120例患者随机分为试验组和对照组，各60例，试验组在常规出院指导基础上接受16周移动健康管理干预，对照组只接受常规出院指导。在干预后第16周分别对两组患者的行为改变、生活质量和依从性等进行比较评价。

2. 自身对照 是指研究对象自身在干预前后效果的比较，对照组和试验组的数据来自同一组样本。例如研究混合式教学方法实施前后护理专业学生自学能力的增长程度。自身对照的优点是消除研究对象自身各种内环境因素的影响，且节省样本量。护理研究的设计模式中常选用自身前后对照试验。

3. 配对对照 是指将研究对象按某些特征或条件（影响试验效应的主要干扰因素）进行配对，然后将配对的两个研究对象随机分配到对照组和试验组。通常将年龄、性别、病情严重程度、环境条件等作为研究对象配对特征或条件。配对设计组间均衡性好，可以较严格地控制干扰因素对研究结果的影响。

例4-2:　　　　比较两种不同的产后宣教方法对产后母乳喂养效果的研究，可将相同年龄组别、文化程度、分娩方式的产妇一对一配对后，随机分配到试验组和对照组，两组分别采取不同方法的健康宣教，并观察产妇母乳喂养的效果。

　　配对设计能减少研究对象内部的差异，故较组间对照设计的效果更好。然而，在实际护理工作中，很难找到合适的条件进行配对，所以配对设计比组间设计难以实施。

　　4.历史性对照　将新的干预措施的结果与过去的研究结果进行比较，这是一种非随机非同期的对照研究。此类型对照的资料可来自文献和医院病历资料。这种设置对照的方法易被患者接受，也不会违背医德，且节省经费和时间。然而，不少文献资料缺乏关于研究对象有关特征的记载，且有些医院病历资料可能不完整，难以确保两组之间的比较具有可比性。此外，随着科学的进展、诊断手段的改进以及护理技术的发展，采用历史性对照对比两组疗效上的差异并不能完全反映不同疗法之间的差异，可能导致研究结论不准确。

　　（三）随机化

　　随机化（randomization）包括随机抽样和随机分组。随机抽样是保证样本代表性的前提，从总体随机抽取样本的过程，必须遵循随机抽样的原则，使研究对象总体中的每个个体都有同等的机会被抽取为研究样本，从而保证所得的样本具有代表性，使研究结论具有普遍适用性（详见第五节）。随机分组是指通过随机方法将被抽取的研究对象进行分组，使每个研究对象有同等的机会被分配到试验组和对照组，其目的是保证试验组和对照组非研究因素的均衡性，确保两组之间基线均衡可比，被认为是减少两组研究对象选择性偏倚的最佳方法（详见第二节）。

　　（四）观察指标

　　观察指标是研究的观察项目，通过收集指标所得到的资料，可以综合分析并得出研究结果。例如在"社区护理干预对老年阻塞性肺疾病患者再住院的影响"研究中，将研究对象的再住院次数、再住院天数、再住院率和病死率作为观察指标来反映社区护理干预对老年阻塞性肺疾病患者再住院的影响。如果选择的指标不恰当，无法准确反映干预的效果，那么得到的研究结果就会缺乏科学性。因此，正确选择观察指标是研究成败的关键。在选择观察指标过程中，应注意以下几点。

　　1.关联性　关联性（relevancy）是指选择的指标与研究的目的之间存在本质联系，该指标必须能够确切地反映处理因素的效果。例如，判断患者术前是否处于焦虑状态，体温与焦虑无关联性，而血压、脉搏等指标则具有一定的关联性。

　　2.客观性　根据数据的来源，观察指标分为主观指标和客观指标。客观指标（objective index）是指通过仪器或设备测量得到的，如血压、血糖、产程时间等。客观指标具有较好的真实性和可靠性，较少受心理因素影响。因此，在选择观察指标时，应尽可能选择客观性的效应指标。而主观指标（subjective index）是受试对象的主观感觉、记忆、陈述或观察者的主观判断结果，例如疼痛、满意度等，易受研究者和受试对象心理因素和暗示程度的影响，具有随意性和偶然性，且不易量化。

3. 灵敏性 灵敏度（sensitivity）是反映其检测出真阳性的能力，包括指标本身和测量手段的灵敏性。灵敏度高的指标能将处理因素的效应更好地显示出来。对同一指标，不同测量手段的灵敏性亦有优劣之分。如用血氧饱和度作为观察机体缺氧程度的指标，比用呼吸和面色的改变更为灵敏。在研究设计时，为充分显示试验效应，应尽量选用灵敏度高的指标，但也并非灵敏度越高越好。

4. 特异性 特异度（specificity）是反映其鉴别真阴性的能力。在选择指标时，应选用能准确反映被试因素效应且特异性较高的指标。特异性高的指标能够更好地揭示事物的本质特点，且不容易受到其他因素的干扰；而非特异的指标容易受到其他因素的干扰，导致效应结果的准确性降低。

5. 可行性 可行性（feasibility）指确定的观察指标在现有的研究仪器设备、经费、技术等条件下能否测量或观察到，能否准确获得。

选择指标的多少应根据研究目的和内容而定，不能笼统地说指标越多越好。研究指标的选择主要取决于研究目的和相关的专业知识，同时也要符合统计学的要求。通常每项科研设计都会选择多个指标，很少采用单一指标，如有关陪伴分娩的研究，研究者可以使用产程时间、产后出血量、分娩方式、新生儿评分等多个指标评价陪伴分娩的效果。

（五）确认变量

变量（variable）是研究工作中所遇到的各种因素，如体重、身高、血压、脉搏、性别等，可以进行观察或测量的因素，有助于完善科研设计。变量可分为自变量、因变量和混杂变量等。

1. 自变量（independent variable） 能够影响研究目的的主要因素。自变量不受结果的影响，但能够导致结果的产生或影响结果。例如，"音乐疗法对肺癌术后患者疼痛影响"的研究中，自变量是音乐疗法。

2. 因变量（dependent variable） 指研究中所关注的结果或反应，它会随着自变量的改变而发生变化，同时也可能受到其他因素的影响。在"音乐疗法对肺癌术后患者疼痛影响"的研究中，因变量是术后疼痛。

3. 混杂变量（extraneous variable） 又称外变量或干扰变量，指某些可能干扰研究结果的因素。在科研设计中，应尽量控制混杂变量的影响，通过设立对照能甄别混杂变量的作用。在"音乐疗法对肺癌术后患者疼痛影响"的研究中，混杂变量包括患者的年龄、职业、文化程度、居住地、手术方式、是否化疗及化疗周期等。

总体来说，自变量是研究问题的"因"或"影响因素"，而因变量是"果"或"被影响因素"。大多数科研都可事先确认研究变量，再通过研究结果解释变量间的相互关系。

二、护理研究设计的分类

在护理研究中，按照研究性质不同，可分为量性研究和质性研究；按照观察的时间不同，可分为回顾性研究和前瞻性研究；按照是否施加干预，可分为实验性研究和非实验性研究，其中实验性研究又可分为随机对照实验性研究和非随机对照类实验性研究。

（一）量性研究和质性研究

1. **量性研究**（quantitative study） 又称定量研究，是按照预先设计的研究方案，通过观察指标获得数据资料，用科学方法来验证模式或理论，采用数字资料描述结果的研究方法，是生物医学领域传统的研究设计。通常采用统计学方法对数据进行分析，将研究结果由样本推断到总体。量性研究有明确的技术路线、研究对象入选和分组程序、研究指标和测量工具、资料收集流程和资料分析程序，要求对研究进行精确控制，避免研究中的误差和偏倚，并需要采用统计方法对数据进行处理，可研究变量之间的因果关系等。

2. **质性研究**（qualitative study） 又称定性研究，是以研究者本人为研究工具，在自然情境下通过多种资料收集方法对某一现象进行整体性探究，采用归纳法分析资料，通过与研究对象互动，对其行为和意义建构获得解释性理解的研究方法，在社会科学领域被广泛使用（详见本书第八章）。

相关链接 | 混合方法研究设计

20世纪末以来出现了量性研究和质性研究结合的"混合方法研究"。混合方法研究设计是一种将定量和定性研究方法结合起来的研究方法，它既可以使用定量研究方法进行数据的收集和分析，也可以使用定性研究方法进行资料的收集和分析，从而更全面地了解研究对象，提高研究的可信度和可靠性。但需要注意的是，混合方法研究设计只是针对量性研究和质性研究在方法论和方法层面的结合，而不是认识论和理论视角层面的结合。

常见的结合形式有3类。一是在量性研究中使用质性研究的某些具体方法和技术。尽管有学者将这种情况叫作量性研究和质性研究的"阶段性"结合，但实际上这只能称为量性研究过程中采用了某些质性研究的方法或技术。二是在量性研究中，研究者使用了质性研究的某种具体方式和方法，以帮助对量性研究中统计分析的结果进行理解和解释。这种方式一般被称为主辅式，常见量性研究中结合部分质性研究，反之较少见。三是对研究总问题的不同方面，或研究中心问题的不同子问题分别使用量性研究和质性研究开展研究，并用不同方式研究的结果分别回答中心问题的不同方面，并最终一起完成回答研究中心问题的任务，这才是真正意义上两种研究方式的结合。

（二）回顾性研究和前瞻性研究

以现在为时间原点，前瞻性研究是分析将要发生的事件，或现象关系，回顾性研究是分析已经发生的事件、现象或关系。

1. **回顾性研究**（retrospective study） 回顾性研究是以现在为结果，回溯过去的研究方法。如对临床病历或社区普查记录等进行分析和总结，以发现某种现象出现的原因或者导致该现象出现的相关因素。回顾性研究的对象是根据其在过去某时点的特征或暴露情况而入选并分组，然后从已有的记录中追溯每个研究对象在那个时点开始到其后某一时点，或直到研究进行时这一期间内的情况。回顾性研究是从对因变量的分析开始，往回追溯导致因变量发生的原因或影响因素，是一种由"果"至"因"的研究方法。其优点是较省时、省钱、省人力，易为医护人员采用，也是进行深入研究的基础；缺点是偏差大，常因资料记录不全而不能深入探讨和发现某些相关因素，或者资料记录不够准确或回忆偏倚而导致获取的数据误差较大。

2. 前瞻性研究（prospective study） 前瞻性研究是从研究对象的现存状况开始，随着时间地推移，追踪研究对象某种状况的变化情况或者某些因素随着时间地推移对研究对象的影响效果。前瞻性研究始于自变量，随着时间的推移观察其对因变量的影响。其特点是有明确的研究目的、周密的研究计划、合理的观察指标，并严格按照设计要求详细记录临床资料，通过对这些资料的整理、归纳、统计和分析，得出某一结论。前瞻性研究是一种科学的、合理的研究方法，研究结果更可信，可作为病因的推断。

（三）实验性研究、类实验性研究和非实验性研究

1. 实验性研究（experimental study） 属于干预性研究。实验性研究能准确地解释自变量和因变量之间的因果关系，反映研究的科学性和客观性。实验性研究具有处理因素、实验对象、实验效应三个基本要素，其设计必须遵循对照原则、随机化原则、重复原则和盲法四个基本原则。

2. 类实验性研究（quasi-experimental study） 类实验性研究与实验性研究方法基本相似，都有处理因素，但可能缺少随机，或缺少对照，或两个条件都不具备。

3. 非实验性研究（non-experimental study） 研究中对研究对象不施加任何干预措施，主要观察研究对象在自然状态下的某些现象和特征，故相对前两类研究较容易操作，适用于对所研究问题了解不多时选用。

实验性研究、类实验性研究和非实验性研究的区别见表4-1。

▼ 表4-1 实验性研究、类实验性研究和非实验性研究的比较

研究设计类型		处理因素	随机化	对照/分组	对因果关系的解释
实验性研究		有	有	有	由强到弱
类实验性研究		有	有/无	有/无	
非实验性研究	描述性研究	无	有/无	无	
	相关性研究	无	有/无	无	
	分析性研究	无	有/无	有*	

注：*分析性研究中的对照/分组不同于实验性研究和类实验性研究，它不是人为进行的随机/非随机分组，而是根据研究对象的疾病情况或暴露因素进行的被动分组。

第二节 实验性研究

实验性研究亦称干预性研究，干预在前，效应在后，属于前瞻性研究。研究者根据研究目的，主动地对研究对象施加干预因素，并控制非干预因素的影响，以总结干预因素作用的研究。实验性研究的对象可以是社区人群（社区干预实验），如社区居民健康宣教的干预效果评价，也

可以是医院患者（临床实验）或实验动物（动物实验）等。

一、实验性研究的基本原则

（一）对照原则

比较试验组结果与对照组结果，以证明两组（或多组）间结果的差异及其程度。为观察施加因素的影响，必须设立具有可比性的对照组。设立对照的目的是排除干扰因素的影响，甄别干预的效应。设立对照组的多少，依照研究目的和需要控制因素的多少而定。在任何一项实验性研究中，根据所施加的干预因素的数量，至少需要设立一个对照组。按照对照组的处理措施分类，实验性研究中常见的对照类型有标准对照、空白对照和安慰剂对照。

1. 标准对照（standard control） 用现有标准方法或常规方法施加给对照组，与施加给试验组的干预因素的效果进行比较，是临床试验研究中常用的对照方法。

- -

例4-3： 研究正念认知疗法对康复期乳腺癌患者心理状态与生活质量的影响，要求试验组和对照组研究对象的年龄、身高、体重、文化程度、病程、病理分期、化疗次数和化疗方案等具有可比性，且两组均为康复期乳腺癌患者。不同之处在于试验组在常规健康管理的基础上接受正念认知疗法，对照组仅接受常规健康管理。通过这种设计才能从理论上将结果的差异唯一归因于处理因素的不同。

2. 安慰剂对照（placebo control） 对照组采用一种无药理作用，且对受试者无害的制剂，它在剂型或处置上与试验组药物相似，但不会被受试者识别，称为安慰剂。使用安慰剂在一定程度上有助于避免对照组患者产生与试验组患者不同的心理作用，但在使用时一定要慎重，并以不损害患者健康为前提。

3. 空白对照（blank control） 即对照组不施加任何处理因素。空白对照简单易行，但容易引起试验组与对照组在心理上的差异，从而影响实验效应的测定。此外，在临床试验研究中采用空白对照时亦要慎重，避免损害患者健康和产生伦理道德方面的问题。

在护理研究中，设立对照应做到：① 组间除干预不同之外，其他影响结果的非干预因素应尽可能一致或均衡；② 各组观察与检测研究对象的方法、诊断标准等必须一致；③ 对各组的研究对象同等对待与重视，无歧视性；④ 特别注意不触犯伦理原则，研究者可以对试验组的研究对象在实施常规护理的基础上再增加本研究的处理因素，而对照组的研究对象则仅接受常规护理，而不给予处理因素。这样做既不违背伦理原则，也可以探讨新的护理措施的效果。做到以上几点，才能尽可能地控制混杂变量，降低混杂变量对研究结果（自变量和因变量的关系）的影响，提高研究的科学性和客观性。

（二）随机化原则

随机化（randomization）的含义包括随机抽样和随机分组两个方面。这里主要介绍实验性研究中常见的随机分组。分组原则主要包括：① 符合研究目的，研究目的是研究分组的决定性因素；② 均衡性，特别在实验性研究中，各组之间要满足科研设计的均衡原则，即保证各组样本的基础情况（除处理因素以外影响研究结果的非处理因素）相同或相似，具有可比性；③ 可比性，研究分组的组间要具有可比性。常见的随机抽样方法详见本章第五节。

1. 简单随机分组（simple randomization） 即采用随机数字表、随机排列表、抽签法等直接将研究对象分配到不同组别。当涉及大样本实验时，可利用计算机相关软件产生随机数，再根据随机数字分配到不同组别。

2. 分层随机分组（stratified randomization） 先将研究对象按照对效应指标影响较大的特征（如年龄、性别或病情等）分成不同层次，然后在各层中进行简单随机分配。该方法可使得两组的临床特征相近，提高组间的可比性。

3. 区组随机分组（blocked randomization） 先根据实验的分组数，将特征相同或相近的研究对象划分为若干区组，每一个区组内各研究对象的数量（通常4~6名）和条件（如性别、年龄、职业、病情等）相同，采用随机方法将他们分配到各研究组，该方法也称为配伍组设计。这样可以提高组间的均衡性，而且保证不同组间研究对象病例数保持一致。但由于配伍要求严格，执行有一定难度。

4. 整群随机分组（cluster randomization） 将研究对象以社区或团体（如家庭、学校、医院、村庄或居民区等）为单位，进行随机分组。此方法虽具有节约人力、物力和方便可行的优点，但组间可比性最小，需注意组间均衡性分析。

（三）重复原则

重复（replication）是指在相同的条件下进行多次实验或观察，重复的程度表现为样本量的大小和重复观察次数的多少。样本含量大或实验次数多，能反映机体变异的客观真实情况，但也会增加严格控制实验条件的困难，造成浪费。执行重复的原则，就是在保证实验结果具有一定可靠性的前提下，确定最小的样本含量，节省人力和经费。

（四）盲法

盲法（blind method）是按研究方案的规定，不让研究对象和/或研究者知晓研究对象的分组和接受干预措施的具体状态，以避免双方的主观性对研究实施过程和结果测量的干扰与影响。盲法是护理研究中十分重要的设计原则和质量控制措施。采用盲法可以克服护理试验中潜在的、主观的、暗示性的各种偏倚，得到真实可靠的研究结果。根据盲法的程度不同，可分为单盲、双盲、三盲和开放试验。

1. 单盲（single blind） 仅研究者知晓研究对象的分组情况、接受何种处理，而研究对象本人不知晓，可有效地避免来自研究对象主诉时所导致的报告偏倚，但仍不能避免来自研究者的偏倚。

2. 双盲（double blind） 试验者与被试者均不知晓试验分组及相关干预措施，只有研究设计者或其指定的人员知道，常用于随机对照试验。优点是可以避免来自被试者与试验者两方面的偏倚，如诊断怀疑偏倚、报告偏倚等。

3. 三盲（triple blind） 被试者、试验者及研究者均不知晓试验的分组情况和干预措施，只有研究者委托的人员掌握着密码编号，直到统计学分析结束时。此法与双盲法比较，优点是可以避免研究者在统计分析结果时可能出现的偏倚，使结果与分析结论更加客观。但三盲比较复杂，执行起来有一定困难，难以坚持。

4. 开放试验（open trial） 研究对象和研究人员均知晓分组情况及所给予的干预措施，试验公开进行，也称非盲试验。这类设计多用于有客观指标且难以实现盲法的试验。其优点是易于设计和实施，研究人员了解分组，便于发现和及时处理研究对象出现的意外；缺点是容易产生偏倚。

二、实验性研究的基本要素

护理实验研究的目的是阐明某处理因素作用于受试对象后产生的实验效应。实验研究由三个基本部分组成，即处理因素、实验对象、实验效应。如何合理安排实验的三要素，是科研设计的关键。

（一）处理因素

处理因素（treatment factors）是实验中根据研究目的由研究者人为施加给受试对象的因素，该因素可能会引起实验效应的变化，亦称干预（intervention）。在护理研究中处理因素是指研究者有目的地对研究对象施加某些护理措施。而这些施加因素多作为研究的自变量来观察，其引起的结果则是研究的因变量。例如"家属参与式强化自能护理对病毒性肝炎患者服药依从性及自护能力的影响"中家属参与式强化自能护理即干预措施，也是该研究的自变量，而服药依从性及自护能力则为该研究的因变量。干预是实验性研究和非实验性研究的根本区别。

（二）实验对象

实验对象（subject）亦称研究对象，是由研究目的决定的具有某种特征的个体组成的群体，是处理因素作用的对象。在护理实验研究中，受试对象大多数是患者，也可以将健康人群或亚健康人群作为研究对象。研究对象的选择是否科学、合理，是关系研究成功的关键。选择研究对象的一般原则：① 具有可靠性，样本中每一观察单位确实来自同质总体，能反映总体的性质和规律。研究对象的选择标准包括科学规范的诊断标准、严格的纳入标准和明确的排除标准。② 具有代表性，能充分反映总体特征，确保以样本信息为依据，可以推断总体的特征。通常通过随机化原则和足够的样本量来保证代表性。③ 具有依从性，依从性是指研究对象能按照预定计划接受处理因素的合作程度。依从性低，将会干扰实验计划的完成。在研究中，可以通过控制干预时间（不要太长）、提高临床护理质量、做好患者的思想工作、增加医患之间的信任程度等尽可能提高研究对象的依从性。

（三）实验效应

实验效应（experimental effect）是处理因素作用于研究对象的客观反应和结局，往往通过观察或测量指标表达。如果指标选择不当，未能准确地反映处理因素的作用，获得的研究结果就缺乏科学性。因此，选择好效应指标是研究成败的关键。选择指标的依据是指标应具有关联性、客观性、精确性、特异性与灵敏性。例如，在"社区护理干预对老年阻塞性肺疾病患者再住院的影响"研究中，将研究对象的再住院次数、再住院天数、再住院率和病死率作为观察指标来反映社区护理干预对老年阻塞性肺疾病患者再住院影响的效应指标。

三、常用的实验性研究设计类型

（一）两组平行随机对照设计（parallel-randomized controlled trial）

1. 设计要点　采取随机分组的方法，将符合纳入和排除标准的研究对象分别分配到试验组与对照组，然后接受相应的干预措施，在一致的条件环境下，同步地进行研究和实验效应观察，并用客观的实验效应指标对试验结果进行测量和评价的试验设计（图4-1）。

$$R \quad\quad E \quad\quad O_1 \quad\quad X_1 \quad\quad O_2$$
$$R \quad\quad C \quad\quad O_1 \quad\quad X_2 \quad\quad O_2$$

R=随机分组
E=试验组
C=对照组
X=施加干预或处理因素
O_n=第 n 次观察或测量

▲ 图4-1　两组平行随机对照设计模式

在常用的研究方法中，两组平行随机对照设计在临床研究中较容易实施，其论证强度大，偏倚性少，容易获得正确的结论。然而，该设计类型将一半的研究对象当作对照组，意味着无法接受到新的治疗或护理方法，在某种程度上可能触犯研究中的伦理原则。另外，两组都进行了前测量，难以避免霍桑效应的影响。

2. 适用范围

（1）临床护理研究：探讨和比较某一新的护理措施或预防措施对疾病康复和预防的效果，为临床护理决策提供科学的依据。

（2）病因研究：当所研究的因素被证明对人体没有明显的危险性，但不能排除与疾病的发生有关联时，可用于病因研究。

（3）护理教育研究：可用于新的教育模式与传统的教育模式的教学效果的比较。

例4-4：　研究基于移动医疗的妊娠期盆底肌训练对产后尿失禁发生的影响。在某三甲医院产科门诊招募了126例研究对象，采用随机数字表法分为干预组与对照组，每组各63例。对照组采用常规护理，干预组在此基础上使用"有爱屋"App进行尿失禁自我管理，干预周期为2个月。干预组和对照组年龄、学历、职业、首次妊娠、妊娠次数、流产史、剖宫产史、入组时体重指数（BMI）、妊娠前BMI、入组时体质量增长、分娩孕周、阴道分娩、会阴损伤、新生儿体质量等一般资料和临床资料比较，差异均无统计学意义（$P>0.05$）。产后42天随访时收集两组产后相关资料，包括产后42天尿失禁发生情况。

（二）非等量随机对照设计（unequal-randomized controlled design）

1. 设计要点　在临床研究中，常常会遇到的实际情况，即当"标准治疗"作为对照时，参与试验组的研究对象数量较少，或者对照组设计为"安慰对照"，导致对照组人数也较少。为了加快试验完成度或节约经费，将研究对象按一定比例（通常为2:1或3:2）随机分配到试验组或对照组。此种方法可行性较高，但检验效能会降低。

2. 适用范围　该设计适用于试验组和对照组研究对象人数差别较大的研究。

例4-5：　护士小张欲探讨早期口腔初乳涂抹对极低出生体重早产儿的免疫保护作用，将某三甲医院新生儿科的出生体重≤1 500g且胎龄≤32周的60例早产儿按照2∶1的比例随机分成试验组和对照组，试验组40例、对照组20例。在出生后48小时内开始，试验组和对照组分别给予口腔初乳涂抹（0.4ml母乳涂抹口腔，每3小时一次，每天8次）和生理盐水进行口腔护理直至出生后10天。干预结束后，观察主要结局指标坏死性小肠结肠炎和晚发型败血症的发生率。

（三）交叉设计随机对照试验（crossover-randomized controlled trial）

1. 设计要点　交叉设计的随机对照试验包含两个阶段，第一阶段中试验组和对照组的试验对象将会在第二阶段中交换位置，并且两个阶段之间还设计洗脱期（washing period）用于消除第一阶段中的干预效果，也避免研究对象的心理效应影响第二阶段的结果（图4-2）。

采用交叉设计必须满足一个前提条件，即进入第二阶段起点时，两组研究对象的病情和一般状况应与进入第一阶段起点时相同。

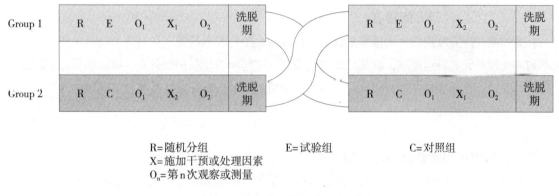

R=随机分组　　　　　E=试验组　　　　C=对照组
X=施加干预或处理因素
O_n=第n次观察或测量

▲ 图4-2　交叉设计随机对照试验模式

------

2. 适用范围　该设计适用于评价处理因素对慢性易复发疾病，如哮喘、慢性溃疡等的效果。

例4-6：　在有关"预见性护理干预对经口气管插管患者口腔感染的效果观察"的研究中，将28例机械通气患者随机分为Group 1和Group 2。第一阶段：Group 1的患者接受预见性护理干预，Group 2的患者接受常规护理干预，干预12周。第二阶段：将Group 1和Group 2的处理因素进行交换，Group 2的患者接受预见性护理干预，Group 1的患者接受常规护理干预，干预12周。每期干预前后收集患者一般情况的资料，观察比较患者干预前后口咽部的细菌定植数量及口腔溃疡、口臭和出血的发生率。在第一阶段和第二阶段中间设1周洗脱期。

四、实验性研究的优点和局限性

1. 优点　实验性研究是检验因果假设最有说服力的一种研究设计。该设计通过随机分组，以及设立对照组，最大限度地控制了外变量对因变量的影响，从而比较准确地解释了处理因素与结果，即自变量和因变量之间的因果关系，具有较强的科学性和客观性。

2. 局限性　实验性研究在护理问题的研究中应用较为局限，主要原因如下：① 实验性研究需要严格地控制混杂变量，但由于大多数护理问题的研究对象是人，较难有效地控制混杂变量，如心理社会状况、环境等问题，因此降低了在护理研究领域应用实验性研究的普遍性；② 出于伦理方面和实际研究情况的考虑，很难做到完全应用随机分组的方法；③ 在实际工作中，由于种种原因，难以找到完全均衡的对照组而使实验性研究的应用受到限制。

第三节　类实验性研究

类实验性研究亦称半实验研究，与实验性研究不同的是可能缺少随机分组或对照，或两个条件都不具备。类实验性研究的干预在前，效应在后，属于前瞻性研究。

一、类实验性研究的特点

类实验性研究可能缺少随机分组或对照，或两个条件都不具备，其对变量间因果关系的论述不如实验性研究的可信度高，但其结果也能说明一定的问题，在护理研究、社会学研究中较为实用。在医院、社区等对人进行研究时，往往由于伦理问题或研究条件限制，难以随机分组，故选择类实验性研究的可行性较高。

二、常用的类实验性设计类型

常用的类实验性研究包括非随机同期对照组设计、自身前后对照设计及时间连续性设计等。

1. 非随机同期对照设计　是指试验组与对照组的研究对象不是通过随机分组的方式进行分组，而是由研究对象或研究者根据实验条件和人为设定的标准进行分组，两组施予不同的干预措施，然后观察比较其结果。与实验性研究不同，此种研究设计没有采用随机分组。

（1）设计要点：人为地将符合纳入与排除标准的研究对象分配到试验组或对照组，然后试验组接受干预措施，对照组接受常规措施，在一定的条件下或环境中，观察两组的试验结果，并进行科学地测量、比较和分析（图4-3）。

E	O_1	X_1	O_2
C	O_1	X_2	O_2

E=试验组
C=对照组
X=施加干预或处理因素
O_n=第 n 次观察或测量

▲ 图4-3　非随机同期对照设计模式

（2）适用范围：非随机同期对照设计是前瞻性研究，多用于比较不同干预措施的效果，此种设计不能完全按照随机分组的原则进行分组，往往是按自然存在的状态进行分组。如研究某项护理措施的效果时，可以将一个医院的住院患者作为对照组，另一个医院的住院患者作为试验组。在这种情况下，研究中的试验组与对照组并非随机分配。该方法简单，易于掌握，可操作性强，实施方便。

例4-7： 某研究旨在探讨家属参与式强化自能护理对病毒性肝炎患者服药依从性及自护能力的影响，若同一病房内既有干预组患者，又有对照组患者，则盲法可能被破坏。干预组对象可能在平时交谈中自觉或不自觉地将干预内容与对照组人群交流，使对照组也部分接受了干预，从而影响干预效果的评价。因此，该研究采用肝病科A病房接受家属参与式强化自能护理，肝病科B病房接受常规护理干预的分组方式，在两病房原有的治疗方式、护理方式基本类似的前提下，这种分组方法提高了研究的可行性。

此种研究设计在短时间内可以获取较大的样本，尤其当某一医院合适的病例数较少或对某一疾病不同医院施行不同疗法时，这种设计方法较为适用。但是由于分组不随机，试验组与对照组缺乏可比性，从而影响结论的可信度和说服力。若研究对象来源于不同医院，则医院间的医疗水平、诊断方法、患者病情等可能存在不可比的情况。

2. 自身前后对照设计

（1）设计要点：该设计方法既没有设立对照组，也没有随机分组，即仅有试验组。研究者将符合纳入与排除标准的研究对象进行基线调查，然后接受干预措施并测量干预后的结果，最后将前后两次测量结果进行比较（图4-4）。

$$
\begin{array}{ccc}
O_1 & X_1 & O_2 \\
O_1 & X_2 & O_2
\end{array}
\qquad
\begin{array}{l}
X=施加干预或处理因素 \\
O_1=第一次观察或测量 \\
O_2=第二次观察或测量
\end{array}
$$

▲ 图4-4　自身前后对照设计模式

（2）适用范围：适用于干预措施简单且时间较短，需要迅速获得前后测试结果的研究。

例4-8： 护士小王研究用心陪伴干预对治疗期乳腺癌患者配偶自我效能的影响。对某医院乳腺外科的32例女性乳腺癌患者配偶实施用心陪伴干预，包括勇于担当（多干活）、相伴左右（多陪伴）和心灵沟通（多谈心）。采取个体化面对面干预，时长45分钟，并分别在干预前、干预后2周采用癌症自我效能量表——配偶版、焦虑自评量表进行测量。该研究仅有一个试验组（未设对照组），在用心陪伴干预前后分别测量了乳腺癌患者配偶的癌症自我效能得分和焦虑得分，进行干预前后的比较。

自身前后对照设计在实验中较为常用且合乎逻辑，但实验前测量不足以替代对照组的功能，因此无法对结果提供科学而全面的解释。研究者在解释结果时切忌过于绝对。

3. 时间连续性设计

（1）设计要点：该设计是自身前后对照设计的一种改进，对研究对象在干预前后进行多次的观察与测量（图4-5）。

$$O_1 \; O_2 \; O_3 \; \cdots \cdots \; X \; O_4 \; O_5 \; O_6 \; \cdots \cdots$$

X=施加干预或处理因素
O_n=第n次观察或测量

▲ 图4-5　时间连续性设计模式

（2）适用范围：当自身变量的稳定性无法确定时，可以应用时间连续性设计。

例4-9：　护士小王研究基于岗位胜任力的多元化规范化培训，在有创机械通气护理证据转化中应用并评价其成效。选取某综合医院儿科重症监护室（PICU）护士为研究对象，采用自身前后对照研究，以危重症儿童有创机械通气护理的相关证据总结为培训内容，采用多元化培训方式，比较培训前、培训结束时、培训后1个月和3个月PICU护士有创机械通气相关知识和临床实践水平。这样不仅可以进行干预前后的比较，也可以通过对干预后各阶段的比较，分析基于岗位胜任力的多元化规范化培训的有效性。

三、类实验性研究的优点及局限性

1. 优点　类实验性研究的最大优点是在实际人群中进行人为干预因素研究的可行性高，相较于实验性研究更为实用。特别是在护理实践中，由于无法严格控制混杂变量以回答因果关系，类实验性研究是较为适宜的研究方法，且不易触犯伦理原则。

2. 局限性　由于类实验性研究有时无法进行随机分组，已知和未知的混杂因素无法像实验性研究那样均匀分布在各组中，特别是对于无对照组的类实验研究设计，如自身前后对照设计和时间连续性设计，很难将结果的影响完全归因于干预措施，故其结果的可信度不如实验性研究高。

第四节　非实验性研究

非实验性研究即流行病学的观察性研究，指研究设计过程中不对研究对象施加任何护理干预和处理的研究方法。这类研究常在完全自然状态下进行，故简便易行。非实验性研究是实验性研究的重要基础，许多实验性研究都是先由非实验性研究提供线索，然后再通过实验性研究进行验证。因此，非实验性研究方法适用于对所研究问题了解不多或该研究问题较复杂时。

一、非实验性研究的特点

非实验性研究设计的特点：① 观察因素非人为施加，而是客观存在的，如职业、地域、民族等；② 混杂因素，如年龄、性别等难以控制，不能用随机化分组来平衡混杂因素对调查结果的影响，故设计重点是对调查表、分析表与抽样方法的设计；③ 许多因素是未知的，一般不能下因果结论。

在护理科研工作中，涉及探索行为目的、观点、态度、知识程度，了解现状的问题比较适合采取非实验性研究方法。另外，病因学问题的初步探讨也常用非实验性研究方法。

二、非实验性研究的类型

非实验性研究一般分为描述性研究、相关性研究及分析性研究三种类型。

（一）描述性研究

描述性研究（descriptive study）是指利用已有的资料或通过专门调查获得的资料（包括实验室检查结果），按不同地区、不同时间及不同人群特征分组，描述人群中疾病、健康状况或暴露因素的分布情况。在此基础上通过比较和分析疾病或健康状况在不同地区之间、不同时间之间和不同人群之间的分布特征（简称三间分布），从而获得病因线索，并提出病因假设和进一步研究的方向。在揭示暴露和疾病的因果关系方面，描述性研究是最基础的步骤，任何因果关系的确定都必须经过描述性研究的阶段。

描述性研究是目前护理领域应用最多的一种研究方法。当对某个事物、某组人群、某种行为或某些现象的现状尚不清楚的时候，为了观察、记录和描述其状态、程度，以便从中发现规律或确定可能的影响因素，用以回答"是什么"和"什么样"的问题时，多从描述性研究着手。通过了解疾病、健康或事件的基本分布特征获得启发，形成假设，为进一步分析研究打下基础，如"老年人对跌倒危险因素认知调查""肺癌化疗患者癌因性疲乏状况的调查"。

在研究开始前，描述性研究需要确定观察内容和变量，以便做到系统、有目的和客观地描述，如护理研究中现状调查、需求调查、相关因素调查、相关性分析等都属于描述性研究。描述性研究设计包括横断面研究和纵向研究等方法。

1. 横断面研究　横断面研究（cross-sectional study）是在特定的时间内（某一时点或短时间内），通过调查的方法，对特定人群中某疾病或健康状况及有关因素的情况进行调查，以描述该病或健康状况的分布及其与相关因素的关系，是护理描述性研究中最常用的一种方法。由于所获得的资料是在某一特定时间上收集的，类似时间的一个横断面，又称现况研究或现患率研究。

横断面研究关注的是某一特定时点或时期内某一群体暴露与疾病的状况或联系，仅为建立因果联系提供线索，不能作出因果推断。该研究在设计时通常没有特定的对照组，但在资料分析时可灵活进行组间比较分析。

（1）设计要点：按照事先设计的要求在某一人群中应用普查或抽样调查的方法收集特定时间内特定人群中疾病或健康状况和相关因素的资料，以描述疾病或健康状况在不同特征人群中的分布，以及观察某些因素与疾病之间的关联。① 普查（census）：即全面调查，指在特定时间对特定范围内的全部人群进行调查。特定时间应该尽可能短，以防某些指标在调查期间发生变化；特定范围是指某个地区或具有某种特征的人群。② 抽样调查（sampling survey）：是在特定时间内对特定范围内的某人群总体中，按照一定的方法抽取一部分有代表性个体组成样本进行调查，并用其结果来推论该人群总体的情况。抽样需要遵循随机化原则和样本大小适当原则，才能获得有代表性的样本。目前常用的随机抽样方法包括简单随机抽样、系统抽样、分层抽样、整群抽样和多级抽样（见本章第五节）。

（2）适用范围：① 了解现况，描述疾病或健康指标及护理事件在人群中的分布及其特征；② 描述、分析某些因素与疾病或健康状况之间的联系，从而为疾病病因、危险因素或与健康有关的因素提供进一步研究的线索；③ 确定高危人群，在人群中筛查患者，达到早发现、早诊断和早治疗的目的；④ 对疾病控制或促进健康的对策与措施的效果作出评价；⑤ 研究人群中医疗卫生服务的需求及其质量的调查。

例4-10： 某护士调查养老机构老年人心理调适的现状及影响因素，为促进健康老龄化提供理论依据。于2019年4~6月，采用一般资料调查表、养老机构老年人心理调适量表、知觉压力量表、社会支持评定量表和一般自我效能量表对福州市10所养老机构的248名老年人进行横断面调查。结果显示养老机构老年人心理调适量表总分为（87.83±15.33）分，社会支持、养老机构生活满意度、知觉压力、是否交友是影响其心理调适水平的主要因素。

2. 纵向研究　纵向研究（longitudinal study）也称随访研究（follow up study），是对特定人群进行定期随访，观察疾病或某种特征在该人群及个体中的动态变化，即在不同时间对这一人群进行多次现况调查的综合研究。

（1）设计要点：不同时间点对同一人群疾病、健康状况和某些因素进行调查，了解这些因素随时间的变化情况。该研究在时间上是前瞻性的，在性质上类似于横断面研究，即在不同时间对同一人群进行多次现况研究结果的综合分析。

随访间隔和方式可根据研究内容有所不同，短到每周甚至每天，也可长至一年甚至十几年。纵向研究观察的对象常常影响结论的适应范围，除了环境因素外，患者个体特征也影响疾病转归，如患者年龄、性别、文化程度、社会阶层等。因此，纵向研究时尽量考虑观察对象的代表性。纵向研究是无对照研究，所以在下结论时要慎重。

（2）适用范围：可进行病因分析、某疾病症状的动态变化分析，也可全面了解某疾病发展趋向和结局，认识其影响因素和疾病的自然发展史。例如对超体重者进行长期随访观察，同时了解其饮食习惯、体力活动等情况，观察其发展为糖尿病、冠心病的可能性大小。

例4-11： 探讨乳腺癌患者从诊断期到过渡期心理痛苦的变化轨迹，分析气质类型等因素对轨迹类别的预测作用。于2018年11月~2019年12月收集符合标准的乳腺癌患者的一般资料和人格特征，并分别在手术前（T1）、化疗前（T2）、首次化疗后（T3）、化疗中期（T4）、化疗结束

（T5）及化疗结束后2个月（T6）调查患者的心理痛苦水平。结果显示乳腺癌患者从诊断期到过渡期心理痛苦呈现不同的变化轨迹，大部分患者能够达到良好的适应状态。气质类型能够预测患者的心理痛苦轨迹，医护人员可根据患者的不同气质特点提供更具针对性的干预措施。

（二）相关性研究

1. 设计要点　首先描述疾病、健康指标或护理事件的分布及特征，然后分析它们之间的关系。与描述性研究类似，相关性研究不施加任何人为的因素，但它有几个比较明确的观察变量，以回答观察的变量间是否存在关系。因此，相关性研究在"探索"原因方面更具作用，可为进一步的研究提供研究思路。例如，通过研究重症胰腺炎患者腹内压与呼吸功能变化的相关性，可以初步确定腹内压与呼吸频率、氧分压及二氧化碳分压之间的关系，为进一步的实验性研究提供研究思路。

2. 适用范围　① 描述两个变量之间的相关关系及相关程度的高低，从而提出护理对策；② 用于预测，通过分析两个变量间的相关性，利用其中一个易于测量的变量预测另一个变量；③ 用于评估量表的信度和效度。

例4-12：　某护士欲了解2型糖尿病患者的自我管理水平和生存质量之间的关系。对300例明确诊断的2型糖尿病患者进行调查，问卷包含3个部分，分别为一般资料问卷、糖尿病自我管理行为量表和糖尿病患者生存质量特异性量表。结果显示自我管理水平得分和生存质量得分呈显著相关（$P<0.05$），说明2型糖尿病患者的自我管理水平越高，其生存质量越高。该研究探讨自我管理与生活质量两个变量之间的关系，在研究中没有对研究对象施加任何干预，是在自然状态下进行的。

（三）分析性研究

分析性研究（analytical study）是在自然状态下，针对已经存在差异的两种或两种以上不同的事物、现象、行为或人群的异同进行比较的研究。分析性研究属于观察法，暴露因素不是人为施加的，而是在研究前已客观存在的，这是与实验性研究的重要区别；分析性研究必须设立对照组，这是与描述性研究的重要区别。根据研究性质不同，分析性研究可分为队列研究和病例对照研究两种。

1. 队列研究　队列研究（cohort study）是将研究人群按照是否暴露于某个因素或暴露程度分为暴露组和非暴露组（对照组），并随访观察一段时间，比较两组之间所研究事件（或疾病）与暴露因素之间的关系。队列（cohort）是指具有共同经历、共同暴露于某一因素或共同具有某一特征的一群人。暴露是研究对象具有的与结局有关的特征或状态（如年龄、性别、行为、生活方式等）或接触过与结局有关的某因素（如X线照射、重金属等），这些特征、状态或因素即为暴露因素。

（1）设计要点：从一个人群样本中选择和确定两个群组，即暴露组和对照组。暴露组暴露于某一可疑的致病因素（如接触X线、口服避孕药等）或者具有某种特征（某种生活习惯或生理学特征，如高胆固醇血症），这些特征被怀疑与所研究疾病的发生有关。对照组则不暴露于该可疑因素或不具有该特征，两个群组除暴露因素有差别外，其他方面的条件基本相同。对这两个群组追踪观察一段时期，并记录在这期间研究事件（或疾病）的发生或结局情况，然后分别计算两个群组在观察期间该疾病的发病率或死亡率，并进行比较。如果两组的发病率或死亡率确有差别，则可以认为该因素（或特征）与疾病之间存在联系。

（2）适用范围：① 病因探索，检验危险因素与疾病结局的因果关系，可检验一种暴露与一种疾病或者多种疾病之间的因果关联；② 疾病预后探索，可观测疾病的发生、发展至结局的全过程，直接计算研究人群出现某种预后结局的发生率；③ 预防效果评价，观察某暴露因素（预防措施）对某疾病结局的预防效果。

（3）特点：① 群组的划分根据暴露因素的有无来确定；② 暴露因素是客观存在的，并非人为给予；③ 研究方向是纵向、前瞻性的，即由因到果，在研究开始时有"因"存在，并无"果"（结局）发生，在"因"的作用下，直接观察"果"的发生；④ 可直接计算发病率，并借此评价暴露因素与疾病的联系。

（4）优点与局限性：相对于病例对照研究，该研究方法的优点是能够直接获得两组的发病率或死亡率，以及反映疾病危险关联的指标，可以直接分析病因的作用。由于病因在前，疾病发生在后，并且因素的作用可分等级，故其检验病因假说的能力比病例对照研究强，且队列研究可以同时调查多种疾病与一种暴露的关联。缺点是所需投入的力量大，耗费人力、财力，花费的时间长，而且不适宜罕见病的病因研究。

例4-13： 某护士研究不同分娩方式对母乳喂养的影响，将剖宫产产妇200例和阴道分娩产妇200例作为研究对象。两组患者选择何种分娩方式是在自然状态下决定的，暴露组即剖宫产组，对照组即阴道分娩组。除了暴露因素——剖宫产分娩方式外，两组产妇在职业、学历、年龄、家庭经济状况、孕期体重增长、孕期接受母乳喂养健康教育等因素差异无统计学意义，具有可比性。比较两组产妇产后泌乳始动时间、乳汁分泌量、催乳素水平及住院期间母乳喂养及产后1个月母乳喂养情况。该研究根据是否剖宫产分为两组，这种暴露因素不是人为干预的，是自然存在的，然后比较两组产后母乳喂养的情况，从"因"到"果"的研究，属于队列研究。

2. 病例对照研究 病例对照研究（case-control study）是按照有无某种疾病或健康事件，将研究对象分为病例组和对照组，分别追溯其既往所研究因素的暴露情况，并进行比较，以推测疾病与因素之间有无联系及关联强度大小的一种观察性研究，在时间顺序上属于回顾性研究。

（1）设计要点：将已确诊患有某疾病（健康事件）的患者作为病例组，以未患该病但具有可比性的个体为对照组，通过调查回顾两组既往某些因素的暴露情况或暴露程度，经统计分析，测量并比较两组间暴露率或暴露水平的差异，判断研究因素与疾病间（健康事件）是否存在统计学关联及关联程度。

（2）适用范围：① 广泛探索疾病的可疑危险因素：在疾病病因未明时，病例对照研究可广泛收集机体内外环境中的可疑危险因素，从多方面探讨疾病的病因；② 罕见疾病或潜伏期长的疾病病因研究：对于发病率极低疾病的病因探索，由于前瞻性研究的可行性受到限制，病例对照研究的优点得以充分体现；③ 为队列研究提供病因线索：由于队列研究耗时长、花费大及实际可行性受限等缺点，因此，可先进行病例对照研究，对筛选出来的较明确且重要的病因采用队列研究进一步确证；④ 其他方面：还可用于药物上市后评价、疫苗效果评价、管理革新效果评价和卫生服务效果评价等多个方面。

（3）特点：① 属于观察性研究，病例与对照组的疾病情况和暴露因素均非人为控制，而是客观存在的；② 需要设立具有可比性的对照组，以提供病例组暴露比例的参照；③ 由果及因，病例对照研究开始时，已确定研究对象结局事件的发生情况，然后回溯两组的暴露情况，探究暴露因素与疾病的关系；④ 可研究一种疾病与多种因素的关系，基于既往研究，收集与疾病有关的多种暴露情况，同时探讨多种暴露、暴露间的交互作用与疾病的关系。

（4）优点与局限性：该研究方法的优点是省时、省人力、省物力，易于组织实施，能充分利用资料信息，且只需少量研究对象即可进行，一次研究可探索多种可疑因素。该研究方法的缺点是易发生选择偏倚和回忆偏倚；信息的真实性难以保证，因为是由果及因的回顾性研究，暴露与疾病的时间先后常难以判断，论证因果关系的能力较弱；仅能了解暴露组和非暴露组的暴露率和暴露水平，而不能测定两组疾病的发生率。

例4-14： 某护士采用回顾性病例对照研究方法探讨血液肿瘤患者接受化疗后发生肛周感染的危险因素。于2020年12月~2021年5月，收集四川省某三级甲等医院血液内科收治的348例血液肿瘤患者的相关资料（人口学特征、疾病特征、医疗及护理病历记录、实验室检查结果）予以回顾性分析，根据出院诊断发生肛周感染的病例作为病例组，其余病例作为对照组，统计分析血液肿瘤患者接受化疗后肛周感染的危险因素。结果显示348例血液肿瘤化疗患者，发生肛周感染35例，年龄<60岁、痔疮史、肛周感染史、腹泻及白细胞计数是血液肿瘤患者接受化疗后发生肛周感染的危险因素。

三、非实验性研究的优点和局限性

1. 优点 非实验性研究是在完全自然的状态下进行研究，是最简便、易行的一种研究方法。同时，非实验性研究可同时收集较多的信息，特别适用于对研究问题知之不多或研究问题比较复杂的情况，用来描述、比较各种变量的现状。另外，非实验性研究可以为实验性研究打下基础，是护理研究中最常用的一种研究方法。

2. 局限性 非实验性研究没有人为的施加因素，也无法控制其他变量的影响，因此在一般情况下无法解释因果关系。

第五节　抽样及样本含量估计

确定研究对象是研究设计中的关键步骤，抽样及样本含量估计是确定研究对象的核心环节，直接关系到研究结果的可靠性和推广性。抽样（sampling）是指从全体研究对象即总体中，按照一定的要求抽取一部分观察单位组成样本的过程。样本含量（sample size）指调查研究或实（试）验研究样本的单位观察数。在护理研究中，由于人力、物力、经费等因素限制，只能对总体中的一部分进行研究，即研究样本，然后由样本统计量推断总体参数。因此，护理研究人员在研究设计中必须明确抽样方法及样本含量大小。样本含量估计（sample size estimate）是指应用一定的统计方法在保证研究结论具有一定可靠性（精度与检验效能）的前提下所确定的最小样本例数。

一、抽样过程及原则

（一）抽样过程

1. **明确总体**　根据研究目的界定合适的研究总体，是护理研究的关键环节。

2. **确定抽样标准**　根据研究目的，对研究对象的人群特征和范围作明确的规定，如诊断标准、纳入标准和排除标准，还要考虑研究的可行性问题。

3. **选择合适的样本量**　根据研究目的、研究设计、统计学要求和数据类型等确定研究所需要的合适样本量。样本量过多，试验误差不易控制；样本量过少，所得的指标不够稳定，结果缺乏代表性。

4. **确定抽样方法**　抽样方法的选择应根据研究对象的人群特征来确定。如果研究对象的人群特征差异较大，可采用分层抽样方法。如果调查样本大，涉及单位多，且各单位情况比较一致，可采用整群抽样方法。如果是一项较大范围的调查，可采用多级抽样方法。

要保证抽样的全过程合理正确，使抽取的样本能够代表总体，才能保证研究的真实性与科学性。

（二）抽样原则

抽样的原则是在抽样过程必须保证样本的可靠性和代表性。

1. **保证样本的可靠性**　指样本中每一观察单位确实来自同质总体，研究对象的选取必须有明确的诊断标准、纳入标准和排除标准。

诊断标准是对病种、病型、病程、病情等严格区分，给出正确诊断。诊断标准应注重参考国际上如世界卫生组织（World Health Organization，WHO）所建议的通用标准，如高血压、糖尿病、心肌梗死等。一致的诊断标准便于国际间的比较和交流。

研究对象符合统一诊断标准的同时，研究者还需制定符合研究课题要求的纳入标准。纳入标准是为了从复杂的群体中，选择相对单一临床特点的对象进行研究。例如研究急性心肌梗死患者的自护能力，研究对象除符合心肌梗死的诊断标准外，还须符合"① 症状发作1周后；② 75岁以下的患者"等两项纳入标准。

另外，护理研究的实施和结果受研究对象的来源、病情、社会经济地位、心理特点以及接受各种治疗的因素影响。为防止这些因素的干扰，对符合诊断标准和纳入标准的潜在研究对象，还应根据研究目的及干预措施的特点，制定相应的排除标准。例如急性心肌梗死患者的自护能力的研究，研究对象排除标准是"伴有充血性心力衰竭、完全房室传导阻滞和持续心动过缓者"。在纳入和排除标准的共同控制下，使入组病例临床特点相对单一，从而避免干扰因素的影响，使研究结果有相对可靠的病例基础。

2. 选取有代表性的样本　指样本能充分反映总体的特征，要求样本必须满足两条原则，以保证最大可能代表总体。

（1）抽样要遵循随机化原则：随机化原则是指在进行抽样时，研究者不通过主观意愿决定是否抽取总体中的每个个体，而是按照概率原理，采用一定的抽样技术，确保每个个体具有均等的被抽取机会，使样本能够代表总体。

（2）足够的样本含量：应保证样本中有足够的变量值个数。"足够"的标准要根据研究的精度和变量的变异程度确定。通常精度要求越高，样本含量要求越大；变量的变异越大，样本含量要求越大。

二、抽样方法

抽样方法可分为两种类型：一类为概率抽样，另一类为非概率抽样。

（一）概率抽样

概率抽样（probability sampling）又称随机抽样（random sampling），是根据概率理论，通过随机化的具体操作程序，使总体中每一个研究个体都有相等的机会被抽中的抽样方法。常用的概率抽样方法有简单随机抽样、系统抽样、分层抽样、整群抽样及多级抽样。

1. 简单随机抽样　简单随机抽样（simple random sampling）又称单纯随机抽样，是先将总体的全部研究个体统一编号，再用抽签法、随机数字表法或计算机抽取等方法，随机抽取部分个体组成样本。简单随机抽样是一种最基本的概率抽样方法，它对总体中所有研究个体不进行任何分组、排列，按照随机原则直接从总体中抽取样本，使总体中的每一个研究个体均有同等被抽取的机会。

（1）抽签法：是把总体中的每一个个体都编上号码，并做成签，充分混合后从中随机抽取一部分，这部分所对应的个体就组成一个样本。例如，要了解某校学生的视力情况，该校共有学生2 000名，拟选用简单随机抽样法调查100名学生。先将2 000名学生编号为1~2 000，并做成签，充分混合后，随机抽取100个签，与这100个签号相对应的学生，就是所要调查的学生，也就是单纯随机抽样的一个样本。抽签法比较简便，随时可用，几乎不需专门工具。

（2）随机数字表法：随机数字表是一种由许多随机数字排列起来的表格。利用随机数字表，确定从总体中所抽取个体的号码，则号码所对应的个体就进入样本。随机数字表可随意从任何一区、任何一个数目开始，依次向某个方向顺序进行。为了保证抽样的随机性，要求正确使用随机数字表。

例4-15: 欲调查某高校护理专业1 000名学生的考试焦虑状况，拟选用随机数字表法选取100名学生进行调查。具体做法：首先将1 000名学生按任意顺序编号为1~1 000，然后在随机数字表中任意指定一个数字开始，以三个数字为一组，向任何一个方向连续摘录100个三位数的数字，凡后面出现与前面数字相同者弃取，这些数字相对应的学生就是所要抽取的样本。

（3）计算机随机抽样：由于计算机和某些计算器可用随机函数产生随机数，因此也可以用于抽样设计。但有些计算机和计算器在每次运行或每次开机运行随机函数时产生的随机数字序列都是相同的，这时需先给一个指令（如randomize），才能使随机函数产生的随机数字的序列不相同。

单纯随机抽样方法简单易行，是其他概率抽样方法的基础，但当总体含量较大时，要对所有的研究对象一一编号，费时、费力，在实际工作中往往难以做到；另外，当总体内差异较大时，样本的代表性难以保证。如调查某地区医院护理质量，该地区有若干所二、三级医院，若按单纯随机抽样进行，就可能导致各级医院在样本中分布不均，从而影响样本对总体的代表性，导致结果的偏差。因此在实际工作中采用单纯随机抽样的并不多，它仅适用于总体含量不大，且研究对象间变异不太显著的情况。

2. 系统抽样 系统抽样（systematic sampling）又称等距抽样或机械抽样，是将总体的每个研究个体按照与调查内容无关的某一特征顺序编号，按一定的间隔（即抽样距离H）抽取样本。抽样距离H为总体所含个体数（N）除以样本所需单位数（n），即$H=N/n$。再随机确定一个小于H的数字K，然后以K为起点，每间隔H抽取一个编号，这些编号所代表的研究个体组成样本。

例4-16: 欲调查某医院职工的心理健康状况，该医院共有职工2 000名，欲选取200名职工组成样本。根据系统抽样的方法，可知总体含量N为2 000，样本含量n为200，抽样距离H为2 000/200=10，即每隔10个抽取一个。将该院所有职工进行编码，先在1~10之间以单纯随机抽样的方法确定一个数字K，如$K=3$，然后按照编码每隔10号抽取一个人，即抽3号、13号、23号、33号、……、1993号，共200名职工组成样本。

系统抽样是在单纯随机抽样基础上的简单变种，同样适用于总体含量不大且内部差异小的研究对象。一般情况下，系统抽样方法更容易实施，被选入样本的个体在总体中的分布比较均匀，抽样误差小于单纯随机抽样，对总体的估计较为准确。但当总体的观察单位按顺序有周期趋势或单调递增（或递减）趋势时，系统抽样将产生明显的系统误差。如对学生学习成绩的抽样调查，如果每班的学号按照入学成绩的高低排列，而入学成绩与在校学习成绩存在一定关系，那么采用系统抽样可能导致明显的误差，得到的样本可能缺乏代表性，不能很好地反映总体情况。因此，在使用系统抽样时，一定要仔细考虑总体的排列状况和抽样间隔，若原有的排列次序可能导致抽样失败，应打乱原有次序，或分段选用不同的随机数。

3. 分层抽样 分层抽样（stratified sampling）是将总体按照某种特征分成不同的层，然后再从每一层内按比例随机抽取一定数量的个体，将各层抽得的子样本合起来组成样本。具体方法：首先根据与研究目的明显相关的特征，将总体分为若干层。例如可以按照性别、职业、民族等特征将总体分层。通常，选取对调查中测量现象有较大影响的因素作为分层标准。

例4-17：　　欲调查某医院护士对目前工作条件的满意度，考虑"文化程度"可能影响护士对工作条件的满意度，可以按照护士的"文化程度"将其分为不同层次。该医院本科学历的护士占15%，大专学历的护士占50%，中专学历的护士占35%，假如想抽取一个100人的样本，则可以按学历分"层"，从本科、大专、中专学历的护士中分别随机抽取15人、50人、35人，合起来组成所需的样本。

　　确定各层中抽取样本的数量，可采取等比例和不等比例抽取两种方法。① 等比例分层抽样：要求各层抽取的比例与它们在总体中所占的比例相同，即要求各层之间的抽样比例相等。例如例4-17就是采用的等比例分层抽样；② 不等比例抽样：即各层之间的抽样比例不等。一般由于各层单位数相差悬殊，单位数少的层，若仍按等比例抽样，可能会因该层样本单位数太少而难以代表层内的情况，因此，往往要提高该层的抽样比例。如例4-17，以学历来分层，本科学历、大专学历、中专学历的护士数目皆不相等。抽样时样本中每个层次的个体数量，应当根据它们在总体中所占比例来确定。然而，如果结果样本中只有15名本科学历的护士，这可能不足以进行进一步深入探讨。在这种情况下，研究者可以舍弃原有的比例，而增加稀缺部分的抽样数量，使抽取的样本更具代表性，可以使用不等比例抽样。例如，每组均抽30人组成一个90人的样本，这就使本科学历护士被抽取的机会高于大专和中专学历护士，这是一个非等概率抽样，因此在做统计推断时，要进行加权处理。

　　分层抽样是建立在按标准分组和随机原则相结合的科学基础上，克服单纯随机抽样和系统抽样的缺点，按群体特征分配样本数，使样本的结构与总体的结构更接近，因而抽样误差小，代表性较强；另外，分层抽样还可根据层的特点，采用不同的抽样方法，实施起来灵活方便，而且便于组织。总体含量较大、构成复杂且内部差异明显的总体可选用分层抽样，但研究者必须对总体情况有较多的了解，才能进行恰当的分层。如果分层不合理，样本的代表性也较差。

　　4. 整群抽样 整群抽样（cluster sampling）是将总体中所有的个体按照某种属性分成若干个群体，再从这些群体中随机抽取一部分群体，这部分群体的全部观察单位组成样本。整群抽样不是从总体中逐个随机抽取个体，也不是从每个层中随机抽取个体，而是以群为单位进行抽样。各群的观察单位可以相等也可以不等。如调查某市护士是否存在亚健康状态，调查的总体是一个市的所有护士，可以将该市的每所医院都看成一个群体，对所有的医院进行编号，随机从中抽出若干个医院，然后对被抽取医院中的所有护士进行调查。

　　整群抽样易于组织实施，可以节省人力、物力和财力，且容易控制调查质量，适用于大规模的调查。当群体间差异越小，抽样的群数越多，样本的代表性越好；即使群内差异明显，但因群内包含了总体中的各种样本，以群为抽样单位时仍能保证其所得样本的代表性。整群抽样也有相应的缺点，与其他抽样方法相比，由于样本中的个体相对比较集中，因而涉及的面相对缩小，使结果的偏差较大。

上述四种基本抽样方法都是通过一次抽样产生一个完整的样本，称为单阶段抽样。其中单纯随机抽样是最基本的方法，是其他抽样方法的基础。四种抽样方法按抽样误差大小排列为：分层抽样＜系统抽样＜简单随机抽样＜整群抽样。

5. 多级抽样 多级抽样（multistage sampling），又称为多阶段抽样，是将抽样的过程分为两个或两个以上的阶段来进行，它是在整群抽样的基础上发展起来的，操作方便。具体方法：第一阶段采用整群抽样或分层抽样，从总体中抽取若干个子群，称之为一级抽样单元（或称初级抽样单位），从抽中的一级抽样单元中抽出较小的二级抽样单元，再从二级抽样单元中抽出三级抽样单元，这样逐次往下经过多级的抽样，直到最终抽出所需的样本。如欲了解某省城市育龄妇女采取避孕措施的情况，第一阶段从全省抽出若干个市（一级抽样单元），第二阶段从每个抽中的市里各抽出若干个区（二级单元），第三阶段从每个被抽中的区里各抽出若干个居委会（三级单元），第四阶段从每个被抽中的居委会里抽出若干已婚育龄妇女组成样本。

多级抽样特别适用于观察单位多、情况复杂的大范围调查，可以使样本的分布较为集中，从而大大节约了调查所需的人力与费用；同时，在各个阶段可根据具体情况灵活选用不同的抽样方法，保证样本的代表性。

（二）非概率抽样

非概率抽样（non-probability sampling）又称为非随机抽样，它不是按随机原则来抽取样本，而是研究者根据自己的方便或主观判断抽取样本的方法，因此总体中的每一个研究单位被抽取进入样本的概率是不确定的。非概率抽样在样本代表性方面不如概率抽样，但在护理研究中仍比较实用。常用的非概率抽样方法主要有方便抽样、配额抽样、目的抽样、网络抽样、理论抽样。

1. 方便抽样 方便抽样（convenient sampling）是指样本限于总体中易于抽到的一部分，如将容易找到的人或物作为研究对象。如护士调查本科室的患者，教师调查所教的学生等。偶遇抽样（accidental sampling）是常见的方便抽样，即研究者将在某一时间和环境中所遇到的每一研究单位均作为样本成员，如在十字路口拦住过往行人进行调查。方便抽样的优点是方便、易行、省时省钱；其缺点是样本的代表性差，有很大的偶然性，抽样误差较大，是准确性和代表性最差的一种抽样方法，应尽量避免使用。如果在研究中只能使用这种方法，在分析结果时应特别慎重。

2. 配额抽样 配额抽样（quota sampling）又称为定额抽样，是指研究者根据调查对象的某种属性或特征将总体中所有个体分成若干层，然后按比例在各层中抽样组成样本，比例是指各层观察单位数目占总体数目的比例。

例4-18：　某高校有1 000名学生，其中一年级学生占30%，二、三、四年级学生分别占30%、20%、20%。现要用配额抽样抽取一个规模为100人的样本，则从一、二、三、四年级分别抽取30、30、20、20人，至于选择哪些学生进行抽样并不是随机的。

配额抽样是在方便抽样的基础上增加了分层配额的抽样策略，也是常用的非概率抽样法。因各层抽样时与方便抽样相同，采取的是非随机方法，所以其缺点与方便抽样相同。

3. **目的抽样** 目的抽样（purposive sampling）是研究者根据专业知识、经验及对调查总体的了解，有意识地来选择和确定研究对象的方法。在目的抽样中，研究者会有针对性地选择对所研究的问题非常了解或研究对象中非常典型的个体作为样本。例如，某护理部欲进行护士长准入标准的研究，有目的地选择几位专家进行访谈，如具有长期实践经验的高年资护士长和护理教育专家，这种抽样方法就是目的抽样。在护理研究中，目的抽样经常被使用。例如，调查白血病患者接受骨髓移植情况时，可以选择在开展该项技术的医院中的患者为调查对象。

这种方法虽然没有采取随机抽样，但在护理研究中仍然有很强的实用性，适合于无法确定总体的范围、总体规模小或调查时间等条件有限而难以进行大规模抽样以及检验某种新的技术措施等情况，在探索性、前瞻性研究中比较常用。其缺点是难以判断样本是否真的具有代表性。

4. **网络抽样** 网络抽样（network sampling）又称滚雪球抽样（snowball sampling），是指利用社会群体内部间联系较密切的优势和朋友间具有共性的特点而形成的联系线索进行抽样。该方法可以从总体中选择具有代表性的个体开始调查，然后由被访者推荐符合条件的第二个人，再继续找到第三个人并询问他们是否知道其他符合条件的人。如同滚雪球一样，抽样过程中可以找到越来越多具有相同性质的群体成员，达到研究的目的。网络抽样对无家可归者、艾滋病患者、丧偶者、网瘾者、药物滥用者、酗酒者及离婚者等特殊个体十分适用。

5. **理论抽样** 理论抽样（theoretical sampling）是质性研究扎根理论独特的抽样方法。扎根理论研究常使用理论抽样方法来检验和提炼研究者所提出的概念类属。事实上，它是一种资料收集过程，发生在资料收集和分析的连续循环的过程中。研究者结合收集、编码、分析的各个步骤，根据初步形成的结果决定下一步收集什么资料以及去哪里寻找这些资料，其目的是促进理论的形成，进一步构建和完善研究所发现的相关理论内容和框架。

非概率抽样简单易行、成本低，但由于未随机取样，无法客观测量样本是否有代表性，因此样本不具有推论总体的性质。非概率抽样多用于探索性研究以及总体范围无法确定的研究。在实际应用中应根据具体情况灵活选择各种抽样方法，达到提高样本代表性的目的。

三、样本含量估计相关概念

1. **检验水准** 检验水准（significance level）是统计学上的显著性水平，也就是α值。α值代表本次研究允许的第一类错误概率，也称假阳性率。通常α值设定为0.05，$\alpha \leqslant 0.05$，表示第一类错误出现的概率$\leqslant 5\%$。第一类错误表示实际情况是总体间无差异，但通过样本进行研究和统计学推断后发现有差异，此时的错误即为第一类错误。α值越小，即假阳性率越低，所需样本越大。另外还应明确是单侧或双侧检验，一般认为双侧检验较为稳妥。

2. **检验效能** 检验效能（power of test）也称把握度（power），即在特定的检验水准下，若总体间确实存在差异或某种关系，通过该项研究能发现此差异或关系的能力。换句话说，也就是能发现这种差异或关系的把握度。检验效能用$1-\beta$表示其大小。β表示第二类错误概率，即实际情况是总体间有差异，但通过样本的信息进行统计学推断后却没有发现有差异存在。β也称假阴性率，一般取单侧。检验效能$1-\beta$通常要求达到80%或90%，即检验效能达到0.80或0.90。当两个样本均数比较时，H_0 为 $\mu_1=\mu_2$，H_1 为 $\mu_1 \neq \mu_2$，如果两个样本所代表的总体确有差异（即两个样本均数之间的差异有显著性），那么在100次试验中，平均有80次或90次能发现出差异，则 $1-\beta$ 为 0.80 或 0.90。样本含量越大，检验效能越高；样本含量越小，检验效能越低。

3. 容许误差 δ 是研究者要求的或客观实际存在的样本统计量与总体参数之间或样本统计量间的差值。对于计量资料，δ 为两均数差值或实（试）验前后的差值；对于计数资料，δ 为具有实际临床意义的有效率或患病率等差值。容许误差可通过预实（试）验，也可以通过查阅文献，以专业上有意义的差值代替。容许误差既可以用绝对误差来表示，也可以用相对误差来表示。在其他条件确定的情况下，容许误差越小，样本含量越大；反之，容许误差越大，样本含量越小。

4. 总体标准差 σ 或总体率 π 它们分别反映计量资料和计数资料的变异程度。一般是根据前人经验或文献报道作出估计。如果没有前人经验或文献报道作为依据，可通过预实（试）验取得样本的标准差 S 或样本率 P 分别作为 σ 和 π 的估计值。σ 的估计值越大，π 的估计值越接近 0.5，所需样本量越大；反之，σ 越小，π 的估计值越远离 0.5，所需样本量越小。

5. 单、双侧检验与设计类型 在其他条件相同时，单侧与双侧检验所需的样本量不同，一般来说双侧检验所需样本较大。同时，不同设计类型的样本量估算的方法也不同。

四、样本含量的估计方法

在实际研究工作中，有些人认为样本量越大越好，可增加样本的代表性和结论的外推性，这种观点实际上并不符合设计原则。估计样本含量时，样本含量不必太大也不能太小，样本含量过大可能会导致人力、物力和时间的浪费，同时也难以控制实验条件。相反，样本含量过小则会降低检验效能（$1-\beta$），导致无法检验总体中存在的差异，可能出现了非真实的阴性结果。确定样本含量有多种方法，包括经验法、查表法、公式计算法、软件法等。

（一）经验法

经验法是根据前人无数次科研实践经验所积累的一些常数作为大致的标准。在调查性研究中，一般认为确定正常值范围的研究样本量至少 100 例；地区性调查样本量通常为 500~1 000，全国性调查样本量为 1 500~2 500；肿瘤死亡率调查不能少于 10 万人口；估计人口年龄、性别构成的抽样应为总人口数的 1/10；如果做回归分析，样本量可为自变量个数的 10~20 倍，具体要根据多元回归分析的统计检验类型来确定倍数关系。

（二）查表法

利用根据数理统计已专门编制成的样本量查询表，一查即得，十分便利，但其范围受到表的限制。查表前，需要提前确定检验水准 α、检验效能 $1-\beta$、容许误差 δ，以及总体标准差 σ 或总体率 π。在预实（试）验中获得的某些初步数据，常可为样本含量估计提供有用的参考资料。

（三）公式计算法

公式计算法是通过一定的数学公式估算出所需样本量。研究资料的性质不同、研究设计类型不同、抽样方法不同，估计样本量的计算公式也不相同。

1. 抽样调查的样本量估算（简单随机抽样）

（1）对总体均数做抽样调查时双侧检验的样本量，按公式4-1计算：

$$n = \frac{\mu_{\alpha/2}^2 \sigma^2}{\delta^2} \qquad 公式（4-1）$$

式中：n 为所需样本例数；σ 为总体标准差，若 σ 未知时，用样本标准差 S 作为其估计值，δ 为容许误差，当 $\alpha = 0.05$ 时，$\mu_{\alpha/2}$ 由 t 界值表（$\nu = \infty$）$= 1.96$。

例4-19： 某护理人员欲调查中学生血糖含量，容许误差 δ 不超过0.2g/dl的可能性为95%，如果采用单纯随机抽样，需调查多少例？

计算：此例中，$\alpha = 0.05$，查阅文献得知血糖含量估计标准差为1g/dl，代入公式得：

$$n = [1.96 \times 1/0.2]^2 \approx 96$$

考虑到失访问题，需增加10%~20%样本量，拟增加15%，需调查人数为96 + 96 × 15% = 110例研究对象。

（2）对率做抽样调查时双侧检验的样本量，按公式4-2计算：

$$n = \frac{\mu_{\alpha/2}^2 \pi(1-\pi)}{\delta^2} \qquad 公式（4-2）$$

式中：n 为所需样本例数，π 为估计率，$\alpha = 0.05$，$\mu_{\alpha/2} = 1.96$，δ 为容许误差。

例4 20： 调查在校护理学生的近视率。查阅资料发现近视率约为30%，若要求容许误差为3%，检验水准 α 为0.05，问单纯随机抽样至少应抽查多少人？

计算：此例中，α 为0.05，$\mu_{\alpha/2,\infty} = 1.96$，$\pi$ 为估计率为0.3，代入公式得：

$$n = 1.96^2 \times 0.3 \times （1-0.3）/0.03^2 = 896.4 \approx 897$$

考虑到调查过程中的失访及退出，需增加样本含量的10%~20%，拟增加15%，因此需调查897 + 897 × 15% = 1 032人。

---

2. 实验性研究/类实验性研究样本量估算

（1）两样本均数比较的样本含量估计，按公式4-3计算，n_1 和 n_2 为每组样本例数。

$$n_1 = n_2 = 2\left[\frac{(\mu_{\alpha/2} + \mu_\beta)\sigma}{\delta}\right]^2 \qquad 公式（4-3）$$

式中 σ 为总体标准差（可用样本标准差 S 来代替），δ 为容许误差。

例4-21： 观察两种药物治疗肌痉挛的疗效，其中A药使肌痉挛分数平均减少2.16，B药使肌痉挛分数平均减少1.66，设两种药物疗效的标准差相等，均为0.7分，要求 $\alpha = 0.05$，$\beta = 0.1$，若要得出两处差异有显著性结论，需要多少研究对象？

计算：此例中，$\delta=2.16-1.66=0.5$，$\sigma=0.7$，双侧$\alpha=0.05$，$\beta=0.1$，查t值表得：$\mu_{0.05/2,\infty}=1.96$，$\mu_{0.1,\infty}=1.282$，代入公式4-3得：

$$n_1=n_2=2[(1.96+1.282)\times0.7/0.5]^2=41.2\approx42$$

故认为两个药物组各需42例患者，两组共需要84例。

（2）两样本率比较的样本量估计，用公式4-4计算：

$$n_1=n_2=\frac{(\mu_{\alpha/2}+\mu_\beta)^2 2P(1-P)}{(P_1-P_2)^2}\qquad\text{公式（4-4）}$$

式中：n_1和n_2为每组所需样本例数，P_1和P_2为两总体率的估计值，P为两样本合并率，$P=(P_1+P_2)/2$；$\mu_{\alpha/2}$和μ_β由附表t界值表（$\nu=\infty$）查得。

例4-22： 某研究者欲了解甲、乙两种健康教育方法对高血压患者的服药依从性的影响是否有差异。通过预试验发现甲方法可以使高血压患者的服药依从率达到90%，乙方法可使高血压患者的服药依从率达到70%。若$\alpha=0.05$，$\beta=0.1$，需要多少名研究对象？

计算：此例中，$P_1=0.90$，$P_2=0.70$，双侧$\alpha=0.05$，所以$\mu_{0.05/2}=1.96$，$\beta=0.1$，所以$\mu_{\beta0.1}=1.282$，$P=(P_1+P_2)/2=(0.9+0.7)/2=0.8$

$$n_1=n_2=\frac{(1.96+1.282)^2\times2\times0.8(1-0.8)}{(0.9-0.7)^2}=84$$

所以每组应抽取84名研究对象。

（四）软件法

由于样本量计算公式较复杂，手工计算操作较繁琐，一些样本量估算软件或网站应运而生。目前常用的样本量估计软件有nQuery Advisor+nTerim、PASS、DSTPLAN、G*Power、PC-Size、PS、SAS、Power and Sample Size application（PSS）、Stata软件、R软件等。其中，nQuery Advisor+nTerim和PASS最常用，几乎涵盖了所有的样本量计算方法。在线样本量计算网站也较多，其中较常用的网站为Power and Sample Size Free Calculators（http://www.powerandsamplesize.com/），网站界面清晰，易于操作。

五、样本含量估计的注意事项

1. **选择恰当的估算样本的方法** 由于研究目的、研究设计、研究资料、抽样方法等不同，估算样本量的方法及公式也不同。因此，应按照相关适用标准，选用正确的估算样本含量的方法。

2. **通过完善科研设计来提高试验效果** ① 尽量选择总体单一，减少研究单位的个体变异，如比较吸烟与不吸烟的肺功能时，采取同年龄、同性别比较等；② 尽量选择客观指标，如数值变量、计量指标等；③ 选择较优的实验设计方案，严格控制试验条件，如配对设计、交叉设计、随机区组设计等；④ 多组设计时，各组间的样本含量最好相等。

3. **多种样本含量估计方法相结合** 若确定临床参考值时，要求样本量应大于100；若采用计算方法进行估计时，可多作几种估算方案，以便选择。采用多种方法估计样本量时，取最大值为最终样本量估计值。

4. 必须考虑样本的丢失情况 由于估算的样本含量是最小样本量，在抽样过程中，可能遇到受试者不合作、中途失访、意外死亡等，都会减少样本量，因此，计算样本时需增加10%~15%的样本量。研究者应根据实践经验以及借鉴他人的研究经验预先对失访量进行预先估计。

学习小结

1. 护理研究设计类型

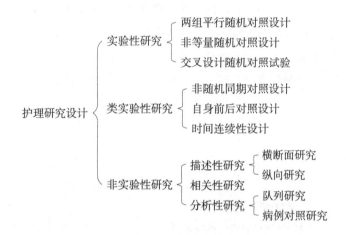

2. 护理研究设计的主要内容包括确定研究对象、设立对照、随机化、观察指标、确认变量等。根据研究目的选择合适的抽样方法确定研究对象；常用的对照方法有组间对照、自身对照、配对对照、历史性对照等；随机化包括随机抽样和随机分组；观察指标的选择应注意关联性、客观性、灵敏性、特异性和可行性；明确研究中的自变量、因变量和混杂变量。

3. 实验性研究设计遵循的基本原则主要包括设置对照、随机化分组、重复和盲法。常见的对照类型有标准对照、空白对照和安慰剂对照；随机化分组的类型包括简单随机分组、分层随机分组、区组随机分组和整群随机分组。

4. 实验性研究的基本要素包括处理因素、实验对象、实验效应。

5. 随机对照试验是采取随机分组的方法，将符合纳入和排除标准的研究对象分别分配到试验组与对照组，然后接受相应的干预措施，在一致的条件环境下进行研究和观察实验效应，并采用客观的实验效应指标对试验结果进行测量和评价的试验设计。

6. 类实验性研究设计是研究对象不能做到随机分组或没有设置平行对照的试验。

7. 描述性研究是指利用已有的资料或通过专门调查获得的资料（包括实验室检查结果），按不同地区、不同时间及不同人群特征分组，描述人群中疾病、健康状况或暴露因素的分布情况。

8. 分析性研究是在自然状态下，针对已经存在差异的两种或两种以上不同的事物、现象、行为或人群的异同进行比较的研究。

9. 队列研究是将研究人群按照是否暴露于某个因素或暴露程度分为暴露组和非暴露组（对照组），并随访观察一段时间，比较两组之间所研究事件（或疾病）与暴露因素之间的关系。

10. 病例对照研究是按照有无某种疾病或健康事件，将研究对象分为病例组和对照组，分别追溯其既往所研究因素的暴露情况，并进行比较，以推测疾病与因素之间有无联系及关联强度大小的一种观察性研究，在时间顺序上属于回顾性研究。

11. 抽样过程包括明确总体、确定抽样标准和选择合适的样本量及抽样方法。抽样原则包括保证样本的可靠性、选取有代表性的样本。

12. 抽样方法包括概率抽样（简单随机抽样、系统抽样、分层抽样、整群抽样、多级抽样）和非概率抽样（方便抽样、配额抽样、目的抽样、网络抽样、理论抽样）。

13. 估计样本量的重要参数包括检验水准、检验效能、总体标准差（或总体率的估计值）和容许误差。样本含量的估计方法包括经验法、查表法、公式计算法、软件法等，研究资料的性质不同、研究设计类型不同、抽样方法不同，估计样本量的计算公式也不相同。

（吉彬彬　赵晓敏）

复习参考题

1. 简答题

（1）简述科研设计的内容。

（2）简述实验性研究的三个要素、设计类型、优点及局限性。

（3）简述类实验性研究的主要设计类型。

（4）简述实验性研究与类实验性研究的设计区别。

（5）简述常用的非实验性研究的设计类型。

（6）简述常用的抽样和分组方法。

（7）简述新时代科学家精神的基本内涵。

2. 单项选择题

（1）实验性研究和非实验性研究的根本区别是

A. 是否设立对照

B. 是否随机分组

C. 是否随机取样

D. 有无干预

E. 是否采用盲法

（2）将符合纳入与排除标准的2型糖尿病患者纳入研究后做基线调查（一般资料和服药依从性），再对其进行健康教育干预，比较干预前后服药依从性的差别，此种研究设计属于

A. 组间对照

B. 自身对照

C. 配对对照

D. 历史性对照

E. 随机对照

（3）为了解糖尿病患者饮食知识掌握现状，可采用的研究设计类型是

A. 描述性研究

B. 实验性研究

C. 队列研究

D. 病例对照研究

E. 类实验性研究

（4）抽样误差最小的一种抽样方法是

A. 系统抽样

B. 整群抽样

C. 分层抽样

D. 单纯随机抽样

E. 方便抽样

（5）关于样本含量估计描述不妥的是

A. 检验水准α值越小，所需样本含量越大

B. 容许误差越大，样本含量越大

C. 总体标准差σ的估计值越大，所需样本含量越大

D. 多组设计时，各组间的样本含量最好相等

E. 双侧检验所需样本含量较大

答案：D B A C B

3. 案例分析

（1）请阅读"190例农村老年高血压患者治疗依从性影响因素的分析"的摘要，回答以下问题。

1）请指出该文的研究设计类型。

2）请指出该文的研究对象、样本量和抽样方法。

【摘要】目的：了解农村地区老年高血压患者治疗依从性的水平及其相关影响因素，为制定干预措施提供依据。方法：采用便利抽样的方法，使用一般资料调查表、高血压治疗依从性量表、高血压治疗态度与信念量表对190名农村老年高血压患者进行调查，应用SPSS 17.0统计软件进行数据的分析。通过检验筛选相关因素，进行多因素Logistic回归分析得到影响高血压患者治疗依从性的因素。结果：老年高血压患者的治疗依从性总均分为（85.16±9.40）分，占问卷总分的68.128%，农村老年高血压患者整体治疗依从性水平较低，与年龄、高血压病程、服药时间及高血压治疗的态度与信念等有关（$P<0.05$）。结论：农村社区医务人员应该对患者进行有针对性的健康教育，并选择个体化治疗方案，提高其治疗依从性。

（2）请阅读题为"多元化教学方法提高急诊护士专业实践能力的实践"一文的摘要，回答以下问题。

1）请指出该文的研究设计类型。并指出该研究设计的具体对照方案。

2）指出该文的研究对象和样本量；是否设立对照组；自变量和因变量。

【摘要】目的：评价多元化教学方法在培养急诊护士专业实践能力中的应用效果。方法：采用便利取样法选取北京市某三级甲等医院81名急诊护士为研究对象。应用多元化教学方法进行培训，培训前、后进行专业实践能力水平考核及专业实践能力自评调查，同时培训后结合半结构式访谈，评价多元化教学培训效果。结果：① 多元化教学培训后，专业实践能力考核得分由（64.05±14.87）分提高至（82.99±10.34）分，差异具有统计学意义（$P<0.01$）；专业实践能力自评得分由（3.98±0.60）分提高至（4.18±0.62）分，差异具有统计学意义（$P<0.05$）。② 在干预后，对9名研究对象进行半结构式访谈，得到3个主题：多元化教学方法可提高急诊护士参与专业实践能力培训的积极性；多元化教学方法可提高急诊护士对专业知识、技能的理解与掌握；多元化教学方法应持续开展并拓展至其他急诊护理教学领域。结论：多元化教学方法在培养急诊护士专业实践能力中起到积极作用，弥补传统授课的

不足，可作为急诊临床护理教学方法持续开展。

4. 科研案例

近年来，孤独症谱系障碍（autism spectrum disorder，ASD）发病率呈急剧上升趋势，最新数据表明我国ASD发病率已占全国儿童精神疾病的首位。既往对孤独症儿童更为关注的是社交和行为障碍两大症状的康复，社会融入问题在孤独症儿童中鲜少受到关注。有效的社会融入对孤独症儿童及其家庭普遍遭遇的社会排斥和社会孤立等问题具有保护作用，可以促进个体社交技能的发展，并有助于疾病的康复。社会融入已成为精神障碍人士健康的一个重要决定因素。为此，如果想要了解孤独症儿童的社会融入现状及影响因素，为促进其实现社会适应提供理论依据。

请回答如下问题：

1. 如何对该研究进行设计？
2. 该研究中研究对象的总体和样本分别是什么？
3. 该研究如何选择样本？样本含量是多少？
4. 该研究中自变量、因变量和可能的混杂变量分别是什么？
5. 该研究可能采用什么观察指标，分别应用什么研究工具？

第五章　　**护理研究的质量控制**

学习目标

知识目标	1. 掌握　偏倚产生的原因、类型及控制方法。
	2. 熟悉　误差、偏倚、依从性的概念；不依从的产生原因及表现。
	3. 了解　误差的分类、来源。
能力目标	能根据具体的护理研究问题进行严格的质量控制。
素质目标	具有严谨、创新、求实的科学思维和探索精神。

🔔 **问题与思考**

据《中国2型糖尿病防治指南（2020年版）》显示，中国60岁以上糖尿病患者的占比逐年增加，2000年为10%，2008年为12%，2017年增加到17.3%，60岁以上的老年人群糖尿病患病率均接近或超过20%。糖尿病具有病程长、并发症多、健康危害严重和医疗费用高等特点，给家庭与社会带来沉重的负担。为预防糖尿病急性并发症、降低长期并发症风险、提高患者生活质量，护士小李拟设计老年2型糖尿病患者自我健康管理研究项目，提出了研究假设"同伴支持教育可提高老年2型糖尿病患者自我管理水平"。

思考：

1. 该研究项目实施过程中可能存在哪些误差？

2. 在研究设计、实施等各个阶段要如何进行偏倚控制？

科研质量的控制直接影响科学研究的成败。在科研选题、设计、收集资料、整理及分析资料等整个科研过程中，涉及各种影响科研质量的因素。如何认识、分析影响科研质量的因素，避免或排除对研究工作的干扰，确保研究结果的真实与可靠十分重要。因此，必须注重护理研究的质量控制。本章重点说明量性研究的质量控制，质性研究的质量控制见本书第八章。

第一节　概述

在护理研究过程中，由于研究对象个体差异、内外因素的影响、样本的限制以及研究者的认识能力和测量技术的局限性，可能影响研究的质量。如果研究者没有意识到这种误差的存在，并进行针对性控制，即使结果分析具有统计学意义，也会被视为不科学。

一、护理研究质量控制的主要影响因素

在各类型临床护理科研工作中，存在研究结果可重复性低、实用性差的问题，其中一个重要原因是研究工作中存在偏倚。偏倚可发生在研究的各个阶段，包括研究设计、实施、资料分析等方面，是影响研究质量的主要因素之一。此外，研究结果的真实性和可靠性还受研究对象、课题实施及参与人员等因素的干扰。患者或研究对象的依从性是常见的重要影响因素之一。

二、护理研究质量控制的环节

护理研究的各个阶段都存在一些因素会影响研究的质量。在设计阶段，如果没有准确定义暴露因素，对研究对象的入组标准、配对原则、抽样方法等控制不严格，容易出现信息偏倚或混杂偏倚。在研究的初始阶段，如果对研究对象的确定、诊断标准、选取方法等不正确，可能会导致入选的研究对象与目标人群存在系统差异，或由于实验组与对照组的研究对象不均衡而产生选择偏倚。在资料收集过程中，研究对象的失访或无应答也可能会造成研究偏倚。信息偏倚主要来自资料收集过程中的不正确信息，需要在研究的不同阶段控制和消除可能影响信息准确性的各种因素。研究者应该熟悉临床研究的每个阶段质量控制的影响因素，并尽可能地加以控制，以确保研究结果的真实性和可靠性。

第二节　误差的控制

测量是人类认识事物本质不可缺少的手段，通过测量能使人们对事物获得定量的概念和发现事物的规律性。由于实验方法和实验设备的不完善，周围环境的影响，以及人的观察力、测量程序等限制，实验观测值和真值之间总是存在一定的差异，即误差。误差在医学研究中有的表现明显，有的表现隐蔽。因此，需要研究者熟悉误差的种类及控制的方法，以保证研究结论的正确及可靠。

一、误差的概念

误差（error）是指事物某一特征的度量值偏离真实值的部分，即测定值与真实值之差，样本统计量与总体参数之差（图5-1）。

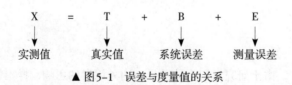

▲ 图5-1　误差与度量值的关系

二、误差的分类与控制

根据误差的性质和产生的原因，一般分为系统误差、随机测量误差、抽样误差和过失误差。

（一）系统误差

1. 系统误差（systematic error） 是指在测量和实验中由未发觉或未确认的因素所引起的误差，而这些因素影响结果永远朝一个方向偏移，其大小及符号在同一组实验测定中完全相同（使测量结果系统地偏离真值）。实验条件一经确定，系统误差就获得一个客观上的恒定值。当改变实验条件时，就能发现系统误差的变化规律。系统误差产生原因往往是可知的或可掌握的，例如，测量仪器不精确，如刻度不准、仪表零点未校正或标准表本身存在偏差等；周围环境的改变，如温度、压力、湿度等偏离校准值；实验人员的习惯和偏向，如读数偏高或偏低等引起的误差。即系统误差产生的原因往往可知，有固定的大小和方向，可通过采取一定的方法消除。

2. 控制方法 从误差产生的具体来源来消除或控制系统误差，可以通过周密的实验设计、严格的技术措施、科学的数据管理、严谨的工作态度与作风等，将系统误差消除或控制在最小容许范围内。值得注意的是，任何系统误差的消除都是相对的。

例5-1： 研究体重指数与甲状腺功能减退症的因果关系时，研究者通过对测量仪器如体重秤和身高尺等的严格校准从而控制系统误差。

（二）随机测量误差

1. 随机测量误差（random measurement error） 是指在已消除系统误差的一切量值的观测中，所测数据仍在末一位或末两位数字上有差别，且它们的绝对值和符号的变化，时大时小，时正时负，没有确定的规律，这类误差亦称偶然误差。

2. 控制方法 由于随机测量误差产生的原因不明，因而无法完全控制和补偿。但是，倘若对某一量值作足够多次的等精度测量后，就会发现随机测量误差服从统计规律，误差的大小或正负由概率决定。因此，随着测量次数的增加，随机误差的算术平均值趋近于零，所以多次测量结果的算术平均值将更接近于真值，即当测定次数足够多时，这种误差可以相互抵消或减少。

例5-2： 在开展自测血压对高血压患者血压管理的研究中，研究者为了控制随机测量误差，连续收集患者同一时间段的3次血压测量值，取3次血压均值进行记录。

（三）抽样误差

1. 抽样误差（sample error） 是指由于抽样造成的样本指标与总体指标之间及各样本指标之间的差异，属于随机误差。抽样误差与测量的优劣没有必然的联系，进行信度和效度分析时，可以忽略抽样误差。

2. 控制方法 抽样误差是不可避免的，但可以通过控制而减少。例如，针对调查对象的性质、特点及所具备的具体条件，采用合适的抽样方法，抽取必要数目的样本单位，就可以把抽样误差控制在最小范围内，使调查结果的准确程度与精确程度符合要求。

例5-3：　　某研究者在开展某三甲医院实习护生就业焦虑现状的调查时，为控制抽样误差，采用随机数字表法进行随机抽样。

（四）过失误差

1. 过失误差（gross error） 是在研究过程中，由于研究人员偶然失误造成的误差。例如，研究人员粗心大意、过度疲劳等因素导致抄错数字、点错小数点、写错单位、操作不正确等。

2. 控制方法 此类误差无规则可循，只要研究人员加强责任感、多方警惕、细心操作，在研究过程中加强质量控制，对关键数据和操作进行双人核对等，过失误差是可以避免的。

> **相关链接** ｜ **做好护理研究质量控制，助推护理高质量发展**
>
> 《全国护理事业发展规划（2021—2025年）》的主要任务之一是加强护理学科建设，推动护理高质量发展。开展高质量的护理研究是推动护理学科发展的重要举措之一，而做好研究各环节的质量控制是保障研究结果可靠、科学和真实的前提，也是确保高质量护理研究的前提。因此，护理研究人员必须严格控制研究过程中的取样、实验、数据分析等所有环节，确保研究结果的可信度和有效性，来不得半点马虎，容不得半点"差不多"思想，要以更加昂扬的精神状态和奋斗姿态，努力推动护理高质量发展。

第三节　偏倚的控制

偏倚可发生在研究的各个阶段，包括研究设计、实施、数据分析等方面，是影响研究质量的主要因素之一。偏倚的存在将影响研究结果的真实性和可靠性，如果在临床科研工作中未采取必要措施控制偏倚，将会得到错误的结论，导致研究工作的失败。

一、偏倚产生的原因

在护理研究的各个环节可以出现由各种原因引起的偏倚，这种偏倚可能是由于观察者或研究对象的主观原因造成，也可能是由于研究者对某些因素缺乏了解而无意地引起，主要原因如下：

1. 当研究者对某项研究寄予很大的成功希望时，可能会有意无意地选择理想的患者进入实验组，而选用与实验组患者病情不太一致的病例作为对照组。

2. 研究者可能会更加精心地护理和照顾实验组，从而得到来自患者更好的合作和反应。

3. 在评估研究效果时，研究者可能过分关注实验组的任何微小变化，并将其记录下来，或在分析结果资料时，特别关注实验组的微小变化，甚至夸大其影响。然而，对于对照组中出现的类似微小变化，可能会被忽视。

这些来自研究者主观愿望和对新疗法的期望，都有可能非客观地评价新疗法的效果。

二、偏倚的类型及控制

某一研究（观察）结果与它的真值之间出现了某种差值，这种差异的现象或结果，称为偏倚（bias）。偏倚使研究或推论过程中的结果系统地偏离其真实值，属于系统误差，这种差异具有方向性，它可以发生在高于真值的方向，也可以发生在低于真值的方向。包括选择偏倚、信息偏倚和混杂偏倚三类。

（一）选择偏倚

1. 概念　由于研究一般不可能包括所有的患病或暴露个体，所以必须选取样本来进行研究。选择偏倚（selection bias）是在研究对象的选取过程中，由于选取方式不当，导致入选对象与未入选对象之间存在系统差异。

例5-4：　　　　某研究者在探讨某新型降压药对高血压患者血压控制的疗效时，为了确保新药的血压控制效果更好，有意将治疗依从性好的患者纳入实验组。

------

2. 种类　选择偏倚主要产生于研究的设计阶段，也可产生于资料收集过程中的失访或无应答。研究设计上的缺陷是选择偏倚的主要来源，在确定研究对象时表现得最为突出。常见的情况是在研究开始时实验组和对照组就存在除诊疗措施之外的差异而缺乏可比性。常见的选择偏倚有下面几种。

（1）入院率偏倚（admission rate bias）：又称伯克森偏倚（Berkson bias），指由于各种疾病的患者因疾病的严重程度、就医条件、对疾病的认识水平等因素差异而出现不同就医水平的现象，使得以医院患者为对象进行研究时产生偏倚。

例5-5：　　　　某研究者在研究某A疾病与因素X的关系时，以B疾病患者为对照，由于A疾病、B疾病暴露于因素X的住院率不同，导致从医院所得的样本不能反映人群中病例和对照人群的实际暴露情况，而错误地估计暴露与疾病间的联系。

（2）检出征候偏倚（detection signal bias）：指选择病例时，部分病例因为某种与所研究疾病无关的症状或体征而就医，从而提高了所研究疾病的发现机会而产生偏倚。

例5-6：　　　　某研究者在研究雌激素与子宫内膜癌的关系中，因为服用雌激素导致绝经期妇女子宫出血而增加子宫内膜癌的发现机会，而错误地推断服用雌激素与子宫内膜癌的发生有关。

（3）现患病例-新发病例偏倚（prevalence-incidence bias）：又称奈曼偏倚（Neyman bias），是指因现患病例与新病例的构成不同，只研究典型病例而排除轻症或非典型病例以及现患病例暴露

状态发生改变而导致的偏倚。这种偏倚在临床研究中最为常见。

例5-7： 在以医院的病例对照研究中，选择冠心病心肌梗死的预后作为结局指标。由于急性心肌梗死发作后，部分病例在送到医院前发生死亡，常未被纳入研究；而部分轻症病例，发作后经一般医疗机构治疗得救，或有些病例是无痛发作，经检查才发现，这类病例都可能被排除在研究之外，从而影响了对心肌梗死预后研究的判定，产生奈曼偏倚。

（4）无应答偏倚（non-respondent bias）：是指研究对象因各种原因对研究的内容不予回答而产生的偏倚。无应答的原因是多种多样的，由于无应答研究对象的存在，使得从应答者中研究出的结论并不能反映研究因素与疾病的真实联系，除非可以了解到无应答者在某些重要的特征或暴露上与应答者没有差异。此外，失访也可以认为是一种特殊的无应答，被称为失访偏倚（loss to follow-up bias），因研究对象未能按计划被随访，造成研究样本的选择偏倚。一般而言，在一项研究中应答率最低要在80%以上，否则会产生严重的偏倚。

例5-8： 在开展社区老年2型糖尿病肾病患者防治知识知晓率的调查中，招募了200例患者，仅125例被调查者完成了问卷。可能由于被调查者高龄不理解研究目的或不能正确理解研究内容等而产生无应答偏倚。

（5）易感性偏倚（susceptibility bias）：研究对象是否发生疾病不仅与暴露有关，还与其自身对暴露的易感性有关。由于各比较组研究对象的易感性不同而产生的偏倚称之为易感性偏倚，这类偏倚在传染病研究或职业毒物危害研究中最为常见，例如，健康工人效应（healthy worker effect）。近年来的分子生物学研究也表明，个体之间对疾病的易感性存在着较大差异，因此在研究中应当注意这种差异的影响，在确定研究对象时避免这种偏倚。

（6）时间效应偏倚（time effect bias）：对于肿瘤、冠心病等慢性病，从开始暴露于内外危险因素到发病有一个漫长的发病过程，因此，在研究中如果将暴露后即将发病的人或已经出现早期病变但尚未能检出的人作为非病例，就可能引起这种偏倚。

（7）志愿者偏倚（volunteer bias）：一般来说，志愿参加研究者与非志愿参加者在关心健康、注意饮食卫生及营养食疗、禁烟禁酒、坚持锻炼等方面有系统差异。由于志愿者通常被入选为观察对象，而非志愿者常被排除在外，故这样的观察或研究结果会存在选择偏倚。

3. 选择偏倚的控制

（1）研究设计阶段

1）抽样方法：制定科学可行的随机抽样方案，避免由随意抽样、偶然抽样或主观故意选择所致的偏倚。

2）限制：制定合适、清楚的研究对象纳入和排除标准，可以限制选择条件，有利于准确确定研究对象。

例5-9：　　　　　某研究者在对某种新型的糖尿病患者健康教育方式效果进行评价时，采用新发首诊患者为病例组，而对照组未界定患者入组标准，既往有糖尿病史的患者也可入对照组，则患者的以往糖尿病知识和技能无疑会影响该新型教育方式效果的评价，从而可能对该教育方式的效果做出错误的评价。

3）对照：采用多种对照，提高对照人群的代表性，可通过比较不同对照组的结果以判断是否存在选择偏倚。由于不同对照组发生相同程度选择偏倚的可能性较小，因此当不同对照组所获结果无明显差异时，可以认为可能不存在选择偏倚。

4）充分了解不同研究设计类型可能出现的偏倚：① 病例对照研究，病例组和对照组应来自同一总体人群；忌根据暴露状态来选择病例组和对照组；尽量采用社区病例与社区对照；在病例对照研究中尽量选择新发病例。如研究疾病的危险因素时应注意病例的暴露状态是否发生改变。② 回顾性队列研究，忌根据结局来选择暴露人群和非暴露人群。③ 实验性研究，通过随机分组和盲法来避免研究对象和研究者的主观选择。

（2）资料收集阶段：在资料收集过程中，研究对象的失访或无应答也可造成研究偏倚的产生，可通过以下措施提高资料收集阶段的应答率，减少失访和无应答。

1）开展研究前制定详细的资料收集方案及具体的调查用语，对调查员进行科学、规范的培训，从而保证调查员实地调查时的同质性。

2）通过预调查提高问卷的可操作性。

3）研究者要定期质量控制，若发生无应答，要分析无应答的原因并采取补救措施，同时评估其对研究结果的影响，以对研究结果做出正确的估计。

（3）资料整理分析阶段：当研究无应答率过高时，一般当无应答率超过10%时，需比较参与者与无应答者的人口学特征、社会经济特征等。

（二）信息偏倚

1. 概念　信息偏倚（information bias）又称测量偏倚（measurement bias）或观察偏倚（observation bias）。研究对象选取后，要进行信息采集（测量观察），信息偏倚是指由于测量或资料收集方法的问题，使得获取的资料存在系统误差。如调查研究中使用的量表效度较差。

2. 种类　测量方法的缺陷，如诊断标准不明确或资料的缺失遗漏等是信息偏倚的主要来源。常见的信息偏倚有以下几类：

（1）诊断怀疑偏倚（diagnostic suspicion bias）：研究者事先了解研究对象的某些情况，如服用某种药物或具有某种已知的暴露因素，因而在研究过程中更加仔细地寻找某种结果，而忽视不具备这些情况的研究对象，从而产生偏倚。在诊断亚临床病例或鉴别是否为药物副作用时常发生诊断怀疑偏倚。临床上有关特殊检查的研究者，如放射科医生、病理科医生，其对结果的解释，在很大程度上受他们已知的临床情况的影响，而对某种不太肯定的现象，做出符合临床诊断的解释，称为期望偏倚。

（2）暴露怀疑偏倚（exposure suspicion bias）：暴露怀疑偏倚发生于研究者事先知道研究对象患有某种疾病，在资料收集过程中会对患病者比对未患病者更仔细收集暴露因素，从而产生偏倚。当研究者对可疑的致病因素与某种疾病的关联有主观的见解时，最容易产生这类偏倚。如对于制鞋工人的血液病，研究者多倾向于是职业危害致病。

（3）回忆偏倚（recall bias）：研究对象在回忆过去的暴露史或经历时，由于记忆失真或回忆不完整，使其准确性或完整性与真实情况间存在系统误差而导致的偏倚。

例5-10：　　　在一项有关乳腺癌和围生期特征关系的病例对照研究中，研究者以患有和未患有乳腺癌的护士为研究对象，询问其母亲当年的妊娠分娩史，结果发现有关该次妊娠期间的服药史与当年记录的符合率低于40%，而新生儿体重和新生儿评分的符合率较高，接近80%，而且这些护士的母亲其应答准确性还受到孕产次、年龄、文化程度等多种因素的影响。可见，在病因与危险因素的病例对照研究中，询问的发病因素与结果，与研究时的间隔时间长短有关，间隔时间越长，越易产生回忆偏倚。

（4）报告偏倚（reporting bias）：又称说谎偏倚（lie bias），研究对象有选择地披露或回避既往疾病史的某些信息而导致的偏倚。当暴露因素涉及生活方式或隐私，如饮酒、收入水平、婚姻生育史和性行为时，被研究对象由于种种原因而隐瞒或编造有关信息，从而影响所提供信息的准确性，导致报告偏倚的发生。

例5-11：　　　在调查生活方式对老年2型糖尿病患者血糖管理的影响时，患者可能出于个人原因而选择隐瞒其饮酒史，导致报告偏倚，从而影响研究结果的准确性。

（5）测量偏倚（measurement bias）：由于研究中所使用的仪器、设备、试剂、方法和条件不精良、不标准、不统一，或研究指标设定不合理、数据记录不完整等，造成研究结果系统地偏离其真值的现象称为测量偏倚。

3. 信息偏倚的控制

（1）研究设计阶段

1）制定明确的研究方案：① 应对各种暴露因素做出严格、客观、可操作的定义；② 设计统一的调查表，调查内容或指标力求量化和标准化；③ 对于疾病有统一明确的诊断标准。例如，在观察疾病的结局时，由于疾病结局的多样性，结局指标可能不够清晰，导致研究者在评估疾病结局时存在评价标准不统一的问题，从而影响评价效果。

2）制定严格的资料收集方法：① 研究者要向研究对象清楚地解释研究的目的、意义和要求，以得到其支持和配合，从而获取如实、客观的信息；② 对收集资料的人员要进行统一培训和考核，使其了解研究内容的含义，统一收集资料的方法和技巧；③ 研究者要设立资料质量控制程序，还要定期检查资料的质量。

（2）资料收集阶段：信息偏倚主要来自资料收集过程中的不正确信息，控制信息偏倚是在研究的不同阶段控制和消除影响信息准确性的各种因素。

1）尽可能避免回忆偏倚：为避免在资料收集阶段产生回忆偏倚，可采用一些调查技巧。研究者可以考虑同一内容以不同的方式进行重复询问，以帮助研究对象回忆并检验其应答的可靠性，如提供相关因素的形象照片，可以帮助其更好地回忆。

2）研究中尽可能采用"盲法"：盲法原则是消除测量偏倚的有效方法，因此，在收集资料的过程中，应尽可能采用"盲法"以消除主观因素对研究结果的影响。根据条件允许情况，可以采用"单盲""双盲""三盲"的实验方法，但需要注意其伦理学的可行性。若研究者偏好某项干预方法时，可能会导致观察结果偏向有利的一方，从而存在报告偏倚。

3）保持资料收集情境的相对稳定：有些资料需多次收集，应尽量保持研究的外部环境以及所使用的各种仪器、试剂、检测或调查方法的标准相对稳定。尤其是针对容易受到外部环境、测量时间等因素影响的变量，如不同时间点的血压值、血糖值等。

4）注意指标选择的科学性：在不能使用"盲法"收集信息的研究中，应尽可能采用客观指标收集信息，采用金标准进行分类判断。

5）注意调查技巧的合理使用：① 研究人员要保持科学、客观、中立的态度进行资料的收集，避免诱导式提问，以免研究对象受影响而做出不真实的回答；② 通过询问方式收集资料时，则尽可能采用封闭式问题提问；③ 对于敏感性问题的提问，要注意提问的技巧及方法。

（三）混杂偏倚

1. 概念　混杂偏倚是指在估计暴露因素与疾病发生的关联程度时受到其他因素影响，从而歪曲了所研究因素与疾病的真实联系。导致混杂偏倚产生的因素称为混杂因素，它是疾病的危险或保护因素，并与研究的暴露因素相关。混杂本来的含义是"混合掺杂（mixing together）"，这里指暴露因素对疾病的独立效应与混杂因素的效应混合，从而产生暴露因素效应的估计偏倚。在研究中，由于一个或多个外来因素的存在，掩盖或夸大了研究因素与疾病的联系，从而部分或全部歪曲两者间的真实联系，称之为混杂偏倚（confounding bias）或混杂（confounding）。引起混杂的因素称为混杂因子（confounder）。

2. 混杂因子的特点　必须与所研究的疾病的发生有关，是疾病的危险因素之一；必须与所研究的暴露因素有关，但不是暴露因素作用的结果；必须不是研究因素与疾病病因链上的中间环节或中间步骤。混杂因子如果在所比较的各组分布不均，就可能导致混杂偏倚的发生。

例5-12：　一项长期服用维生素E能否减少心肌梗死危险的队列研究，结果如表5-1所示。

▼ 表5-1　长期服用维生素E与心肌梗死队列研究

	心肌梗死	
	+	−
长期服用维生素E	400	600
不服用维生素E	600	400
		$RR=0.67$

结果显示长期服用维生素 E 者心肌梗死的危险度较小，但对吸烟的情况进行调查后发现长期服用维生素 E 与不长期服用维生素 E 的人群相比，吸烟率存在差异（表5-2）。

▼ 表5-2　长期服用维生素 E 人群中吸烟情况

	吸烟	不吸烟
长期服用维生素 E	270	730
不服用维生素 E	880	120

由于吸烟同时是心肌梗死的危险因素，按是否吸烟对服用维生素 E 与心肌梗死的关系进行分层分析（表5-3），结果发现长期服用维生素 E 并无减少心肌梗死危险的作用，提示吸烟是一个混杂因素。

▼ 表5-3　长期服用维生素 E 与心肌梗死按是否吸烟的分层分析

	吸烟组心肌梗死		不吸烟组心肌梗死	
	+	−	+	−
长期服用维生素 E	240	30	160	570
不服用维生素 E	5 805	300	20	100
	$RR=1.35$		$RR=1.32$	

3. 混杂偏倚的识别　对混杂偏倚的识别可以根据混杂偏倚产生的机制，结合专业知识，并运用定量分析的方法进行判断。识别混杂偏倚的方法有下面三种：

（1）根据专业知识提出研究中可能存在的混杂因子：常见的混杂因子分为两类，一类是人口统计学指标，如年龄、性别、种族、职业、经济收入、文化程度等；另一类是除研究因素以外的危险因素，如研究氡气与肺癌关系时，吸烟是一个可能的混杂因素。

（2）利用分层分析进行判断：整理如表5-4的资料，在未分层的资料中用 cRR 来描述 E 与 D 的联系强度，此时的 cRR 未考虑混杂因子的作用。假定在此研究中，存在一个可疑混杂因子 F，则 cRR 含有被混杂因子 F 的效应在内。为了去除因子 F 的作用，对是否有因子 F 进行分层，然后对各层的 E 与 D 的联系进行考察，按一般的逻辑，如果可疑混杂因素 F 不起作用，那么分层前后的效应值应是一致的。因此，可以通过对分层前后的 RR 值的比较来判断是否存在混杂。

▼ 表5-4　混杂因子的分层分析（示意）

	分层前			分层一			分层二	
	D（+）	D（−）		D（+）	D（−）		D（+）	D（−）
E（+）	a	b	E（+）	a_1	b_1	E（+）	a_2	b_2
E（−）	c	d	E（−）	c_1	d_1	E（−）	c_2	d_2
	cRR（有 F）			aRR_1（无 F）			aRR_2（无 F）	

例5-13: 以例5-12来说，分层前的 $cRR = 0.67$，按吸烟与否分层后的 $aRR_1 = 1.35$、$aRR_2 = 1.32$；分层前后的 RR 值不等，且分层后各层的 RR 值相近，可以认为混杂偏倚的存在，吸烟在该研究中是一个混杂因子。

总体来说，当外来因素符合混杂因素的基本特点，且在各比较组中分布不均衡时，高度怀疑其为混杂因子，当 cRR（cOR）≠ 分层后的 aRR_i（aOR_i），各分层 RR_i（OR_i）相等或相近，则混杂偏倚存在。

但外来因素的作用并非仅为混杂，cRR（cOR）≠ 分层后的 aRR_i（aOR_i），也可以是由于因素间的交互作用所致。在 cRR（cOR）≠ 分层后的 aRR_i（aOR_i）的情况下，理论上，当样本足够大时，如各分层的 RR_i（OR_i）相等，则主要是混杂所致；如果分层的 RR_i（OR_i）不等，则以因素间的交互作用为主。

（3）多元分析模型：当分层分析由于分层较细或样本量较小无法进行时，可以考虑采用多元分析模型进行分析。与分层分析方法相比，运用 Logistic 回归模型可以充分利用资料中的信息，特别是混杂因素较多，需要分层数目较大，而总样本量不是很大时，Logistic 回归模型可以在计算机软件中简单实现。因此在研究分析阶段控制混杂的影响应该更多地考虑采用多元分析方法。

4. 混杂偏倚的控制

（1）研究设计阶段

1）对研究对象进行限制：指对研究对象的选择条件加以限制。如已知吸烟是冠心病的危险因素，在研究饮酒与冠心病的关系时，应排除吸烟者。在病例来源广泛时，采用限制的方法最为方便，但这种方法只能针对最重要的混杂因子，且不能研究混杂因素与暴露因素间的交互作用。

例5-14: 在服用避孕药与心肌梗死关系的研究中，研究者考虑到年龄是混杂因素，而只选取35~44岁年龄段的妇女进入研究。

2）配比：是较常用的控制混杂因素的方法。采用个体配比或频数配比的方法使可能的混杂因素在各比较组中分布均衡，从而达到控制混杂的目的。配比的因素过多可能会导致配比过度的情况，并且增加工作的难度。

3）随机化分组：随机化分组的优点是确保研究结果有良好的可比性，并有助于保持组间重要特征研究基线的一致性，从而保证研究结果的可比性。

（2）资料收集阶段

1）分层抽样：进行人群调查时，首先可以按照可能的混杂因素进行分层，然后在各层内进行随机抽样，可以较好地控制混杂。

例5-15: 某研究者在调查某地区的护士职业压力情况时，假设该地区有10万名护士，需要2 000名护士参加该研究。研究者最初采用方便抽样，选取平时与其有工作联系的兄弟医院作为样本。然而，后来发现这些医院均处于该地区经济相对发达区域的三甲医院，导致样本的代表性差。因此，研究者改用多阶段抽样方式，利用现有行政区划、组织系统，层层抽选，即市内抽区，区内再抽医院，最后从选中的医院再抽取具体的样本。

2）随机抽样或分配：① 在实验性研究中，将研究对象随机分配到各组中去，可以提高各组的均衡性，使混杂因素在各组间分布均匀；② 对于大样本的研究，采用随机抽样可以使样本对总体的代表性增加，从而增加各组间的均衡性。

（3）资料整理分析阶段

1）分层分析：分层分析是按混杂因素分层后，分别就暴露与疾病的联系进行分析，常采用的方法是Mantal-Hazenszel分层分析方法。该方法的缺点是当因素分层较细或样本量较小时，执行起来十分困难，需要进行层合并，或者直接采用多因素分析方法。

2）标准化法：当不同暴露强度组间混杂因素分布不均匀时，可以采用标准化的方法来调整原来分布的不均衡性，再计算相应的效应值 RR 或 OR。

3）多因素分析方法：可以采用Logistic回归、Cox模型、对数线性模型等方法进行分析。具体做法可以参考相关书籍。

第四节　研究对象的依从性

除了偏倚因素外，研究结果的真实性和可靠性还受到其他因素的干扰，如研究对象、医生、护士等。这些干扰因素对研究的质量可产生较大的影响，关系到研究措施的真实效应以及研究结果的正确评价。研究对象的依从性是其中一个常见的重要影响因素。了解研究对象对医嘱或科研试验措施的执行情况，分析未执行的原因，并研究如何提高其依从性，对研究的质量和结论的准确性具有重要意义。

一、依从性的概念

依从性（compliance）是指患者或研究对象对规定执行的医疗护理或科研的试验措施，其接受和服从的客观行为和程度。在医疗护理过程中，当患者能够忠实地遵循医嘱和护理措施时，表现为依从性好；若患者拒绝接受正确的治疗和护理或不认真执行相应的护理研究措施的行为称不依从或依从性差。

二、依从性的重要性

在科学研究特别是临床医学的研究中，依从性的好坏是影响科研质量的重要因素之一。研究对象是否按照要求完全接受合理的试验性治疗和护理措施，会对研究质量产生较大的影响。因此，每位研究人员应充分认识研究对象良好的依从性对研究质量的重要意义，及时了解并监测研究对象的依从情况，必要时采取措施以提高研究对象的依从性。

三、不依从的主要表现

研究中不依从的表现形式多样，有时不易觉察，主要有以下几种：

1. 受试者拒绝或选择性接受治疗　由于缺乏医学知识，未意识到疾病对自身生活、工作的有害影响，部分患慢性病的受试者，拒绝治疗或不按照医嘱治疗；或部分受试者在症状好转时选择中途停止治疗，当症状再度出现时重新开始治疗。

2. 自行调整治疗护理措施　在研究中，部分受试者自行提高或降低实验措施的强度，或不愿意接受正在执行的治疗护理措施而自行换组。

四、不依从的原因

在临床医疗护理或试验中，不依从的原因主要如下：

1. 患者本身的原因　患者病情较轻或缺乏对疾病的了解而没有求医需要或不愿主动求医；或对疾病的医疗护理缺乏信心而拒绝治疗；其他原因所造成的患者死亡，或因患者搬迁等无法继续按照研究者的治疗方案进行；或由于经济状况导致患者无法继续就医。

2. 医疗护理原因　试验措施过于复杂或观察时间太长，使受试者无法坚持配合；部分医护人员缺乏有效的沟通而影响试验措施的正确实施；或试验实施的过程中未妥善处理伦理的相关要求。

相关链接 | 依从性的测量方法

依从性可根据研究内容选择直接法或间接法进行监测。直接法是衡量依从性最基本的方法，准确性高，但目前直接法在临床上应用尚不普遍，主要由于检测方法不简便或所需费用较高等原因。也可通过面询患者、药片计数、防治效果间接进行监测。

直接询问患者是目前较为常用的评价依从性的方法。直接询问患者可以了解研究对象的依从情况，及时发现问题并改进。询问时需要注意方式、方法和技巧，以获取准确的信息。

药片计数法判断依从性高低，要求医师或药片计数者熟知每位患者的处方药量、服用方法及每次给药的日期。药片计数法在临床实践和科研中是一种较常用的、可行的方法，它比直接询问法简单易行，所得结果也更可靠，能较准确地了解患者的依从性。

研究对象的不依从可以导致防治措施无效，但仅用防治效果衡量依从性也不够全面，因为疾病的防治效果还受到其他因素的影响。

五、提高依从性的方法

在临床医疗护理和科研中，患者的依从性对保证科研工作的质量至关重要，因此，在医疗和科研过程中应努力改善患者的依从性。可从以下几个方面提高患者的依从性，包括使患者充分认识治疗的目的和意义，积极主动接受有效的治疗；医务人员与患者间保持有效的沟通，建立良好的医护患关系，增加患者对治疗方案及措施的信心；各项治疗方案和护理措施力求简化、方便、有效，易于被患者所接受；充分发挥各类支持网络的作用，为患者提供强有力的保障等。

学习小结

1. 在护理研究各阶段均涉及影响科研质量的因素，必须进行质量控制，以确保研究的真实可靠。

2. 在研究设计阶段，选择合适的研究设计方案，制定明确的研究对象纳入和排除标准，制定科学可行的抽样方案，尽量控制选择偏倚和混杂。

3. 在资料收集阶段，要注意提高应答率，改善依从性，可采用盲法收集资料来控制信息偏倚。

4. 在资料分析阶段，可通过科学合理的分析方法来控制混杂因素，从而保证研究结果的真实可靠。

5. 偏倚指某一研究（观察）结果与真值之间出现了某种差值，通常包括选择偏倚、信息偏倚和混杂偏倚三类。

6. 选择偏倚是在研究对象的选取过程中，由于选取方式不当，导致入选对象与未入选对象之间存在系统差异，主要产生于研究的设计阶段，也可产生于资料收集过程中的失访或无应答。

7. 信息偏倚是由于测量或资料收集方法的问题，使得获取的资料存在系统误差，包括诊断怀疑偏倚、暴露怀疑偏倚、回忆偏倚、报告偏倚及测量偏倚。

8. 混杂偏倚是在估计暴露因素与疾病发生的关联程度时受到其他因素影响，从而歪曲了所研究因素与疾病的真实联系。可根据专业知识或利用分层分析进行判断。

9. 依从性是患者或研究对象对规定执行的医疗护理或科研的试验措施，其接受和服从的客观行为和程度，也是影响研究质量的一个重要因素。

（徐朝艳）

复习参考题

1. 简答题
（1）简述偏倚的概念、分类、产生的原因，及其对研究结果的影响。
（2）试述误差的分类及控制方法。
（3）试述研究对象不依从的原因及提高研究对象的依从性的方法。
（4）结合护理研究的不同阶段，试述偏倚的质量控制方法。

2. 单项选择题
（1）下列关于偏倚的说法错误的是
A. 偏倚属于随机误差
B. 偏倚可产生于研究的设计、实施、分析等各个阶段

C. 常见的偏倚有选择偏倚、信息偏倚、混杂偏倚

D. 选择偏倚是由于研究对象与未选入的研究对象在某些特征上存在差异而引起的误差

E. 信息偏倚是在收集信息的过程中由于测量暴露与结局的方法有缺陷而造成的误差

（2）研究对象有意夸大或缩小某些信息而导致的偏倚称

A. 现患－新发病例偏倚

B. 回忆偏倚

C. 暴露怀疑偏倚

D. 报告偏倚

E. 易感性偏倚

（3）某研究者对女性被动吸烟与乳腺癌的关系进行研究，随机选取现患乳腺癌患者300人（年龄40~65岁），同时在健康体检人群中选取同一年龄段并且职业相同的女性400名进行调查。采用这种方法选择样本人群的目的及方法是

A. 控制年龄和职业的混杂偏倚，限制

B. 控制年龄和职业的选择偏倚，限制

C. 控制年龄和职业的混杂偏倚，匹配

D. 控制年龄和职业的选择偏倚，匹配

E. 方便调查，限制纳入标准

（4）有关依从性的说法错误的是

A. 依从性仅限于药物治疗

B. 患者如缺乏依从性可能会干扰临床试验结果

C. 采用缓释或控释制剂给药有利于提高患者的依从性

D. 患者如果对药物治疗缺乏依从性可能会导致药物治疗失败

E. 依从性差的患者有可能会发生药物中毒

（5）在病例对照研究中，由于研究者事先知道研究对象的实际分组，从而对病例组的询问仔细认真，而对对照组的询问则不太认真。研究者认为对照组不需要像病例组那样花费精力认真调查，由此产生的偏倚是

A. 诊断怀疑偏倚

B. 暴露怀疑偏倚

C. 易感性偏倚

D. 伯克森偏倚

E. 测量偏倚

答案：A D A A B

3. 案例分析

李护士拟开展某种新型的一次性使用卫生湿巾对主动脉人工血管置换术患者伤口感染发生率影响的研究。采用便利抽样法，将本科室2022年1~6月收治的行主动脉人工血管置换术的患者作为对照组，术后由责任护士采用传统的床上擦浴方法及常规的护理措施，如备皮、口腔护理、会阴冲洗、床上洗头等进行护理；将2022年7~12月收治的行该手术的患者作为干预组，术后在实施常规护理措施的同时，由专人预防性地在手术前3天至术后7天内使用该新型卫生湿巾对患者进行全身擦浴。李护士已根据研究目标制定了研究对象的纳入和排除标准，按照研究流程进行了相关研究。

思考：

（1）李护士的研究设计是否存在不足之处？可能存在影响研究结果的偏倚有哪些？

（2）在开展该研究的过程中，应如何针对上述的偏倚进行质量控制？

资料的收集

学习目标

知识目标	1. 掌握 常用的资料收集方法；研究工具信度、效度的测量方法。
	2. 熟悉 设计资料收集方案前应考虑的问题；问卷的编制原则、内容及注意事项。
	3. 了解 高质量资料在护理研究中的重要意义。
能力目标	能运用问卷法、访谈法、观察法等收集资料。
素质目标	具有严谨的科研态度和实事求是的科学素养。

🔔 问题与思考

病区护士长为了解护理人员在临床实践工作中的洗手情况，以加强医院感染的控制，采用结构式观察法对86名护士的洗手行为进行现场观察，并请研究对象填写对洗手的认识及实际洗手行为的问卷。结果表明观察法获得护士实际洗手率与自我评价洗手率差异有统计学意义（$P<0.05$）。

思考：

1. 请问上述研究运用了哪些资料收集方法？
2. 这些资料收集方法分别有哪些优点与缺点？

资料收集（data collection）是指从研究对象处获取数据和资料的过程，是科研工作中非常重要的环节，资料的真实性、准确性直接影响科研结果的可靠性。因此，正确的资料收集方法是研究者必须掌握的基本技能。本章主要阐述了护理研究中常用的资料收集方法。

第一节 概述

资料收集是研究步骤中最具挑战性的环节之一。若资料收集方法选择不当，收集的资料可能不完整、不详细或不深入，其研究结论则难以令人信服。护理研究资料收集的常用方法包括问卷法、生物测量法、访谈法、观察法、专家函询法及专家会议法等。

一、资料的来源

广义上讲，资料是指整个研究过程中涉及的各种资料，包括研究开始阶段的申报资料，如课题申报书、开题报告、可行性报告、课题研究方案等；研究实施阶段中收集的各种变量数据、访谈记录等；研究总结阶段的各类总结性资料，如论文、会议记录、总结报告、鉴定意见、推广应用材料等。

根据来源不同，资料可分为一手资料和二手资料。一手资料是指研究者根据研究目的与研究计划，选择合适的方法，如调查、观察、访谈等形式，收集到的新资料。二手资料是指现有的资料，包括期刊论文、病历、档案、会议资料、各种疾病信息登记库等。与一手资料相比，二手资料具有省时、省力、经济的特点，但二手资料可能存在信息不足或者不够准确的风险。

二、常用资料收集方法

护理研究中常用的资料收集方法有问卷法、访谈法、观察法和生物测量法等。其中，访谈法和观察法可分为结构式、半结构式或非结构式。结构式资料收集是按事先设计的结构，如具有良好信度与效度的量表，进行资料收集；非结构式资料收集是提出开放性的内容广泛的问题，让研究对象自由阐述；半结构式资料收集介于结构式与非结构式方法之间，是研究对象按事先设计的提纲围绕一个或几个主题展开阐述。结构式资料的收集通常用于量性研究；非结构式或半结构式资料的收集通常用于质性研究。

三、设计资料收集方案应考虑的问题

（一）研究目的

研究目的决定了所要收集的资料的性质。例如，某研究探讨人生回顾干预对晚期癌症患者生存质量的影响，采用问卷调查法收集干预前后患者的生存质量资料。若研究目的是探索一个新的主题或新领域的内容，则需要深入的、详细的质性资料。例如，某研究探索晚期癌症患者对疾病的感受，可采用个体深入访谈法收集资料。

（二）研究设计

制定详细的研究设计方案，细化研究步骤，是制定收集资料方案的重要环节。研究者进一步分析研究的程序，如"研究对象是什么人群""研究的场所在哪里""在什么时候向研究对象收集资料""研究对象参与多少次""研究对象每次参与多少时间""收集的资料将如何储存与保管"等，可帮助研究者估计资料收集过程可能遇到的困难和制定应对的策略。

（三）研究资源

研究可利用的资源包括人力、物力与财力。人力方面包括研究组成员是否具备资料收集所需的知识与技巧、相关培训资源。物力方面应考虑研究场所是否能提供充足的病例或动物来源、研究所需的设备仪器及材料等。财力上是否有足够的资金支付研究过程所产生的材料费、劳务费、文献检索费、资料费、学术交流费及交通费等。

（四）霍桑效应

霍桑效应是指研究对象若意识到他们正参与某研究，则或多或少地改变自己的行为和反应状态。这种效应会影响资料的真实性和有效性，尤其是评价项目实施效果的干预性研究。但若不让研究对象知情参与研究，则会违背科研伦理原则。当这一矛盾不可避免时，研究人员的培训，特别是研究人员中性且不加评判的态度、资料收集方法与技巧的训练尤为关键。

> **相关链接** | **霍桑效应**
>
> 霍桑效应起源于1924年至1933年间的一系列实验研究。在该研究中，选定了6名女工作为研究对象，试图通过改善工作环境和条件等外在因素来找到提高劳动生产率的方法。但是令研究人员奇怪地是，无论怎么样改变外在因素，6名女工的生产效率一直保持上升趋势，后来意识到是实验中的6名女工被单独抽出作为研究对象，她们自身意识到自己是被关注的群体，这种外加的关注导致了自我关注并最终改变了她们的生产行为，这就是"霍桑效应"。

第二节　问卷法

问卷法是研究者通过使用问卷或量表向研究对象获取研究所需的资料的方法。问卷法所使用研究工具可以是成熟的量表，也可以是自行设计的问卷。成熟的量表经过严格的信效度检验和应用，往往形成了常模，应用广泛。自行设计的问卷在结构、条目、格式等则需要更多样本进行验证。

一、问卷与量表的概念

问卷（questionnaire）是研究者围绕研究内容所提出的问题（条目）的集合。问题可以是封闭式，也可以是开放式。常用的问题类型包括选择题、填空题、排序题等。

量表（scale）是由一组封闭问题组成的以评分的方式衡量态度、认识、感受等特征在人群中水平的测量工具。量表根据事物特征的理论基础和问题之间的逻辑关联，按照一定的规则和标准分配数字，是一种将主观的、抽象的特征定量化的工具。量表设计主要就是设计事物主观特征的度量标准。

二、问卷的编制

问卷是由一组问题和相应答案所构成的表格，也称调查表。常用的问题类型包括选择题、填空题、排序题等。在选择研究工具时，首选测量所要研究概念的具有良好信度与效度的问卷。若没有该类问卷，则查询不同文化人群中研究相同概念的研究工具，进行翻译及文化调适以适用于本研究人群。若两者均无，则要根据问卷的编制原则，通过文献检索、专家咨询、深入访谈等方式编制问卷。

（一）问卷编制的原则

1. 目的性   问卷编制要紧紧围绕研究的问题和测量的变量，尽可能做到所收集的正是所需要的资料，既不漏掉一些必要的资料，也不包含一些无关的资料。

2. 反向性   问卷中的问题是在考虑了最终想要得到结果的基础上反推出来的。这种反向原则保证问卷中的每一个问题都不偏离研究目的。在问题提出时，应充分考虑问题的统计分析方法，避免出现无法分析、处理或使处理过程复杂化的问题和答案。

3. 实用性   研究对象的特征会影响其阅读能力、理解力、记忆力和计算能力。问卷的编制应考虑研究对象的职业、文化程度、性别、年龄、疾病诊断等特征，以保证问卷的回收率和调查质量。

（二）问卷编制的步骤

1. 明确问卷编制的框架   根据研究目的与主要研究概念，明确所需要设计的问卷主题。

2. 运用其他问卷的条目   在征得原作者的同意下，从现有的问卷中筛选符合研究目的的条目，借用或修改这些条目以适用于本研究的测量人群或测量目的。现成问卷的条目已经过反复应用和检验，具有较好的信度和效度。

3. 编制新条目   根据研究目的与理论依据，推论出能测评研究概念的条目。通过查阅文献、参考专家意见、访谈相关对象、回顾以往经验等完成新条目的编写。要将尽可能多的条目纳入条目池，以备甄选。

4. 条目排序   一般遵循下列原则：① 把简单易答的问题放在前面，把复杂难答的问题放在后面；② 把能引起调查对象兴趣的问题放在前面，把容易引起他们紧张或产生顾虑的问题放在后面；③ 把研究对象熟悉的问题放在前面，把他们感到生疏的问题放在后面；④ 行为方面的问题放在前面，态度、意见、看法等方面的问题放在后面；⑤ 个人背景资料等特征性问题也属于敏感性内容，一般放在问卷结尾。但当调查的内容不涉及比较敏感的问题，封面信中已做出较好的说明和解释，这一部分问题也可放在量表开头；⑥ 若有开放式问题，则应放在量表的最后。

5. 问卷长度   一般用于成人的问卷，完成时间以不超30分钟为宜；针对儿童的问卷，完成时间以不超过15分钟为宜。问卷太长，容易引起受试者疲劳和厌倦情绪，影响填答的质量和回收率。

6. 文字润饰   问卷总体上要求文字简洁、通俗易懂，尽量避免使用术语。

7. 专家效度验证   邀请该领域专家对问卷初稿进行内容效度评价，找出与研究概念不相关或有点相关的条目，研究者根据专家的意见进行修订。

8. 问卷性能测试   完成问卷的编制后，应通过大样本的测试，并进行项目分析、信度、结构效度的测量，一般每个条目需要5~10个样本进行测试。

（三）问卷的结构和编制方法

尽管实际研究中所应用的问卷各不相同，但是基本都包含封面信、指导语、问题、答案、编码及其他资料。

1. 封面信   封面信是一封致研究对象的指导语，主要包括向研究对象介绍调查的目的、调查单位、调查者的身份、调查的大概内容和过程、调查对象的选取方法、匿名和对结果保密的措施等。目的在于消除研究对象的紧张和顾虑，希望调查对象给予真诚合作。从伦理原则上讲，封面信也是调查对象知情同意权的体现。封面信的语言要简明、中肯，一般200~300字，通常放在问卷的首页。

例6-1:

糖尿病患者生存质量的调查表封面信

我叫×××，是一名内分泌病房的护士，正在开展"糖尿病患者生存质量的调查研究"，研究结果对进一步提高糖尿病患者的护理质量具有重要意义。我们按照随机抽样方法选取了一部分糖尿病患者作为研究对象，您是其中的一位。本调查以无记名方式进行，严格进行保密。您只需花费30分钟时间填写一份自然状况调查表和一份糖尿病患者生存质量调查表，整个过程不会对您及您的家人造成任何伤害。您可以自主决定是否参加研究，也可以在任何时候退出研究，这对您的服务不会造成任何影响。

如果您对研究有任何问题，可与×××女士联系，电话是××××××××。衷心感谢您的参与和合作！

×× 医院

×年×月×日

---

2. 指导语　　指导语是用来指导研究对象填写问卷的解释和说明，对问卷中的一些概念和名词给予通俗易懂的解释，对条目的评分标准加以介绍，有时可以举例说明回答方法。

例6-2:

父母教养方式评价量表指导语

在回答之前，请您认真阅读下面的指导语：父母的教养方式对子女的发展和成长是至关重要的。让您确切回忆小时候父母对您说教的每一个细节是很困难的，但我们每个人都对我们成长过程中父母对待我们的方式有深刻印象。回答这一评价量表就是请您努力回想小时候留下的这些印象。

量表中有很多题目组，每个题目答案均有1、2、3、4四个等级。请您在最适合您父亲或您母亲的等级数字上面画○。每题只准选一个答案。您父亲和母亲对您的教养方式可能是相同的，也可能是不同的。请您实事求是地分别回答。

如果您幼小时候父母不全，可以只回答父亲或母亲一栏。如果是独生子女，没有兄弟姐妹，相关的题目可以不回答。问卷不记名，请您如实回答。

---

3. 问题及答案　　前面的封面信、指导语都是为问题及答案服务的；问题和答案是问卷的主体。

（1）问题的设计

1）问题形式：问卷的问题可分为开放式问题和封闭式问题。开放式问题不预先给出固定答案，让调查对象自由地说出自己的情况和想法。其优点是所得信息较丰富和深入，缺点是资料难于编码和统计分析，且对调查对象的知识水平和文字表达能力有一定要求，填写所花费的时间和精力较多。封闭式问题是针对某一项目提供可能的答案，供调查对象选答的问题。其优点是答案标准化、易回答、省时间、拒答率低、管理和分析方便，尤其当回答者不能用语言表达观点，或问题涉及研究对象较隐私问题时，封闭式问题更有优势。缺点是组建问题及答案有难度，不易发现调查对象回答中的一些偏差。

2）问题类型：根据问题测量的内容，问题分为特征问题、行为问题和态度问题三类。① 特征问题：指用以测量研究对象基本情况的问题，如年龄、性别、职业、文化程度、婚姻状况等，是量表中必不可少的一部分。② 行为问题：用以测量调查对象的行为事件，如吸烟、饮酒、患病、就医等，是了解各种社会现象、社会事件、社会过程的重要工具。通过这类问题，可以掌握某些事物或人群某类行为的历史、现状、程度、范围和特点等多方面情况。特征问题与行为问题统称为事实问题，是有关研究对象的客观事实。③ 态度问题：用以测量研究对象对某一事物的看法、认识、意愿等主观因素，揭示某研究现象产生的原因。由于态度问题往往涉及个人内心深处因素，所以在调查中了解态度问题比了解事实问题获得的信息要困难。

3）问题数量：一份问卷问题的总条目数是由调查内容，样本性质，分析方法，拥有的人力、财力、时间等各种因素来决定。在经费和人员充足，调查内容为回答者熟悉、关心、感兴趣的事物时，能够采取结构式访谈形式，问卷的条目数可以适当增长。反之，当调查的内容是回答者不熟悉、不关心、没有兴趣的事物，采用的又是自填式问卷的方式，研究者的经费相当有限，此时的问卷要尽可能简短。

4）问题顺序：问卷中问题的前后顺序及相互关系既会影响研究对象的回答结果，又会影响调查的顺利进行。问题的顺序安排原则，详见上述问卷的条目编制。

（2）答案设计

1）答案类型：包括无序定性回答、有序定性回答、有序定量回答。

a. 无序定性回答：列出所有可能的答案，供调查对象选择其一划上符号。

例6-3: **无序定性回答方式举例**

性别：男□　女□

婚姻状况：未婚□　同居□　已婚□　分居□　离婚□　丧偶□

---

b. 有序定性回答：列出不同程度的答案，供调查对象选择其一画上符号。问题："您的睡眠好吗？"

例6-4: **有序定性回答方式举例**

答案：很好□　好□　一般□　不好□　很不好□

---

c. 有序定量回答：采用模拟线性评分方法，让调查对象在他们认为适当的线性尺度位置上做出标记。

例6-5: 有序定量回答方式举例

问题："您的睡眠好吗？"

答案：很不好　1 2 3 4 5 6 7 8 9 10　很好

2）答案分级：有些问卷问题采用二分法分级（"是""否"回答），而大多数问卷为多级评分。如果分级太少，量表的敏感性便降低；分级太多，则分级标准不易掌握，影响评定者间的一致性。研究表明，只有受过严格训练的人才能区别11个等级，大多数人对7级以上评分不能进行有效区分。答案通常设计3~7级，以5级最多见。答案进行分级时应注意以下两点。① 穷尽性：即覆盖全面，是指答案包括了所有可能的情况。如文化程度应包括小学及以下、初中、高中或中专、大专及以上，为避免遗漏，常用"其他，请指明"；② 互斥性：即互不相容，指答案相互之间不能交叉重叠或相互包含，对于每个调查对象来说，最多只能有一个答案适合其情况。如文化程度调查，分为小学及以下、中学、高中或中专、大专及以上，就存在交叉重叠问题，影响对结果的分析和判定。

3）答案设计的方式

a. 填空式：即在问题后画一短横线，让调查对象直接在空白处填写。填空式一般只用于那些对回答者来说既容易回答，又容易填写的问题，通常只需填写数字。

请问您家有几口人？ _____ 口

您的年龄多大？ _____ 周岁

b. 是否式：问题的答案只有"是"和"否"两种，回答者根据自己的情况选择其一。

"您是中华护理学会的会员吗？" 是□　否□

c. 多项选择式：给出的答案至少两个，回答者根据自己的情况选择其一。

"参加这个继续教育项目对您来说有多重要？"

相当重要□　很重要□　有些重要□　无所谓□

"人们对妇女绝经后应用雌激素替代疗法有不同的见解，以下哪项更能代表您的观点？"

激素替代疗法太危险，应该被全面禁止。　　　　　　　　　□

激素替代疗法也许有一些副作用，故应谨慎应用。　　　　　□

这个问题我还不确定。　　　　　　　　　　　　　　　　　□

激素替代疗法效果很好，值得应用。　　　　　　　　　　　□

d. 排序式：有些提问是为了了解回答者对某些事情重要性的看法，答案列出需要考虑的相关事情，让回答者排序。

如："现实生活中人们价值观不同，以下为一些人们通常认为有价值的事情，请按照您所认为的重要程度从1（最重要）排到6（最不重要）。"

□事业和成功

□家庭关系

□友谊和社会交往

□健康

□休闲和轻松

□金钱

e. 表格式：即将同一类型的若干问题集中在一起，构成一个问题的表达方式。

如："以下列出了护理人员的一些专业素质，不同人观点不同，您认为各种素质对您的重要性如何？请在每一行适当的格中打√"。

专业素养	非常重要	重要	一般	不重要	非常不重要
服务态度					
专业技能					
管理能力					
沟通交流能力					
健康教育能力					
科研能力					
……					

f. 语义差别式：即用形容词的两个极端分别代表回答者对某事物的看法。

如："您对护理人员的角色是如何看待的？请在您认为合适的位置上画√"。

胜任的　　　　　1　2　3　4　5　6　7　　不胜任的

无价值的　　　　1　2　3　4　5　6　7　　有价值的

重要的　　　　　1　2　3　4　5　6　7　　不重要的

令人愉快的　　　1　2　3　4　5　6　7　　令人不愉快的

坏的　　　　　　1　2　3　4　5　6　7　　好的

冷酷的　　　　　1　2　3　4　5　6　7　　温暖的

g. Likert形式：Likert量表为最常用的态度测量方法，以社会心理学家Renis Likert命名，其答案是对某个观点的陈述，回答者要表明其对该观点的同意程度，见表6-1。

▼ 表6-1　对精神障碍患者态度测量的Likert量表

评分方向	项目	非常同意	同意	中立	不同意	非常不同意
+	1. 曾经被诊断为有精神病的患者即使治疗后也不能成为一名正常的有社会创造力的居民					
−	2. 曾经是精神病院患者的人不允许生育					
−	3. 对待精神病患者最好的方法是尽量限制他们的行动					
…	……					

注："+"表示正向评分，"−"表示负向评分。

相关链接 | 安德森的设计Likert量表八步骤

学者安德森（Anderson）认为，要制定出令人满意的Likert量表，需遵循以下八个步骤：

（1）把态度作为对象时，所写出来的陈述要么是积极的，要么就是消极的。

（2）请评判员检查已写好的陈述。评判员应从设计该量表的人员中选择。他们应检查每个陈述，并将其分为积极的、消极的或二者都不是的陈述。

（3）去掉绝大多数评判员认为既非积极的亦非消极的陈述。

（4）把留下来的陈述记在一张纸上，不必考虑顺序，加上合适的使用说明和答案选择。使用说明指出被试人如何表明他们对每个陈述的看法，如完全同意，就以SA作标记；同意，就以A作标记；看法不一致就以NS作标记；不同意以D作标记；完全不同意以SD作标记。使用说明也可以指出该量表的目的，并提醒人们回答没有正确与错误之分。

（5）在打算使用Liker量表的总体中抽样，把这个初稿在被试样本中试用。为了逐个地或成批地采集有关这些陈述的有意义和可靠的数据，应采用比陈述的数据大几倍的样本含量。

（6）计算对每个陈述者所做的回答与量表总分之间的相关值。

（7）删去在统计上与量表总分相关性不显著的陈述，在量表最终定稿中的每个陈述都必须与量表总分相关。

（8）定出该量表的最后审定稿。

4. 编码及其他资料　编码是赋予每一个问题及其答案一个数字作为它的代码。在较大规模的统计调查中，为了将研究对象的封闭式回答转换为数字，方便输入统计软件进行处理与分析，往往需要对答案进行编码。编码既可以在问卷设计的同时完成，也可以等调查完成后再进行。前者称为预编码，后者称为后编码。在实际调查中，研究者大多采用预编码，一般放在量表每一页的最右边，有时可用一条竖线将编码与问题及答案隔开。

（四）问卷编制中语言表达及提问方式的原则

语言是问卷编制的基本材料，在量表编制中，对问题的语言表达和提问方式要遵循下列原则。

1. 尽可能使用简单、通俗易懂的语言，避免复杂、抽象的概念及专业术语。

2. 问题尽可能简短。问题的陈述越长，就越容易导致含糊不清，影响回答者的理解。

3. 避免一个问题带有双重或多重含义。双重或多重含义是指在一个问题中，同时询问了两件或多件事情，或者说，在一句话中同时询问了两个或多个问题。比如，问题"您的父母退休了吗"就是一个带有双重含义的问题，实际上同时询问了"您的父亲退休了吗"和"您的母亲退休了吗"这两件事情。由于同时询问了两个问题，就使得那些父母中只有一个退休的被调查者无法回答。

4. 避免问题的含义不清楚、不明确，或者问题有歧义。

5. 问题的提法应使用中性的语言，保持中立的提问方式，避免对回答者产生诱导。

6. 不要采用否定形式提问。在日常生活中，除了某些特殊情况外，人们往往习惯于肯定形式的提问，不习惯于否定形式的提问。

7. 问题的设计应考虑回答者给予信息的能力，不要提回答者不知道的问题。

8. 不要直接提问敏感性或有关个人隐私问题。

9. 对于过滤式问题和相倚问题，应清晰指明问题在前后两个或多个相连的问题中，研究对象是否应当回答后一个或后几个问题，需由其对前一个问题的回答结果来决定。

三、研究工具性能的测定

研究工具的质量好坏直接影响所收集到资料的准确性和可靠性，从而影响研究结果的可信度。在护理研究中，信度和效度是反映研究工具质量的两个最常用指标。

（一）信度

1. 信度的概念　信度（reliability）是指使用某研究工具所获得结果的一致程度。当使用同一工具重复测量某一研究对象时所得结果的一致程度越高，则该工具的信度就越高。

2. 信度的测定　稳定性、内在一致性和等同性是信度的三个主要特征。信度的不同特征对应着不同的计算方法。具体选择哪些方法来表示问卷的信度，取决于问卷本身的特性和研究者所关注的信度特征。

（1）稳定性（stability）：研究工具的稳定性常采用重测信度来表示。

1）重测信度（test-retest reliability）：是指用同一工具两次或多次测定同一研究对象，所得结果的一致程度。一致程度越高，则说明研究工具的稳定性越好，重测信度也就越高。

2）计算方法：重测信度采用重测相关系数来表示，范围是0~1，相关系数越趋近于1，则重测信度越高。具体做法是使用研究工具对研究对象进行第一次测试，隔一段时间以后使用同一研究工具再对同一研究对象进行测量，然后计算两次测量结果的相关系数，这个系数反映了研究工具重测信度的高低。

3）注意事项：重测信度的优点是简单、直观，但结果也受重测时间、记忆力、重测环境的影响，因此使用时要注意以下几点。① 两次测量的间隔时间：总的原则是时间间隔足够长，长到第一次的测量不会对第二次测量产生影响，但是也不能太长以至于客观情况发生了转变，要具体情况具体分析。通常建议的测量间隔时间在2~3周以上。② 所测量的变量性质：由于重测信度的计算需要间隔一段时间再进行，因此当研究工具用于评估性质相对稳定的问题，如个性、价值观、自尊、生活质量等变量时，可以用重测信度来表示研究工具的信度。而测量态度、行为、情感、知识等性质不稳定变量的工具，则不宜使用重测信度来反映其稳定性。③ 测量环境的一致性：在进行重复测量时，应尽可能保证两次测量的环境相同，从而减少外变量的干扰，故选择相同的测试人员、相同的测量时间及相似的周围环境等。

（2）内在一致性（internal consistency）：是指研究工具的各项目之间的同质性或内在相关性。同质性越好或内在相关性越大，说明组成研究工具的各项目都在一致地反映同一个问题或指标，也说明工具的内在一致性越好，信度也就越高。如某问卷用于测量护理人员的工作满意度，如果组成这个问卷的所有选项都是与工作满意度相关的，则说明此问卷的内在一致性好，信度高；如果其中有一项或几项是用来测量护理人员的临床实践能力的，则此问卷的内在一致性差，信度低。折半信度、Cronbach's α系数与KR–20值（Kuder–Richardson formula 20）三种方法均可以反映研究工具的内在一致性。

计算内在一致性常用的方法有Cronbach's α系数与KR–20值。Cronbach's α系数与KR–20值所计算的是工具中所有项目间的平均相关程度。KR–20值是Cronbach's α的一种特殊形式，适用于二分制答案的研究工具。在进行评测工具的信度报告时，如果研究者对该工具进行了内在一致性的测定，则研究者要明确指出使用哪种方法进行的内在一致性测试。

例6-6：　在晚期癌症患者生存痛苦量表的汉化及信效度检验的研究中，采用Cronbach's α的计算方法对量表的内部一致性进行检验，计算得出量表总的Cronbach's α系数为0.892。具体计算方法如下：

Cronbach's α系数公式：$\alpha = \dfrac{K}{K-1}\left(1 - \dfrac{\sum S_i^2}{S_x^2}\right)$

式中，α为信度系数，K为测验题目数，S_i^2表示所有被试在第 i 题上的分数变异，S_x^2为所有被试所得总分的方差。计算步骤：① 按一定要求抽取 n 个被试的问卷（在本案例中为352例晚期癌症患者的生存痛苦量表的问卷），首先计算出 n 个被试（352例晚期癌症患者）测验总分的方差 S_x^2；② 这 n 个被试（352例晚期癌症患者）在每道题上都会有一个得分，分别求出 n 个被试在每道题上得分的方差 S_i^2（i=1，2…，K），并求得值 $\sum S_i^2$；③ 按照Cronbach's α系数求出 α 的值。由于人工计算复杂，一般采用统计软件来进行Cronbach's α系数的计算。

（3）等同性（equivalence）：是指不同观察者使用相同研究工具测量研究对象或者用两个相似的研究工具同时测量同一研究对象所得结果的一致程度。常用评价者间信度和复本信度表示研究工具的等同性。等同性的计算采用相关分析。

1）评价者间信度（interrater reliability）：是指不同评价者间使用相同工具同时测量相同对象时结果的一致程度。一致程度越高，则该测量工具等同性越好，信度越高。当测量结果是计数资料时，用不同评价者间评定结果的一致程度来表示其信度，即测量结果中一致的项目数除以总项目数。如果测量结果是计量资料，则用测量结果之间的相关系数表示评价者间的信度。在临床护理工作中，常常需要使用某些评估表格评估患者的情况。为了确保表格临床使用的准确性，需要在评估表格使用前进行该表格的评定者间信度的测试。

2）复本信度（alternate forms reliability）：又称等值性系数，指当两个大致相同的研究工具同时被使用时，测定研究结果的一致程度。复本信度是以两个等值但题目不同的测验（复本）来测量同一群体，然后求得被试者在两个测验上得分的相关系数。相关系数越趋近于1，则试卷的等同性就越好，复本信度就越高。复本信度要考虑两个复本实施的时间间隔。如果两个复本几乎是在同一时间被使用的，相关系数反映的才是不同复本的关系，而不掺有时间的影响。如果两个复本的使用相隔一段时间，则称为等值稳定系数。

目前尚未有一个适用于各种情况下的统一的信度标准。一般认为，测量工具的相关系数高于

0.7是可以接受的。而对于一个已被广泛使用的研究工具而言，其信度值则至少应达到0.8。

（二）效度

1. 概念 效度（validity）是指某一研究工具能真正反映它所期望研究的概念的程度。如一个焦虑评定量表，若测验结果所表明的确实是受试者的焦虑，而且准确测量了焦虑的程度，那么该焦虑评定量表的效度好；反之则不好。

2. 测定 效度有多种检查方法，可以采用内容效度、效标关联效度和结构效度等指标反映。

（1）内容效度（content validity）：是根据理论基础及实际经验来判断工具中的项目能反映所测量内容的程度。内容效度需建立在大量文献查询、工作经验以及综合分析、判断的基础上，多由专家委员会进行评议。

内容效度指数（content validity index，CVI）是评估测量工具内容效度的基本方法。具体做法：请至少3位以上对研究者所要测定的研究工具所涉及领域熟悉的专家组成专家组，一般5位专家较合适。请专家进行内容效度的评定时，首先要向专家说明该研究的意义是什么，为什么要自设问卷，问卷的各条目是如何形成的，反映了哪些概念或者子概念，各条目的评定选项是如何设置的等。之后可以采用表格形式进行专家咨询。专家们对研究工具的各个条目是否与所要测量的概念有关进行评价并给出修改意见，然后根据专家的意见进行修改，修改后邀请这些专家再次评议。通常采用表格的形式请专家进行内容效度的评定（表6-2），注意两次评议时间最好间隔10～14天，避免时间距离过近，专家们对第一次的评议结果尚有印象，从而干扰第二次评议结果。计算CVI时可以计算各个条目的CVI，也可以计算总量表的CVI。各个条目的CVI就是以各条目评分为"比较相关"和"非常相关"的专家数除以专家总数。总量表的CVI可以用所有各条目的CVI的平均值来表示。当各个条目的CVI达到0.78以上，总量表的CVI的平均值达到0.9以上时，可认为该研究工具具有比较好的内容效度。当CVI值较低时需依据专家意见认真修改各条目，并再次邀请专家进行新一轮的测评。要注意由于CVI是建立在评定专家的主观判断的基础上的，因此不宜作为反映研究工具效度的最有力证据。

▼ 表6-2 内容效度评定表

问卷条目	评价意见				修改意见
	非常相关	相关，但需少量修改	必须修改，否则不相关	一点都不相关	
	4	3	2	1	
1. ××××××					
2. ××××××					
3. ××××××					
4. ××××××					

说明：您是否同意上述条目，请您在相应的空格内画"√"，并填写具体的修改意见。

例6-7：　　　某研究工具是用来评定支气管哮喘患者的自我护理行为，则所请专家应对支气管哮喘患者的护理或Orem自理理论较为熟悉。列出表6-3具体展示CVI的计算情况。

▼ 表6-3　总量表CVI及各条目CVI的计算情况

条目	专家1	专家2	专家3	专家4	专家5	一致同意人数	条目CVI
1. ××	是	是	否	是	是	4	0.80
2. ××	是	否	是	是	是	4	0.80
3. ××	是	是	是	是	是	5	1.00
4. ××	是	是	是	是	是	5	1.00
5. ××	是	是	是	是	是	5	1.00
6. ××	是	是	是	否	否	3	0.60

总量表CVI的平均值 =（0.80 + 0.80 + 1.00 + 1.00 + 1.00 + 0.60）/6 = 0.87

注："是" = 评价条目时候选择的是"非常相关"或"相关"；"否" = 评价条目时候选择不是"非常相关"或"相关"；"一致同意的人数" + 每个条目中选择"非常相关"或"相关"的专家人数。

（2）效标关联效度（criterion-related validity）：主要反映研究工具与其他测量标准之间的相关关系，相关系数越高，表示研究工具的效度越好。因为效标关联效度需要有实际证据，所以又叫实证效度。效标关联效度可分为同时效度和预测效度两种，两者之间的区别主要是时间上的差异。

1）同时效度（concurrent validity）：是指研究工具与现有标准之间的关系。如要验证测量"腋温"是否是测量体温的有效方法，已知测口温是有效的测量体温的方法，以口温数值为参考标准，计算腋温与口温数值之间的相关系数r，r越接近于1，则表明同时效度越高。显然，在这种情况下，被选作标准工具的性能影响着研究工具的效度。

2）预测效度（predictive validity）：是测量工具作为未来情况预测指标的有效程度。如研究者用个体的应激控制能力来预测其未来的健康状况。研究者选择一群目前健康的人群填写应激控制量表，然后根据结果预测哪些人将来会患应激相关疾病，哪些人将来依旧健康。数年后，研究者根据这些研究对象的实际健康状况与预测的结果进行比较，即可得出预测效度。有研究者应用卡特尔16种人格因素问卷对企业管理人员进行人格测评，发现该问卷对于企业管理人员工作绩效具有良好的预测效度。

（3）结构效度（construct validity）：是指测量工具与其所依据的理论框架或概念框架相结合的程度，是最具理论形式的效度。概念越抽象就越难建立结构效度，也越不宜使用效标关联效度进行评价。结构效度重点是了解工具的内在属性，而不是关心使用工具后所测得的结果。它主要回答"该工具究竟在测量什么？""使用该工具能否测量出想研究的抽象概念？"之类问题。结构效度的建立最为复杂，目前有关结构效度的计算，应用最多的是因子分析（factor analysis）。因子分析可以确定研究工具内相关项目的集合。通过因子分析可以发现问卷或量表中的条目是否体现该研究工具所测量的概念。

例6-8: 为研究我国造口患者的适应水平，皋文君、袁长蓉等对英文版造口患者适应量表通过翻译、回译和文化调适后，发展为衡量我国造口患者适应水平的量表。其量表测量的主要概念即为造口患者适应水平，在此概念之下，又包括了"接受""持续担忧""社交""愤怒"四个次要概念，形成4个维度。4个维度分别有不同的条目，即接受9个条目，持续担忧5个条目，社交4个条目和愤怒2个条目。量表最后由这23个问题条目组成。在该量表发展后，研究者欲检测该量表的结构效度，即是否测量的是我国造口患者适应水平主要概念和"接受""持续担忧""社交""愤怒"四个次要概念，研究者即采用因子分析的方法来进行验证。研究者将该量表发给200名造口患者填写，数据核对无误后输入统计分析软件，然后进行因子分析。经分析后共提取3个公因子，分别是持续担忧、接受和积极的生活态度，最终确定20个条目。与原量表的维度略有差异，考虑可能是不可避免的文化差异造成的。

前面介绍了研究工具的信度和效度，那么两者之间的关系如何呢？研究工具的信度和效度不是有或无的问题，而是程度上高与低的问题。信度针对的是随机的非系统误差，而效度针对的是系统误差，即工具本身的正确程度。信度高可以使研究者得到一致的答案，而效度高可以使研究者得到正确的答案。研究工具的信度和效度并不是截然孤立的，两者存在一定的关系。信度低的工具效度肯定不高，但信度高的工具也仅能说明有效度高的可能性。

（三）国外调查表的翻译和性能测定

在护理研究领域，有许多调查表是由国外护理研究人员或其他领域的研究人员所编制。外文调查表在使用时需要汉化，在翻译调查表时要注意翻译后的调查表既要适合中国的文化特点，又不偏离原文的原意，同时要保证翻译后的调查表具有较好的信度和效度。国外调查表一般按照以下步骤进行翻译：

1. 翻译 首先需将国外调查表翻译成中文。最好选择两名或多名有经验的翻译者，彼此独立地将外文调查表翻译成中文。翻译者最好既能熟悉原调查表语言及其文化背景，又有较好的汉语功底，灵活运用直译与意译相结合的办法，准确地将调查表翻译过来，不产生歧义或走样，并使翻译后的调查表更能适合中国的文化特点。全部译成中文后，组织翻译者对翻译出来的版本进行讨论，达成共识。因此主张直译和意译相结合，以使翻译后的调查表适合我国文化习俗。

2. 回译 是请语言功底好、对原调查表不知情的一位或多位翻译者将翻译成中文的调查表再翻译回去。请双语专家对原调查表与回译后的"原调查表"进行细致地分析、比较，找出不同的部分，分析是否是由于文化不同而导致的差异，再对其中文版本中的相应内容进行修改。反复多次回译，直到两个调查表在内容、语义、格式和应用上相一致，然后请有关专家对修改后的中文版调查表的内容进行评判。在回译的过程中，还要注意文化调适，使之符合我国文化。

例6-9: 郭金玉、李峥等在将英文版心力衰竭自我护理指数调查表翻译为中文版本的过程中，将最终的回译调查表合并后，提交给外籍护理专家，专家指出，调查表中呼吸困难均回译为"dyspnea"，而原调查表中为"trouble breathing"，两个词汇中前者是专业术语，而后者是通俗表达。由于在汉语中患者可以理解"呼吸困难",因此在翻译调查表中保留该词汇,但在与患者沟通过程中会以"气短"或"憋气"询问患者,基本实现了语义对等性。

3. 检测原调查表与中文版调查表之间的等同性 寻找一定数量的双语样本(既懂中文又懂原调查表语言的研究对象)检验两调查表之间的等同性。给研究对象两种语言版本的调查表作答,然后比较原调查表与中文版调查表得分之间的相关性以及各项目得分的相关性。相关程度越高,表示两版本调查表的等同性越好。但实际上获得双语研究对象的难度较大,因此也可选取一些只懂中文的研究对象进行预试验,检测调查表的信效度。通过预试验,可了解中文版调查表的文字是否通俗易懂,是否符合中国人的表达习惯等。

例6-10: 下面仍以皋文君、袁长蓉等研制中文版造口患者适应量表为例来描述翻译、回译和检测过程。英文版造口患者适应量表是2009年Simmons由造口患者自我适应量表发展而来的。征得该量表原作者授权后,由研究者和两名英语专业的研究人员翻译成中文,由另外一名癌症护理和护理教育专业的双语专家进行分析、比较,确定翻译初稿,再由一名护理教育专家和两名外国语言学及应用语言学专家将中文问卷回译为英文。由一名护理教育专家对回译问卷进行综合,随后将原问卷、回译后的问卷与中文版问卷一同交由原作者Simmons审校,对翻译不确切的部分进行修改,保证翻译的准确度。再由两例结肠造口患者、一例尿路造口患者、两名具有国际认证的专业造口师、三名专业造口医生和五名护理专家组成专业团队,以召开专家、患者座谈会的方式,对回译问卷进行逐条修改,保证问卷条目通俗易懂。经过检测,中文版的造口患者适应量表具有较好的信、效度,适合中国文化背景的造口患者适应水平的测量。

国外调查表的翻译和应用过程的性能测定是一个复杂的、费时费力的过程。为保证翻译后的国外调查表的质量,研究者必须怀着审慎的态度,遵循研究工具翻译和性能验证的基本步骤,使翻译后的调查表适合在中国人群中应用和推广。

相关链接 | **在调查的基础上深化研究**

习近平总书记高度重视调查研究工作,在一系列重要讲话中深刻阐释了调查研究的重要意义、途径和方法,强调"调查研究是我们党的传家宝,是做好各项工作的基本功"。坚持一切从实际出发,是想问题、作决策、办事情的出发点和落脚点。护理研究亦如此,能否全面深入地占有材料,决定了调查研究的可信度和有效性:① 坚持实事求是,做到"研"之有据。要通过调查掌握全面真实、丰富生动的第一手材料,进而研究探求和掌握事物发展的规律,找到真正解决问题的新思路新办法。② 贯彻群众路线,做到"研"之有情。从人民群众的实践中汲取智慧。③ 树立系统观念,做到"研"之有方。正确处理顶层设计与实践探索、战略与策略、守正与创新、效率与公平、活力与秩序、自立自强与对外开放等一系列重大关系。④ 坚持问题导向,做到"研"之有效。把粗浅的认识深刻化,直至找到事物的本质规律。

四、问卷的发放形式

问卷法是一种标准化的、书面的、定量的调查。根据问卷的发放形式，可将问卷法分为五类：网络调查法、个别问卷法、小组问卷法、电话访谈法、邮寄问卷法。

（一）网络调查法

1. 方法　网络问卷法又称在线调查，指利用调查软件、微信群等网络通讯手段收集数据和资料的方法。近年来随着计算机技术和网络的普及，网络问卷法的应用越来越多，泛指在网络上发布调研信息，并在互联网上收集、记录、整理、分析和公布网民反馈信息的调查方法。

2. 优点及局限性　网络调查组织简单、费用低廉、客观性好、不受时空与地域限制、效率高。其局限性：样本缺乏代表性，回答率低、不宜用于开放性问题的调查，网上调查的准确性与网络安全性不容忽视。

3. 注意事项　问卷的封面信部分要让被调查者理解到该项调查的目的和意义，从而提高被调查者的参与度。问卷设计条目要简单明了，避免采用不确切的词语。

（二）个别问卷法

1. 方法　个别问卷法是问卷法中最常用的一种。研究者将编制好的问卷逐个发送到研究对象手中，向其介绍调查的目的、意义和问卷填写的要求，保证匿名调查和调查资料的保密，约定收取的时间、地点和方式，请他们配合填答。

2. 优点及局限性　个别问卷法可以保证比较高的回收率；调查具有一定的匿名性；可以减少调查员所带来的某些偏差；研究对象有比较充分的时间对问卷进行阅读和思考，还可以在方便的时候进行填答。但个别问卷法需花费较多时间、经费和人力。

3. 注意事项　发放问卷时要注意选择恰当的时机，例如避免在患者病情危重期进行资料收集。

（三）小组问卷法

1. 方法　小组问卷法是把部分研究对象组织起来填写问卷的方法。研究者可事先向研究对象说明该研究的目的和填写问卷的要求，研究对象当场填答问卷后收回。收回问卷的方式可以采用投入问卷回收箱的办法，以消除被调查者集中填答所带来的心理顾虑。

2. 优点及局限性　小组问卷法比个人问卷法更节省时间、人力，效率较高，比邮寄问卷法更能保证问卷填答的质量和回收率，因为有调查员在场进行解释和说明，解答研究对象的疑问，研究对象错答和误答率下降，回收率也高。其局限性：将众多的研究对象集中起来，有时可能形成不利于个人表达特定看法的"团体压力"或"相互作用"，导致研究结果发生偏倚。

3. 注意事项　调查人员应熟悉并掌握调查的目的和意义、同一条目的含义及填写方法、明确调查工作的进程及注意事项，以便现场回答研究对象的疑问。

（四）电话问卷法

1. 方法　电话问卷法是通过电话的方式一对一收集资料。研究者在电话中向研究对象介绍研究的目的和填写问卷的要求后，根据问卷内容询问研究对象，并将研究对象的答案如实填写在问卷上。

2. 优点及局限性　电话问卷法有一定的互动，应答率较高，有利于研究对象对某些敏感问题作出诚实的回答；不受研究对象所在空间位置的限制。局限性主要体现在：对调查者的语言能力、沟通技巧要求高，调查者需要经过培训，缺少调查者与受访者面对面的交流，且花费比较大。

3. 注意事项　研究者提问时注意方法，不得诱导；调查时间不宜过长，否则可能导致研究对象的厌烦情绪，提前终止调查，影响有效回收率。

（五）邮寄问卷法

1. 方法　邮寄问卷法即通过邮局发放问卷进行调查的方法。研究者把印制好的问卷邮寄给研究对象，待研究对象填答后再将问卷寄回调查机构或调查者。标准的邮寄问卷应包括首页、问卷正文、写明回寄地址并贴足邮票的信封三部分组成。首页部分应对研究的目的与意义、研究对象参与的方式、如何尊重研究对象的隐私等问题进行说明。若在2~3周左右尚未收到填写的问卷，研究者可通过电话或再次寄信提醒研究对象，在信中应再寄一份问卷，以防研究对象遗失前一次的问卷。

2. 优点及局限性　邮寄问卷法优点：① 省时、省力、省钱；② 发放的范围较广，不受地域的限制；③ 研究对象可以自由安排时间，从容不迫地填答问卷等。该方法的最大局限性是回收率低，常需重复邮寄。一般回收率在60%以上是比较满意的结果。

3. 注意事项　为了提高邮寄问卷调查的回收率和资料的质量，研究者应该注意以下几个方面：① 有关调查主办者身份的说明要慎重，尽可能采用比较正式的、非营利性的、给人以信任感和责任感的身份。通过这种身份的影响，使研究对象确信调查的合法性和价值，从而使研究对象愿意填答并寄回问卷；② 封面信不要用命令式的语气，而且信的内容应该简明、短小；③ 不要在节假日或比较特殊的活动和事件之前给研究对象寄问卷，防止对完成、寄回问卷造成影响。

五、问卷的填写方式

根据研究对象完成问卷的方式，问卷法分为自填式和他填式。前者由研究对象独立完成整份问卷。后者是由调查者或其他人填写问卷。在一些特殊情况下，如研究对象体力不支或阅读能力有限，不能独立完成问卷，则由调查者口述问题，让研究对象选择答案，再由调查者在问卷上如实记录答案。此外，当在某些研究对象无法亲自提供资料时，可由与研究对象认识的亲朋好友获得所需的资料，如要收集一个已过世者的资料，就得依赖死者的亲人来提供。若研究的对象是无意识或无法表达的个体，如年幼的儿童、昏迷者等，则主要照顾者是提供资料最佳人选。虽然他填式是自填式的一种替代方法，但若收集个体心理感受方面的资料，他填式不一定能够反映事物的真相。

第三节　访谈法

访谈法（interview）是指研究人员与研究对象面对面地进行有目的的访谈。访谈法一般可收集到较深入的有关被研究者的事实性、观念性的信息，如生活经历、个人观点、态度、价值观等。访谈法广泛用于质性研究，也可用于量性研究的某个阶段。

一、访谈法的分类

（一）根据访谈格式分类

根据访谈格式，访谈法分为结构式访谈、非结构式访谈和半结构式访谈。

1. 结构式访谈（structured interview） 是由研究人员根据事先设计的、有一定结构的表格或问卷对研究对象逐项进行询问来收集资料的过程。在结构式访谈中，研究人员起着主导的作用。结构式访谈对象选择的标准和方法、访谈中提出的问题、提问的方式和顺序以及对访谈对象回答的记录方式等都是统一设计的，甚至连访谈的时间、地点、周围环境等外部条件也力求保持基本一致。因此，结构式访谈的结果可进行量化分析，它常用于正式的、较大范围的社会调查。例如英国普洛登文员会用事先设计好的结构化问卷进行"全国学生家长态度及环境调查"。

（1）优点：结构式访谈法比较灵活，调查员可以进行必要的说明，解释问卷中容易引起误解或不理解的内容，并可在访谈中随时纠正和完善研究对象对问题的回答。访谈法对调查对象文化要求不高，文盲和不愿用文字回答问题者均可以用这种方法来收集资料。一般访谈法的问卷回收率较高，因为调查员可以督促研究对象的回答，并且不需要研究对象自己填写问卷，问卷填答之后可以立即收回，对于不合作者还可以进行说服。在访谈过程中，调查员可以根据研究对象的姿势、语气、表情、反应等非文字信息来判断其回答的真实性。比较容易控制访谈的环境，有效地防止第三方对访谈的影响。由于调查员能面对面地对调查问题进行必要的说明和解释。因此，可在问卷中列入较为复杂的问题。

（2）局限性：如果访谈的样本量大，问卷中包括的问题较多时，访谈需消耗大量的时间和人力、物力。在访谈中，易受访谈者先入为主的影响，如果访谈者没有接受严格的培训，就可能出现访谈偏差。由于涉及交通，且需要相当的人力、物力，因此在地理范围上也受到限制。

2. 非结构式访谈（unstructured interview） 以开放式问题的形式询问一个或几个范围较广的主题，通过自然交谈，取得研究对象的真实感受和体验，研究人员不将自己的任何观点施加于对方的收集资料的方法。在非结构式访谈中，研究人员只是起辅助作用。在这种访谈中，事先没有统一问卷和固定的访谈问题，具体问题可在访谈过程中边谈边形成边提出。对于提问的方式、提问的顺序、回答的记录及访谈时的外部环境等也没有统一要求。非结构式访谈的结果不宜用于定量分析。它常用于未曾研究的领域，或者研究者对该领域掌握信息不足的时候。

（1）步骤：非结构式访谈往往是在自然场景中进行，研究人员对访谈的具体内容不作事先限定，可从一个广泛的问题开始，如"请问您是如何看待您的疾病？"，随后的问题则根据研究对象的回答逐步深入，缩小范围。在会谈中研究人员可记录谈话的纲要，但同时应录音，以便事后反复听取录音，记录会谈全过程。一般开始时研究对象会因录音而觉得不自然，但往往几分钟后就可以恢复自然表现。会谈结束前研究人员应对会谈要点作简短总结，让研究对象有机会补充、纠正，或澄清自己的观点。

（2）优点及局限性：非结构式访谈法形式灵活自由，对未知的新领域探索性研究尤为适合。但该方法耗时，同时研究人员应具备较强的会谈技巧和分析解释结果的能力。

3. 半结构式访谈（semi-structured interview） 是研究人员按一份事先准备的粗线条访谈提纲

进行访谈的方法。在半结构式访谈中，研究人员对访谈具有一定的控制作用，但同时也允许研究对象积极参与。在访谈过程中，研究者可以根据访谈的具体情况对访谈的程序与内容进行灵活调整。半结构式访谈有助于研究者获得大量所需要的信息，适用于访谈技巧不太熟练的研究者。

（1）步骤：根据访谈提纲，通过与研究对象的深入交谈了解其对某些问题的想法、感觉与行为。交谈的过程中，调查者不必依据调查提纲的问题顺序按部就班地询问，而是根据研究对象的问答，随时提出新的问题逐步深入主题。

（2）优点及局限性：深入访谈具有较大的灵活性与开放性，访谈者掌握了一定的技巧，可以获得较为真实和深入的资料。但深入访谈获取的资料作统计分析处理困难，限制了其使用。

例6-11：　　某学者探究了晚期癌症患者参与人生回顾干预的体验，以面对面、半结构式深入访谈的形式访谈了26名参与过人生回顾的晚期癌症患者。访谈者先列出粗线条的访谈提纲作为访谈时的指引。访谈时，访谈者先问一个较为广泛的开放性问题："您回顾人生觉得怎么样？"，让研究对象自由陈述参加人生回顾的感受。随着访谈的进行，研究者逐步提出访谈提纲上的问题，如"您最喜欢人生回顾的哪一个部分呢？"在访谈中访谈者根据具体的情况调整提问方式和内容。

（二）根据访谈人数分类

根据访谈人数，将访谈法分为个人深入访谈与小组焦点访谈。

1. 个人深入访谈　是一对一的访谈，适合于敏感性和深入性问题的探索。

2. 小组焦点访谈　是一个访谈者对6~12位具有与研究主题相关经历的参与者就研究主题自由发表自己的看法，常用于探讨参与者对某经历、事物的态度、感觉和看法。影响小组焦点访谈的主要因素：

（1）小组的规模：焦点访谈是通过小组成员之间的互动产生信息和资料。若小组规模太小，不利于展开讨论，组员间也不能互相激发思维和表达观点；若小组规模太大，不利于访谈者控制局面，易产生无效信息，且部分参与者没机会参与讨论。

（2）访谈者：小组焦点访谈中访谈者的主要身份不是提问者，而是一个中介、辅助者或协调人。小组焦点访谈要求访谈者接受严格的培训，能将谈话的主动权交给参与者，能够创造一个轻松的讨论环境，通过抛出问题引导小组讨论方向，鼓励小组成员围绕研究主题自由表达自己的观点。

二、访谈问题的设计

设计访谈问题的原则是，从广泛、普遍的问题开始，逐步过渡到具体、敏感的问题。广泛、普遍的问题易于研究者与研究对象在面对面的交谈中展开话题，相互熟悉，为进一步的深入访谈奠定基础。访谈问题一般根据内容进行分组，在排序上要注意合理性与逻辑性。访谈的问题要围绕研究目的，访谈主题要明确，且要让研究对象有一定的表达空间。设计访谈问题应采用通俗易懂的语言，要适合研究对象的年龄、文化程度和喜好，便于研究对象更好地理解访谈主题。

三、访谈者的培训

在正式访谈前，必须对访谈者进行培训，以保证收集资料的可靠性与有效性。可通过专题讲座、角色扮演、模拟访谈等方法，加强访谈者态度、知识与技能的培训，使访谈者熟悉调查内容所涉及的专业知识，明确访谈的目的、内容，对参与者提出的有关专业性的疑问能够及时给予合理的解释；具有较好的语言表达能力，善于将访谈目的、要求，向参与者叙述清楚，解释明白；善于在短时间内与参与者迅速建立起相互信任、理解的关系，取得对方的合作；恰当应用语言、语音、语调和身体语言，同时对敏感问题事先承诺保密。

四、访谈前的准备工作

1. 准备好问卷或访谈提纲　使用结构型问卷调查应事前准备好问卷；使用非结构式问卷调查，事前应确定谈话的目的，设计出谈话的方式、顺序；使用无结构访谈时，访谈者应事前设计出访谈提纲，在访谈过程中围绕访谈提纲自由交谈。

2. 事先告知研究对象　为了减轻研究对象的思想负担，应事先向研究对象解释，告诉他们本次访谈的目的、内容和意义，还要特别告知访谈资料无记名，并能对谈话内容保密等，以减少或解除研究对象的疑虑。

3. 了解研究对象的一般情况　了解研究对象的一般情况，如年龄、性别、职业、经历等，有利于缩小与研究对象之间的距离，以便于选择合适的访谈者及谈话方式。

4. 准备必要的访谈工具与物品　访谈前一般应准备好下列物品：① 访谈者本人的身份证，介绍信；② 研究对象名单及简历；③ 笔、笔记本、访谈项目表、访谈提纲或问卷；④ 照相机、录音机或录音笔、摄像机等器材。

五、访谈技巧

在访谈过程中，访谈者自身素质及人际的互动关系对访谈的进展起决定性作用。访谈者要在约定的时间与地点，衣着整洁得体出席，给访谈对象好的第一印象，以便建立信任关系。

1. 开场白　访谈的开场白要简明扼要、意图明确、重点突出。告诉研究对象访谈的目的、访谈者的身份、访谈的时间及具体过程。注意选择好交谈的切入点，重点解除研究对象的戒心或疑虑，为进入主题创造良好的氛围。

2. 访谈过程

（1）提问明确、具体：在访谈中提问题应简单明了、通俗易懂、循序渐进。一般先提容易回答、不需要思考的一些问题，再提出一些复杂的、敏感的或需要思考的问题。

（2）控制话题，掌握插话和提问时机：访谈时应紧扣主题，访谈者可以通过适时的插话和提问来巧妙地掌握和控制。对偏离主题的谈话要及时将其引导到主题上来。对语言简短的研究对象，要注意引导和耐心地询问。对问题不理解者，应通过重复或解释的方式帮助他们理解。对研究对象的回答有疑问时，应及时用复述或追问的方式来确认或澄清。在研究对象叙述的过程中，除非十分重要的细节，一般不要提问，插话也不要多，以免打断研究对象的思路。

（3）注重倾听技巧：访谈者应善于运用倾听技巧和交流技巧，鼓励研究对象者自由阐述。访谈的整体气氛应该是接纳性、包容性的，会谈人员不应表现出任何惊讶、失望、赞许等情感。一般采用一些中性的、鼓励性的开放式问题了解更多信息，例如："还有呢？""还有其他原因吗？""你为什么有这种感受？""答案并没有对与错，我只是想了解你是如何想的？""你能举个例子说明吗？"等。

（4）注意给予及时的回应：在访谈过程中，访谈者不仅要主动提问、认真地倾听，而且要适当地作出回应。可通过言语行为，如"嗯""对""是的"，或非语言行为，如点头、微笑、鼓励的目光来表示访谈者对受访者的话已经听见了，鼓励对方继续说下去。在访谈过程中，为了理清受访者的思路并鼓励其继续，还要适当对受访者的回答进行重复、重组和总结。如一位乳腺癌女性谈到自己在生病前每天工作都十分辛苦，经常加班加点，若访谈者想重组这位患者的话，可以说："您当时工作非常努力啊。"这时，对方多半会接着说："是啊，我经常都是这样……"接下来，她可能就会举出更多工作辛苦的例子。

3. 访谈结束　临近访谈结束时，应检查访谈提纲中的问题是否都涉及，以防资料收集不完整。在访谈时间超出了一定的范围、受访者已经面露倦容、受访者突然有客人来访等情况下应立即结束访谈。访谈应尽可能以一种轻松、自然的方式结束，可以说："您还有什么想说的吗？""您今天还有什么活动安排？"。但切忌在受访者情绪尚未平复时结束访谈。访谈结束时，要肯定受访者对本次访谈的贡献，真诚感谢对方的配合与合作。必要时，可预约下一次访谈。

六、访谈法的优点与局限性

1. 访谈法的优点　① 应答率高，大多数人对该方法均能较好地配合；② 适用范围广，特别适合于不会或不愿填写问卷的对象；③ 能及时解决资料收集中容易出现的模糊、混淆等现象；④ 资料较深入、完整；⑤ 访谈者可控制提问的顺序；⑥ 能观察到研究对象的非语言行为与言语行为。

2. 访谈法的缺点　① 费时、花费大；② 可能存在霍桑效应：研究对象可能会因为参与研究而有意改变自己的行为，造成结果的偏差；③ 人与人之间的互动关系会妨碍资料的质量；④ 需对访谈者进行训练；⑤ 访谈者有可能错误理解研究对象的非语言行为。

第四节　观察法

观察法（observation）是指在自然状态或人为控制状态下，研究人员有目的性、计划性和系统性的，通过感官和辅助工具，对客观事物、研究人群活动及互动情况进行仔细观察、分析，以获取第一手资料的科研方法。

观察法可用于在未知的研究领域提出研究假设，也可用于补充其他研究方法所收集的资料。它较多用于质性研究，也可用于量性研究补充收集的资料。观察的主题包括个人活动形态、生活习惯、语言性沟通行为、非语言性沟通行为、护理技术操作、日常活动、环境特征等。观察法收集的资料受观察员、观察方式、观察时间、地点等影响，所以要预先决定观察的内容与时间段，并且对观察员进行统一的培训。

一、观察法的分类

按照观察的角度和方法不同，可将观察法分为不同的类型。

1. 按照研究者与研究对象的关系分类

（1）参与观察：是指研究者参与到研究对象的生活中，与研究对象一起生活和工作，在密切的相互接触和直接体验中倾听和观察研究对象的言行，也称实地观察。参与观察的特点在于研究者的主观倾向对研究影响较小，研究者常常是在"没有先入为主"的前提下进入研究现场来探讨研究问题的，故可以获得真实的结果。

（2）非参与观察：是指研究者处于所观察的对象或现象之外，不进入研究对象日常生活的观察。非参与观察的特点就是研究者可以与研究对象保持一定距离，比较客观地观察研究对象的所作所为，操作起来也相对容易。

2. 按照观察方式的结构程度分类

（1）结构式观察：是按照一定的程序，对观察内容进行分类并加以标准化，采用正式的观察提纲或观察记录表格对所要研究的现象和特征进行观察。

在使用结构式观察法时，观察者事先确定观察样本和观察项目，并设计记录观察结果的表格（类似于结构式问卷），按照统一的要求对每个研究对象进行统一的分类、观察、记录、编码，其结果可以进行定量分析。结构式观察多采用非参与观察的方式进行。观察步骤如下：① 首先要对所观察的行为和特征进行详细的操作性定义：例如在评估肺结核患者的信息支持中，首先应对患者所具备的相关医学知识的程度界定为"了解、理解、掌握"3个层次，然后对三个层次分别加以定义，如可对"掌握"这项定义为："患者能将所学过的知识运用到具体的生活实践中"；② 设计所观察的行为或现象的分类系统：例如在研究老年患者失眠状况时，将失眠的程度分为"轻微、中等、较重、严重"4个层次；③ 选择收集和记录研究资料的工具：对某些健康状况和身体功能方面的资料，可使用一些辅助工具帮助获取资料，例如秒表、听诊器、心电图等；④ 确定观察样本：观察样本可按时间进行选样，例如每小时观察10名样本，时间段的选择可通过预试验确定；也可按事件进行选择，选择完整的行为，例如护士的交接班、急诊室中心肌梗死患者的抢救等；⑤ 按照事先确定的观察项目及要求对研究对象进行观察。

结构式观察的记录方法既可用观察记录表按照统一的要求对每个研究对象进行记录，也可用录像的方式记录观察信息。进行录像记录时应获得观察对象的事先同意。

（2）非结构式观察：是无正式的观察提纲和观察记录格式对研究对象进行的观察。它常用现场记录法或日志记录法记录观察结果，可加上观察者的解释、分析、综合。非结构式观察法没有任何统一的、固定不变的观察内容，也没有统一的观察记录表格，是完全依据现象的发生、发展和变化过程所进行的、不对研究情形施加任何干预的一种观察方法。能按照定性资料的处理与分析方式进行。非结构式观察法所收集的资料深入、系统、全面，方法灵活，适用于探索性研究。但该法主观性较强，研究人员本身的价值观和观察过程中情感的融入可能对资料的分析带来偏差。

非结构式观察的内容包括：① 研究场景的物理环境；② 研究对象的特征；③ 研究对象的活动和相互作用方式；④ 研究对象的活动过程（包括频度、持续时间）；⑤ 其他因素，指隐藏在行为后面的信息，或非语言性沟通的方式等。

非结构式观察法记录的方式通常为现场笔记或日记，将情景过程记录下来，或通过事后回忆记录有关资料，同时进行相应的整理和分析。这种方式比流水账式的记录更深入、涉及面更广，更具有分析性和诠释性，不仅包括对信息的记录，而且包括对所记录资料的综合、理解，不仅包括所观察到的信息，还包括对其意义的分析，对如何观察到这些资料方法的描述，以及对其注评。一般是边观察边记录，如果记录可能影响观察对象的行为和表现，可先记住所要记录的要点，事后找时间速记下来，最后进行整理。

3. 按照观察情形分类

（1）自然观察法（natural observation）：是在自然状态下，即事件自然发生、对观察环境不加改变和控制时进行的观察的方法。自然观察法可观察到现实状况下的真实行为特征，但这种观察需要更多的时间与研究对象进行接触，观察者也必须具备深刻的洞察力。

（2）标准情境观察法（standard observation）：是在人工控制环境中进行的系统观察，常用的是在特殊的实验环境下观察调查对象对特定刺激的反应。标准情形是预先精心设计的，按一定的程序进行，每一个观察对象都接受同样的刺激，故称为标准观察。观察到的结果具有较高的可比性，但可观察到的行为较自然观察法有限。

4. 按照观察的内容分类

（1）行为观察（behavior observation）：是指根据事先设计好的行为分类标准，通过观察、记录来收集行为资料的方法。这种方法通常在乡村、社区和城市的邻里间以及医院和诊所中使用，行为观察能得到深入的信息和对行为有较深入的理解。

（2）绘制地图（mapping）：是将研究对象的空间分布绘制成地图，然后依次逐项进行观察的方法。这种方法在护理人类学研究和护理行为学研究中经常使用。研究地图能够清楚地显示研究观察活动的地点、方向、距离和过程。例如，在艾滋病感染者的行为研究中，地图可以清楚地显示目标人群聚集的地点：妓院、酒吧、按摩院、火车站、舞厅或其他交易场所；也可以显示医院、性病诊所、药店以及安全套销售点的地理位置等。地图为研究者提供了一种视觉工具，以便在实施观察前确定观察地点和对象。

二、观察前的准备工作

1. 确定观察问题　在实施观察前，研究者首先应该确定观察问题。观察问题是研究者根据观察的需要而设计的、需要通过观察活动来回答的问题。观察问题是比较具体、可操作的问题。例如，某医院护理部欲采用观察法评价某科室入院护理的情况。在这个研究设计中，该护理部提出了很多观察问题，如"当患者刚进入病区时护理人员做些什么？她们是如何接待患者的？护士入院宣教的能力如何？"等。

2. 制定观察计划　观察问题确定后，研究人员就可以着手制定观察计划。通常情况下，观察计划包括以下几个方面：① 观察的内容、对象、范围；② 观察的地点；③ 观察的时刻、频率、持续时间；④ 观察的方式、手段；⑤ 观察的效度；⑥ 观察过程中的伦理道德问题。

3. 设计观察提纲　计划拟定后即可开始编制具体的观察提纲。观察提纲应遵循可观察性原则和相关性原则。可以先确定自己希望观察的具体内容，然后将这些内容分类，分别列入观察提纲。值得注意的是，观察提纲只是一个大致的框架，研究者应该根据实地观察的具体情况对观察提纲进行修改和调整。

三、观察技巧

1. 在观察的初期，研究者宜以开放的心态对研究现场进行全方位、整体性地观察。研究者应尽量打开自己所有的感觉器官去体会现场所发生的一切。

2. 在观察过程中，研究者应尽量自然地融入观察对象的文化之中、与观察对象建立融洽与信任的关系，研究者可采取一些策略，如回应式反应和适应性策略。回应式反应是指对观察对象发起的行为作出相应的反应，而不是自己采取主动的行动和干涉性策略。回应式行为有助于研究者自然地融入，避免观察对象对研究者的存在感到突兀。

3. 观察者应注意了解自己的观察风格，要有意识地培养自己不同角度、不同方式的观察。观察者思考应理性，要密切注意自己的情绪，尽可能减少观察者情绪对观察行为的影响。

四、观察法的优点与局限性

（一）优点

1. 能获得深入、真实的资料。

2. 适合于对任何个体行为、活动的研究，对不能直接访问或不便访谈的对象如婴儿、昏迷者、精神病患者等的行为和病情，观察法可以获得其行为资料。

（二）局限性

1. 观察法常常要花费几个月甚至更久，时间、精力和经济成本都较高。

2. 常涉及伦理问题，如何处理好观察内容和尊重被观察对象的隐私是个棘手的问题。

3. 对观察者的素质要求很高，需要经过严格的培训，掌握整个观察过程，若是两个及以上观察者，还要确保观察者间的信度。

4. 可能产生霍桑效应，由于被观察者可能意识到被观察，而有意改变自己的行为，导致结果偏差。

5. 结果受观察者的主观判断能力和分析能力的影响较大。因此，观察法具有相当的主观性，尤其是非结构式观察法。

第五节　生物测量法及其他方法

在护理研究中，除了问卷法、访谈法、观察法之外，还会用到一些其他收集资料的方法，如生物测量法、专家函询法和专家会议法等。

一、生物测量法

生物测量法（biophysiological measures）是以人体及其他生物体为对象，通过使用特别的仪器设备和技术，从研究对象中测量获取的生理、生化资料，比如：血压、血气分析、血糖等。以研究各种生命现象、状态、性质和成分，了解生物体的结构、功能和疾病状态，揭示生命奥秘，促进生命科学的进步与发展。

（一）分类

1. 根据测量数据是否直接从机体获取，生物测量法可分为机体测量和实验室指标的测量。

（1）机体指标的测量：从机体直接测量的生理指标，如血压、体温、尿量等数据。机体指标测量时所需要的工具，一般包括刺激源、受刺激的本体感受器、信号处理器、显示器、资料收录和转化器6个部分。

（2）实验室指标的测量：与机体指标测量不同，实验室指标是先抽取标本，再借助实验检查获得结果，包括化学测量法、微生物计数测量法及组织细胞学测量法。例如血气分析指标的测定、细菌菌落计数和白细胞计数、病理检查等。

2. 其他分类　按测量对象分类，生物测量法分为离体测量和在体测量；按测量条件分类，分为无创伤测量和有创伤测量；按测量结果表达形式分类，分为一维信息测量、二维信息测量和多维信息测量；根据生物体内信息的特点和不同的观测目的，可将生物体内的信息分为一维、二维和多维，其测量方法可分为一维信息测量、二维信息测量和多维信息测量。

3. 常用的测量指标

（1）形态学指标：人体形态学指标的检测主要是研究人体器官、组织的形态、结构、位置、毗邻关系及其发生、发展的规律。由于研究方法和目的不同，人体形态学可分为解剖学、组织学和影像解剖学等学科。解剖学主要是用肉眼观察以描述人体的形态结构，又称巨视解剖学。组织学是主要以显微镜为观察手段研究人体器官、组织的微细构造的科学，又可称为微视解剖学。影像解剖学是医学影像学的基础，通过各种成像技术使人体内部结构和器官形成各种影像，从而了解人体解剖与生理功能状况及病理变化，属于活体器官的视诊范围。

（2）生理学指标：生理学是研究生物体（人体和动物）功能活动规律的科学。生理科学实验则是以大量的实验尤其是动物实验为基础，研究正常状态、疾病状态或干预后的生物体功能的变化及其规律。通过各种生物功能检测仪，检测各种生理指标，记录和研究生物体功能。

（3）生物化学指标：生物化学指标测量所涉及的内容很广，涵盖各种有关生物机体的化学结构和物质代谢的测量。它对了解生命过程的特征、生物机体的生理病理变化机制和各种疾病的诊断等具有重要意义。

（二）特点

在测量方法、测量结果以及测量结果的认知上，与其他非生物医学测量相比，生物测量法具有以下显著的特点。

1. 生命系统的多变量特性　生命系统的多变量特性，决定了测量方法和技术，以及测量结果的涵义和结论都会带有明显的局限性。

2. 需从大量干扰和无用信息中提取有用信息　生物测量工程中，由于生物信号较弱，易受外界环境的干扰（例如工频交流电干扰）和来自人体自身的其他无用信息的干扰（例如在测量体表希氏束位时，很容易受来自肌电信号的干扰）。

3. 测量结果受被测对象的生理和心理因素的影响　在测量过程中，若被测对象出现生理和心理变化，其生物指标可能出现相应的变化。

4. 被测对象具有闭环特性　生命体具有精确的自动调节能力，这是由于在生命体中存在多环路、多层次、多重控制的闭环系统特性所决定的。多种原因可导致同一生理参数的变化，同一原因又可导致多种生理参数的同时变化。因此，测量单一生理参数往往不能有效地评估生理和病理状态，需要采取多参数综合测试，以及采用适当方法使人体的闭环系统暂时开环，以测量某一环节的开环响应特性，正确地加以定位并确保测量结果的唯一性和正确性。

5. 被测对象的安全性问题　生物医学测量的对象是生命体，尤其是人体，因此其安全性是极其重要的。

6. 新方法建立与评估的困难　生物医学测量的新方法，尤其是一些间接测量方法往往会涉及测试模型的建立问题。由于研究者对生命现象复杂程度了解不够，加上生物个体差异很大，因此测试模型往往带有片面性，在评估时也缺乏正确、有效的措施。

7. 环境的限制　测量环境，例如温度、湿度、电磁场干扰、振动、冲击等，都会使测量产生困难。

8. 适用性问题　生命体中的各个系统、组织和器官，同一测量对象可能有多种测量方法，每一种测量都是在一定条件限制下进行的。因此，不同测量对象需要相应的测量手段与方法，在测量前首先要考虑方法与技术的适用性。

（三）应用

随着护理学科的进步和交叉学科的发展，生物测量法在护理研究中的运用越来越多，主要用于以下几个领域。

1. 评估护理干预效果　在随机对照试验或类试验中，采用患者生物学指标评定新护理方法的干预效果。例如研究音乐疗法对减轻冠心病患者术前焦虑水平的作用，则患者心率是一项重要测量指标。再如，探讨心脏外科手术患者术后的最佳体位（仰卧位、左侧卧位、右侧卧位），则可通过测量研究对象的血气分析评价结果。

2. 测量患者的生理功能　在描述性研究中，评价生理性指标与患者个体行为的关系。例如研究肺癌患者主观睡眠质量和客观睡眠评价之间的关系，睡眠的客观评价可通过患者戴睡眠测量计进行测量。

3. 改进标本采集方法　护理操作流程的改善需要一些客观指标来衡量。例如比较在床旁测量的血气分析与标本收回实验室测得的血气分析结果的差异，以改进标本采集时间。

4. 基因检测　基因检测（genetic testing）通过收集血液、其他体液或细胞并进行 DNA 检测，可应用于诊断疾病，也可以用于疾病风险的预测，是当今最新和最复杂的技术之一。虽然基因检测在护理研究中并不多见，但也是一种趋势。例如，加利福尼亚大学护理学院的一项研究探讨癌症患者早上、晚上疲劳感和睡觉受干扰程度与 *IL-6* 基因型（IL-6 c.-6101 A>T）的相关性。

（四）优点与局限性

应用生物测量法所获得的资料相对更客观、精确、可信度高，但受仪器功能和精确度的影响。使用先进的、敏感的、准确的测量方法和技术，对获得真实可靠的资料至关重要。生物测量法在护理研究中常常与自陈法或观察法一起使用，以收集更全面的资料。由于生物测量法涉及基础研究，护理研究人员在应用时需要与该领域专业人员合作。一般在选择生物医疗仪器协助资料获取时，应考虑一系列相关因素，包括研究经费是否充裕，是否要进行人员的培训，测量是有创性还是无创性，是否掌握仪器的安全性能，是否了解仪器的敏感度并熟练掌握其使用方法等。

二、专家函询法

专家函询法，又称德尔菲法、专家咨询法或专家评分法，是由研究者拟定调查问卷，按照既定程序采用背对背的通信方式，向专家组成员进行征询，而专家组成员又以匿名的方式（函件）提交意见，研究者再针对专家意见进行修订。经过几次反复征询和反馈，专家组成员的意见逐步趋于集中，最后根据专家的综合意见，确定终稿。

（一）过程

专家函询法是在对所要研究的问题征得专家的意见之后，进行整理、归纳、统计，再匿名反馈给各专家，再次征求意见，再集中，再反馈，直至得到一致的意见。其过程主要包括三个阶段：准备阶段、轮番征询阶段、数据处理阶段。

1. 准备阶段

（1）明确主题和目的：在预测正式开始之前，预测组织者应首先统一明确预测所要达到的目的，据此确定预测的主题，这是预测最基础的一步。同时，应把预测的目的和主题在寄给专家的调查咨询表中简单明了加以说明。

（2）遴选专家，准备背景资料：专家函询法收集资料的样本通常不是随机选择，而是对所研究问题有渊博知识或很有自身见解的专家。专家的选择是专家函询法的关键一步，也是该方法最受争议的一部分。除了是该领域的专家，专家函询法还要求专家经过数轮即较长时间的参与，因此专家对研究问题的积极性和热情也是选择的重要考虑。除此之外，专家还需要就某一研究问题发表看法时要保持尽量的客观。专家数目多少和多样性取决于研究目的、设计及时间，通常通过设定入选标准界定范围，一般专家人数以15～50人为宜。但对于一些重大问题，专家人数可适当扩大（100人以上）。如果选择的专家过少，可能由于应答率低而得不到结果或得到的结果没有实际意义，但是选择专家过多，会使研究时间延长，同时研究花费的精力和物力也会相应增加。

（3）设计调查表：调查表是德尔菲法的主要预测工具，设计得好坏将会影响到调查的效果。调查表没有统一的格式，可根据预测所研究的问题及需要调查的内容灵活设计。但应注意四点：问题要清楚、调查表要简明扼要、不要提出令人为难的问题、表中应注明专家交回表格的最迟期限。

2. 轮番征询阶段　德尔菲法一般包括四轮征询调查，且在调查过程中包含着每轮间的反馈。

（1）第一轮：由组织者发给专家的第一轮调查表是开放式的，不带任何附加条件，只提出主题。请专家围绕主题提出相关事件。然后组织者对专家填好的调查表进行汇总整理，归并同类事件，排除次要事件，用准确术语提出一个事件的一览表，并作为第二轮调查表发给专家。

（2）第二轮：专家对第二轮调查表所列的每个事件做出评价。例如，说明事件发生的时间、叙述事件或迟或早发生的理由。组织者统计处理调查表中的专家意见，统计出专家总体意见的概率分布，整理出第三张调查表。第三张调查表包括事件、事件发生的中位数和上下四分点，以及事件发生时间在四分点外侧的理由。

（3）第三轮：把第三张调查表发下去后，请专家做以下事情。重审理由；对上下四分点外的对立意见作一个评价；给出自己新的评价（尤其是在上下四分点外的专家，应重述自己的理由）；如果修正自己的观点，也请叙述为何改变，原来的理由错在哪里，或者说明哪里不完善。专家们的新评论和新理由返回到组织者手中后，组织者的工作与第二轮十分类似，统计中位数和上下四分点，总结专家观点，重点是双方有争论的意见，形成第四张调查表。

（4）第四轮：第四张调查表请专家再次评价和权衡，并在必要时做出详细、充分的论证。组织者依然要将回收的调查表进行汇总整理、统计分析与预测，并寻找出收敛程度较高的专家意见。

上述四轮调查不是简单的重复，而是一种螺旋上升的过程。每循环和反馈一次，专家都吸收了新的信息，并对研究内容有了更深刻、更全面的认识，结果的精确性也逐轮提高。在第四轮结束后，专家对各事件也不一定都达到统一，不统一时也可以用中位数和上下四分点来做结论。不是所有被预测的事件都要经过四轮。可能有的事件在第二轮就达到统一，而不必在第三轮中出现。

3. 数据处理阶段　在回收最后一轮的专家意见调查表后，预测组织者需对表中预测结论进行统计归纳分析，以期得到专家意见的最终预测值和预测区间。常用的统计学方法有中位数和上下四分位数法及加权算术平均数法。

（二）基本特点

专家函询法利用函询形式进行的集体匿名思想交流过程，具有匿名性、多次反馈及统计性特点。

1. 匿名性　专家函询法是在完全匿名的情况下通过函件交流。它克服了专家会议调查法易受权威、会议气氛以及专家心理因素影响的缺点。专家们可以不受任何干扰地独立对调查表所提问题发表自己的意见，而且有充分的时间思考和进行调查研究、查阅资料。匿名性保证了专家意见的充分性和可靠性。

2. 反馈性　该方法需要经过3~4轮的信息反馈，组织者要对每一轮咨询的结果进行整理分析、综合，并在下一轮咨询中反馈给每位受邀专家，以便专家们根据新的调查表进一步地发表意见，最终结果基本能够反映专家的基本想法和对信息的认识，所以结果较为客观、可信。

3. 统计性　在应用专家函询法进行信息分析时，对研究课题的评价既不是由信息分析研究人员做出的，也不是由个别专家给出的，而是由一批相关专家给出的，并对诸多专家的回答必须进行统计学处理。所以，应用专家函询法所得的结果带有统计学的特征，往往以概率的形式出现，既反映了专家意见的集中程度，又可以反映专家意见的离散程度。

（三）数据统计分析方法

1. 专家的积极系数，即专家咨询表的回收率（回收率＝参与的专家数/全部专家数），可以反映专家对研究的关心程度，回收率越高，表明专家积极程度越高。

2. 专家意见的集中程度用均数（M_j）和满分频率（K_j）来表示。每个条目评价的 M_j 越高，则该条目的重要性越高。K_j 表示每个条目评价给满分的专家数，它是 M_j 的补充指标，K_j 越大，说明对该条目给满分的专家比例越大，该条目也越重要。

3. 专家意见的协调程度指参与函询专家对指标意见是否存在分歧，用变异系数和协调系数来表示。变异系数（V_j）说明专家对第 j 个指标相对重要性的波动程度，V_j 越小，表明专家的协调程度越高。协调系数（W）说明全部专家对全部条目的协调程度，W 越大，专家意见协调程度越高，W 反映了不同专家意见的一致性，也是咨询结果可信程度的指标。协调系数为0~1，经2~3轮咨询协调后，协调系数一般在0.5的范围波动，误差控制较好。W 经 χ^2 检验后有统计学差异，说明专家评估意见协调性好，结果可取样。

4. 专家意见的权威程度（Cr）反映函询问卷内容的可靠性，一般由两个因素决定，一是专家对方案作出判断的依据，二是专家对问题的熟悉程度。判断依据包括理论分析、实践经验、参考国内外文献、主观判断4个方面。研究熟悉程度分为很熟悉、较熟悉、一般熟悉、不太熟悉、不熟悉分为5个等级。专家的权威程度以自我评价为主。专家权威程度越高，函询结果可靠性越高。

（四）应用

专家函询法不仅可用于预测领域，而且可以广泛应用于各种评价指标体系的建立和具体指标的确定过程。目前专家函询法在护理研究中应用越来越广泛，涵盖护理教育、管理、临床、人文等领域。例如护理硕士研究生课程设置的研究、临床护理教师带教行为评价量表的研制、急诊护士急救技能能级评价体系的制定等。

（五）优点与局限性

专家函询法的最大优点是简便直观，无需建立繁琐的数学模型，而且在缺乏足够统计数据和没有类似历史事件可借鉴的情况下，也能对研究对象的未知或未来的状态做出有效的预测。同时，该方法具有一定科学性和实用性，可以避免会议讨论时产生的因害怕权威而随声附和，或固执己见，或因顾虑情面不愿与他人意见冲突等弊病；各专家能够在不受干扰的情况下，独立、充分地表明自己的意见；研究结果是根据各位专家的意见综合而成的，能够发挥集体的智慧；应用比较广，费用比较节省。

但是在综合预测值时，专家函询法仅仅是根据各专家的主观判断，缺乏客观标准，而且显得强求一致。有的专家由于一些主客观原因，对表格的填写未经过很深入的调查和思考，从而影响评价结果的准确性。此外，在选择合适的专家方面也较困难，征询意见的时间较长，对于需要快速决策的项目难于使用等。

（六）实例与分析

例6-12：　　某研究通过横断面调查、文献分析拟定了门诊专科护理工作室综合评价指标体系，并采用专家函询法对构建评价指标体系进行论证，具体实施步骤如下：

第一步，拟订专家函询问卷。函询问卷共包括3个部分，即：① 问卷说明，包含研究背景、目的、问卷填写说明、回收时间及联系方式；② 专家情况调查表，包含一般资料、对指标内容的熟悉程度及判断依据等；③ 专家意见函询表，包含各级指标的具体内容、重要性程度评分、评价细则、合理性评分及修改意见，重要程度、合理性评分采用Likert 5级评分法，从"非常不重要/非常不合理"到"非常重要/非常合理"依次赋1~5分，评分越高代表科学性、合理性及可操作性越高。

分析：此部分主要是制定完整的专家函询问卷，包含问卷说明、专家情况调查表、专家意见函询表，让专家大致了解该评价体系的重要性及内容，并根据自身丰富的经验及知识对各级指标进行评分。研究者应注意专家函询问卷的完整性。

第二步，确定函询专家。选取北京市政府机关、北京护理学会、央属及北京市属三级甲等医院的管理者和已获批护理工作室的领军人共32名进行函询。纳入标准：① 管理者为具有5年及以上管理工作经验，在政府机关、医疗卫生机构担任管理职务，本科以上学历，副高级以上职称；护理工作室领军人为具有10年及以上临床护理工作经历，中级及以上职称；

② 参与过护理工作室的推动与审核工作。函询专家对本研究均具有一定积极性。排除标准：第1轮专家函询中对护理工作及护理质量评价类研究或相关工作全部"很不熟悉"或问卷质量低的专家。

分析：此部分主要确定函询专家，选取护理领域管理者及已获批护理工作室具有代表性的专家，确保函询专家数量在15~50人，纳入标准包括在该领域的工作年限、学历、职称及是否有相关的工作经历。对问卷质量评价较低的予以排除。研究者应注意函询专家的代表性选择。

第三步，实施专家函询。于2021年11月—2022年2月进行专家函询，通过邮件发放及回收问卷，每轮函询时限为2周。第一轮问卷回收后，进行质量检查，确保信息真实、完整、有效。依据指标筛选标准、专家意见及研究小组讨论结果，补充、删减及修改指标，形成第2轮问卷。根据第二轮函询结果完善指标，当所有专家意见趋于一致时，停止函询，本研究共进行两轮函询。指标筛选标准：同时满足重要性赋值均数 >3.50分，变异系数 <0.25。

分析：此部分正式开始专家函询，通过邮件发放及时回收问卷，设置函询时限为2周，根据专家意见进行补充、删减及修改，进行多轮专家函询，意见趋于一致时停止函询。研究者要注意检查问卷质量及函询时间的限定，保障资料真实有效。

第四步，统计分析。采用Excel 2010和SPSS 22.0软件进行数据录入与分析。专家基本资料用频数、百分比表示；专家积极性采用有效问卷回收率以及专家意见回复率表示；权威性用权威系数表示，一般要求权威系数 ≥ 0.7，且权威系数越大，函询结果越可靠；协调程度用肯德尔和谐系数和变异系数表示，数值在0~1之间，肯德尔和谐系数越高，协调程度越好；专家意见的集中程度用均数 ± 标准差表示，以 $P<0.05$ 为差异有统计学意义。应用yaahp V10.3软件计算各指标的权重，并进行一致性检验，一致性比率（CR）<0.10。数据分析结果如下：

（1）函询专家的基本情况：两轮函询32名专家均参加，包括北京市政府机关专家2名、北京护理学会秘书长1名、央属和北京市属三级甲等医院护理管理专家9名、护理工作室领军人20名；年龄为33~57（45.91±6.99）岁；工作年限为11~37（24.63±7.55）年，函询专家的一般资料见表（略）。

（2）专家的积极程度和权威程度：共进行两轮函询，每轮各发放问卷32份，回收有效问卷32份，有效问卷回收率均为100%。两轮函询分别有22名（68.75%）、11名（34.38%）专家提出了建设性意见。两轮函询专家的权威系数分别为0.938、0.947，权威程度较高，结果具有可信性。

（3）专家意见的协调程度：第一轮专家函询的变异系数为0.05~0.29，肯德尔和谐系数为0.216，χ^2 值为325.069（$P<0.001$）；第二轮专家函询的变异系数为0.02~0.23，肯德尔和谐系数为0.210，χ^2 值为295.107（$P<0.001$），说明专家意见的协调程度较高。

分析：此部分对函询结果进行统计分析，通过函询问卷数据计算专家积极程度、权威程度及协调程度来验证函询结果的可靠性，是否具有代表性及统计学意义。研究者应注意函询结果计算正确。

（4）专家函询结果：第一轮专家函询，根据筛选标准、结合专家意见及课题组讨论结果，做出以下修改。① 删除指标3项，包括"场地设备"1项二级指标，"投诉率""并发症发生率"2项三级指标。② 调整指标2项：将三级指标"独立诊室""仪器设备"移至二级指标"医院支持"中。③ 修改指标4项：将"成果产出"改为"学术成果产出"，将"独立诊室"改为"工作场地支持"，将"仪器设备"改为"仪器设备支持"，将"专科护理宣教"改为"专科护理教育"。④ 修改三级指标评价细则16项。第二轮函询，专家意见集中程度较好，无修改意见，最终确定护理工作室综合评价指标体系包括一级指标3项、二级指标13项、三级指标29项和评价细则87项。

分析：此部分是对专家函询结果的讨论及修改，通过对专家意见的修改使评价指标意见趋于一致，并进行多轮专家函询，专家意见集中程度较好则可确定评价指标体系。研究者应注意综合专家函询意见并对论证的指标体系进行修改。

三、专家会议法

专家会议法，也称专家座谈法，指召集一定数量的专家，通过会议的形式，对研究对象进行讨论，最后作出综合一致判断的过程，适用于需要专家深入探讨、共同协商的研究问题。

（一）分类

专家会议法主要包含头脑风暴法、交锋式会议法、混合式会议法三种类型。

1. 头脑风暴法也称非交锋式会议法，是指会议不带任何限制条件，鼓励与会专家独立、任意地发表意见，没有批评或评论，以激发灵感，产生创造性思维。

2. 交锋式会议法是指与会专家围绕一个主题，各自发表意见，并进行充分讨论，最后达成共识，取得比较一致的预测结论。

3. 混合式会议法也称质疑头脑风暴法，将会议分为两个阶段，第一阶段是非交锋式会议，产生各种思路和预测方案；第二阶段是交锋式会议，对上一阶段提出的各种设想进行质疑和讨论，也可提出新的设想，相互不断启发，最后取得一致的预测结论。

（二）过程

运用专家会议法，必须确定专家会议的最佳人数和会议进行的时间。专家小组规模以10~15人为宜，会议时间一般以进行20~60分钟效果最佳。会议提出的设想由研究组进行系统化处理，以便在后续阶段对提出的所有设想进行评估。

1. 根据研究内容选择相关领域的专家参与专家会议。

2. 根据研究目的与意义给参与会议的专家提供研究相关资料。

3. 由研究者或研究小组主持会议，要求专家基于提供的资料结合个人的知识与经验对研究问题充分提出意见与建议。

4. 研究者或研究小组根据各个专家提出的意见与讨论结果，最终确定专家会议法的讨论结果。

（三）应用

专家会议法不仅可以应用于教学计划的制定过程，还可以应用于教学评价指标体系的构建。目前，专家会议法在护理教学中应用越来越广泛，涵盖护理研究、护理教育、管理、临床等方面，例如护理疑难病例的讨论、护理各项规范的制定、指标体系的构建等诸多方面。

（四）原则

1. 专家应具有代表性、权威性。

2. 在进行预测之前，应取得专家的支持，确保他们能认真地参与每一次会议，以提高会议的有效性。

3. 问题表设计应该措辞准确，不能引起歧义，征询的问题一次不宜太多，不要问与研究目的无关的问题，列入征询的问题不应相互包含；所提的问题应是所有专家都能答复的问题，而且应尽可能保证所有专家都能从同一角度去理解。

4. 进行统计分析时，应该区别对待不同的问题，对于不同专家的权威性应给予不同权重而不是一概而论。

5. 提供给专家的信息应该尽可能地充分，以便其作出判断。

6. 只要求专家作出粗略的数字估计，而不要求十分精确。

7. 问题要集中，要有针对性，不要过于分散，以便使各个事件构成一个有机整体，问题要按等级排队，先简单后复杂，先综合后局部。这样易引起专家回答问题的兴趣。

8. 研究者或研究小组意见不应强加于调查意见之中，要防止出现诱导现象，避免专家意见向研究小组靠拢，导致得出专家迎合研究小组观点的预测结果。

9. 避免组合事件。如果一个事件包括专家同意的和专家不同意的两个方面，专家将难以做出回答。

（五）优点与局限性

专家会议法能发挥集体的智慧组合效应，掌握的信息量比单个专家的信息量多，考虑的因素比单个专家考虑得全面、周到；通过专家之间的信息交流和传递，往往会引起"思维共振"，激发专家的灵感，拓宽思维的广度和深度，提高判断的准确性，能提出比单个专家更具体、更全面的方案；节约时间、节约费用以及应用灵活方便。但是这种方法也有不足之处，如专家参与人数有限，代表性不够，专家的态度是进取的还是保守的会影响预测结果；个别专家容易倾向于巧辩者，或屈从于大多数人的意见，或心理上受权威人士的压抑；专家出于自尊心等因素使得会议出现僵局；同时专家还易受眼前短期现状的影响等。

（六）实例与分析

例6-13： 某研究欲构建军校护理本科专业课课程思政教学评价指标体系，该研究拟以CIPP模型为理论框架，通过专家会议初拟评价指标。

具体方法：第一步，邀请专家参加会议。邀请15位来自某军校基础医学院、政治理论教研室、护理系以及附属医院的护理、教育领域专家召开会议。第二步，为专家提供相关资料，包括根据文献研究法制定的基于CIPP模型为理论框架评价指标初稿、CIPP模型、课程思政的要求等相关资料。第三步，组织会议，展开讨论。由组织者主持讨论会，要求各位专家基于所提供的资料，结合个人的知识和经验对指标体系提出自己的看法，组织者并不对任何一位专家意见进行评论。第四步，确定讨论结果。组织者根据各专家提出的意见，确定最终的讨论结果。

分析：该部分通过专家会议法，邀请来自医学、护理及教育等相关领域的专家，针对基于CIPP模型为理论框架评价指标的相关资料展开讨论，结合自身的知识及经验对评价指标体系提出意见。研究者根据各项意见来确定讨论结果，会议过程中应注意避免出现诱导性问题。

（七）专家会议法和专家函询法的区别

专家会议法和德尔菲法都是专家意见征询的方法，但两者有着不同的特点和应用场景（表6-4）。专家会议法是一种在专家之间进行讨论、交流意见、协商达成共识的方法。在这种方法中，专家们通常会就特定的问题或主题进行集中讨论，借助彼此的专业知识和经验，共同找出最佳解决方法。专家会议法强调专家间的互动和共识建立，通常需要组织方提供充足的时间和场地，以确保专家们能够深入探讨问题。专家函询法则强调专家的个人意见与独立思考。

▼ 表6-4　专家会议法和专家咨询法的比较

		专家会议法	专家咨询法
相同点		需要征询多个专家意见	
不同点	组织形式	组织专家集中深入探讨、协商共识的问题	收集专家个人意见，逐步迭代逼近共识
	专家间关系	面对面	背对背
	回答时间	即兴发言，因而普遍存在逻辑不严密、意见不全面、论证不充分等问题，同时易受表达能力的限制	提问有充分时间作出充分的论证、详细说明或提出充足依据

学习小结

1. 收集资料是一个有计划的过程，是回答研究问题、证实研究假设的重要步骤。在护理研究中，要根据科研课题的研究目的、研究对象及研究内容等，选择最合适的资料收集方法。

2. 研究工具的好坏将直接影响到所收集资料的准确性和可靠性，对资料收集过程中用到的各种研究工具要进行信度和效度的检验，高信度和高效度的研究工具是良好科研的必备条件。

3. 护理研究中常用的收集资料方法包括问卷法、访谈法、观察法、生物测量法等。

4. 问卷法首选公认的量表，注意提高回收率和有效率。

5. 网络问卷法又称在线调查，指利用调查软件、微信群等网络通讯手段收集数据和资料的方法。

6. 访谈法分为结构式访谈、半结构式访谈、非结构式访谈三种类型。

7. 设计访谈问题的原则是从广泛、普遍的问题开始，逐步过渡到具体、敏感的问题。

8. 观察法易受主观因素的影响，因此实施观察法时要尽量使用盲法。

9. 在结构式观察法中，观察者要根据观察内容设计结构化记录表。

10. 在生物测量法中，相同条件下有多个测量工具可供选择时，应当优先选择受测量者主观因素影响最小的测量工具。

11. 专家函询法又称德尔菲法，是通过数轮问卷咨询专家意见和反馈，就某一主题或事项达成统一意见的方法。

12. 专家会议法又称专家座谈法，是通过会议形式，专家们互相交换意见，最后作出综合一致判断的过程。

（谢彩霞　官　计）

复习参考题

1. 简答题

（1）试述在问卷编制过程中如何确保问卷具有良好的性能？

（2）研究工具的信度和效度之间的关系是什么？

（3）请选择一个观察主题，制作观察记录表，进行观察实践。

2. 单项选择题

（1）Likert条目的选项是对事物或事件的双向、对称评价，下列不属于其答案选项的设置

A. 两分制
B. 四分制
C. 五分制
D. 七分制
E. 多分制

（2）调查研究中最常用的方法是
  A. 观察法
  B. 问卷调查法
  C. 访谈法
  D. 测量法
  E. 综合法

（3）关于结构式观察法，下列说法正确的是
  A. 无固定不变的观察内容
  B. 在观察过程中可随时修改研究目的
  C. 观察者没有明确的观察工具
  D. 观察者采用日记的方法记录事实过程
  E. 观察者采用观察记录表格进行记录

（4）某研究者欲了解慢性阻塞性肺气肿患者在疾病各个阶段的肺功能，下列资料收集方法中所得的结果较为准确的是
  A. 问卷法
  B. 访谈法
  C. 观察法
  D. 跟踪法
  E. 生物测量法

（5）下列不属于专家函询法的优点是
  A. 简便直观
  B. 客观标准
  C. 应用面广
  D. 综合专家意见
  E. 节省费用

（6）下列属于专家会议法的优点是
  A. "思维共振"
  B. 心理影响大
  C. 易屈服权威
  D. 专家不轻易改变自己意见
  E. 易受劝说性意见影响

  答案：A B E E B A

3. 案例分析

（1）某护理专业两位同学计划合作完成一项本科毕业课题，拟对其实习医院的护士进行职业疲劳现状调查，并分析职业疲劳与护士性别、年龄、学历、工作年限、职称，所在科室以及每周夜班个数的关系。初步拟定的研究题目为"临床护士职业疲劳的现状调查分析"。

请问：1）本研究的资料收集方法是什么？
　　　2）该研究者可以采取什么方式发放问卷？

（2）某研究欲构建急危重症患者院间转运护理质量评价指标，科学评估危重症患者院间转运质量。该研究以"结构–过程–结果"三维结构为指导框架，以"危重症患者院间转运专家共识"为理论基础，采用文献分析法、专家小组访谈法、专家函询法和层次分析法，筛选指标并确定指标权重，构建急危重症患者院间转运护理质量评价指标。

请问：该研究的资料收集方法有哪些？

第七章

资料整理与分析

学习目标

知识目标	1. 掌握 护理科研中数据资料的统计方法、统计表与统计图的应用。 2. 熟悉 护理科研中数据资料的类型；原始数据的校对；资料整理的原则。 3. 了解 能够用于建立数据库的软件。
能力目标	能熟练运用SPSS软件进行数据整理及统计分析。
素质目标	具备缜密的逻辑思维，严谨、求实的科学精神。

问题与思考

　　为了解慢性病共病患者的睡眠质量，研究者采用一般资料调查表和匹兹堡睡眠质量指数量表对300名慢性病共病患者进行问卷调查。其中，一般资料包括年龄、性别、学历、婚姻、职业、吸烟、饮酒、锻炼、慢性病种类和病程、医疗保障形式等。

　　思考：

　　1. 采用何统计学方法分析社会人口学资料？

　　2. 采用何统计学方法比较不同社会人口学特征患者的睡眠质量？

　　研究过程中，研究者收集原始数据后，应依据研究目的和研究数据的性质选择适宜的方法对原始数据进行整理分析，便于寻找规律。正确运用统计分析方法分析数据，正确表达和解释统计结果，是保证研究结果准确性和科学性的重要环节。本章首先介绍资料的整理；然后介绍科研资料的统计分析，主要包括资料的统计描述、统计学检验方法的选择等内容；最后介绍如何使用SPSS建立数据库并运用SPSS统计软件分析进行描述性统计和推断性统计分析。

第一节　资料整理

　　资料收集过程中获得的原始数据或资料一般不能直接进入统计分析阶段。研究者首先需要对原始数据进行系统化、条理化整理后，才能够用于进一步的统计分析。

一、校对原始数据

对于收集到的原始数据，研究者首先需要明确数据的类型，录入数据。然后对原始数据进行审核，以及有效的编码和录入，并利用计算机进行有效的检查，从而避免原始数据的重复、遗漏、异常值等问题，以确保数据的真实性、完整性和可靠性。

（一）数据资料的分类

护理研究和临床实践涉及的数据资料分为计量资料、计数资料和等级资料；计数资料和等级资料统称为分类变量资料。

1. 计量资料　又称为数值变量资料或定量资料，是基于定量测量而得到的结果。它与数字有关，数字的数值大小及数值间的差异具有特定的意义。这类数据可以是整数或小数，也可以是正数或负数，且具有明确的计量单位。计量资料又分为连续性资料和间断性资料。

（1）连续性资料：只要理论上可以有小数点存在的数据，均可称为连续性资料，如体重、身高、血压等。

（2）间断性资料：凡是只可能有整数，不可能有小数点的资料，则称为间断性资料，如白细胞数、脉搏等。

2. 分类变量资料　又称为定性资料，是将观察单位按性质或类别分组，然后分组汇总各组观察单位的频数而得到的资料。虽然在资料录入过程中，研究者常以数字输入（如1代表男性，2代表女性），但这些数字本身并无任何意义，输入其他数字对研究结果通常没影响（如0代表男性，1代表女性）。一般无度量衡单位，可进一步细分为以下两种资料：

（1）计数资料：是将观察对象按某种属性或类别进行分组，统计每组观察对象的个数。包括以下两种类型。

1）二分类变量资料：观察结果只有两种相互对立的属性，如"是"或"否"，"男性"或"女性"，"阳性"或"阴性"。

2）无序多分类变量资料：多分类观察结果有两种以上互不包含的属性，如新生儿出生缺陷类型、老年人服药依从性差的原因等。

（2）等级资料：又称有序多分类变量资料，是介于定量测量与定性观察之间的半定量观察结果，通常有两个以上的等级，如治愈、好转、有效、无效等。等级资料与计数资料的区别在于，等级资料虽然也是多分类资料，但各个类别间存在大小或程度上的差别。

（二）数据的审核

数据录入计算机前，要对数值及度量单位进行审核。数据审核的常用方法有以下几种。

1. 专业判断　利用专业的知识发现异常的问题，尤其是计量资料前面没有最大值和最小值的限定。例如，10岁青少年身高140厘米，若出现180厘米的数据，则需要进行专业判断。

2. **技术检查**　检查数据收集方法、实验方法及操作规程等是否存在技术问题，以致影响资料的真实性与可靠性。

3. **对照核实**　所有数据都要逐项检查，对关键性的、可疑的、填写不准确的资料，要再次对照客观事实进行调查、测量或检验，并予以纠正。

4. **缺漏检查**　数据收集过程中，应及时对逐项数据进行复核，检查资料是否齐全；资料收集结束后，应再次认真检查是否存在缺项、漏项或某些项目填写不完整。

5. **逻辑检查**　对数据逐项进行复核，数据间相互矛盾的地方可能存在错误。例如某研究对象性别为男性，而生育史中记载先兆流产3次，这显然存在逻辑错误。

（三）资料编码与输入

编码是将收集的计数或等级资料转换成适合计算机读取分析的数字符号的过程。例如，原始资料中"文化程度"是以圈选的"文盲""小学""中学"或"大学"来表达，不适用于计算机分析，可将其依次转换为"1""2""3""4"后再输入计算机，方便进一步分析，注意编码必须符合逻辑顺序。

1. **计量资料**　可将相应的数据直接录入计算机。

2. **计数或等级资料**　采用封闭式问题收集的资料应该是可以直接录入计算机系统的数字码，如您的文化程度是：① 文盲；② 小学；③ 中学；④ 大学。若数据没有被转换成相应编码，在录入前应将其转换成相应的编码。

3. **文字资料**　采用开放性问卷或观察法收集资料，获得的是文字描述的资料。若需要进行统计分析，需要在资料收集后先对文字资料进行分类、编码，然后再进行录入。分类过程中，应确保分类完整且独立互斥，即每个回答都有且只能属于一个类别。分类完成后，需要为每个类别赋予一个编码。

（四）计算机检查

1. **资料录入时检查**　可通过设置某些变量的类型（数字型、字符型或日期型）、取值范围、有效数字位数及逻辑检查等方式进行数据录入的质量控制。目前主要采用双人输入数据的方式检查数据录入的质量。

2. **资料录入后检查**　一方面可通过抽查部分调查表了解输入质量；另一方面可通过统计软件进行简单的统计描述，如进行频数分布分析、绘制散点图等，检查所有数值是否在容许范围之内，可发现异常值与异常点。此外，计算机也可以通过检查相关项目的数值之间是否存在不合理或逻辑错误来发现差错或异常。例如，某研究对象在吸烟史上填写从未吸过烟，而戒烟史上却记载戒烟2次，显然存在逻辑错误。

二、资料整理的原则

资料整理旨在将原始资料围绕研究目的进行有序的整理，以便能够系统地解释并采用恰当的统计方法进行分析。

1. **完整性原则**　要检查调查资料是否按照提纲或表格的要求收集齐全或填写清楚，应该核实的问题和事项是否都已查询无漏，对调查中发现的线索、新问题是否都已进行了调查。

2. 标准性原则 要审查资料是否按规定进行收集，并判明它能否说明问题，对所研究的问题能否起到应有的作用。在较大规模的调查研究中，要注意调查对象的性质是否一致；所使用的计算方法、分组要求是否相同；是否按统一的规格和标准收集资料；对于需要相互比较的资料要审查其是否具有可比性等。

3. 真实性原则 要根据已有的经验和常识对收集的资料进行判断、辨别，一旦发现有疑问，就要再次根据事实进行核实，排除其中的虚假成分，保证资料的真实性。

4. 准确性原则 通过双人录入、复核、计算机检查、逻辑检查等手段，对收集资料逐个逐项核实；对收集的统计图表进行重新计算、复核；对历史资料（如往年病历资料、各类常规报表等）要注意审查其可靠性。

5. 合理分类原则 根据研究目的与资料分析的要求，制定明确而详细的分类标准。不同类别间要互相排斥而不能重复或包含，类别间要有差别而同类资料应尽可能地保持同质性。

相关链接 | **讲认真、求严谨，讲实效、重实际**

讲认真、求严谨，讲实效、重实际，贯穿于习近平新时代中国特色社会主义思想的始终。"对我们共产党人来说，讲认真不仅是态度问题，而且是关系世界观和方法论的大问题，是关系党的性质和宗旨的大问题，是关系党和人民事业发展全局的大问题。"《中国共产党章程》把党的思想路线表述为："一切从实际出发，理论联系实际，实事求是、在实践中检验真理和发展真理。""一切从实际出发"作为"实事求是"的前提，也是辩证唯物主义认识论的客观需要。在实际工作中，要把客观存在的事物作为出发点，充分发挥主观能动性，运用科学的方法，系统地剖析问题所在，做到知行合一，才能真正交上满意的答卷。

资料整理是基础，是资料分析的前提。在资料整理的过程中，只有做到认真筛选、实事求是，才能去伪存真，保证研究的真实性、准确性，为资料分析做好铺垫。在进行资料分析时，只有持之以恒、精益求精，正确合理使用辅助工具，才能提高效率，得到最准确的结果，从而提升自身能力，创造学术价值。

三、建立数据库

建立数据库是进行统计分析的基础。数据库的建立需要使用统计软件，例如 SAS（statistical analysis system）、SPSS（statistics package for social science，即"社会科学统计软件包"）和 EpiData 数据录入软件。目前 SPSS 的使用比较流行，它是当今世界上通用的权威统计分析软件之一。与其他国际权威软件相比，虽然 SPSS 也可以通过编辑程序来运行，但它最显著的特点是菜单和对话框操作方式，绝大多数操作过程仅靠点击鼠标即可完成。因此，它以易于操作而成为非统计专业人员应用最多的统计软件（具体操作见第三节）。

第二节 科研资料的统计分析

科研中数据的处理和统计分析是研究得出结论的步骤之一，统计方法的正确应用是获得正确的科研结果的前提。一般而言，统计分析方法的选用要根据资料类型、资料的总体分布特征、方差齐性与否、样本量大小，实验设计类型、研究因素与水平数多少、单变量、双变量还是多变量及分析目的等综合考虑，同时，应当结合专业知识与资料的实际情况，灵活应用恰当的统计分析方法。

一、资料的统计描述

（一）计量资料的统计描述

描述计量资料的基本特征有两类指标：一是描述集中趋势的指标，用以反映一组数据的平均水平；二是描述离散程度的指标，用以反映一组数据的变异大小。两类指标的联合应用才能全面描述一组定量资料的基本特征，这是目前统计中应用最多、最重要和最广泛的指标体系。集中水平通常用均数（mean）来描述，如一组患者的年龄、体重、血红蛋白、白蛋白、胆红素、肌酐和尿素氮等，要求资料服从正态分布或近似正态分布；如果数据经对数转换后呈正态分布，则可以用几何均数（geometric mean）表示其集中位置，如HBsAg滴度（1:8，1:16，1:32，1:64）；对于偏态数据，通常用中位数（median）表示其集中位置，如研究急性肝炎时ALT、AST等范围从数十到上千变动较大，且每个患者的变化情况不一致。正态分布的数据离散程度可用标准差（standard deviation）来描述；对于偏态数据，可以用四分位数间距（quartile）描述离散程度。常用的计量指标及其适用条件见表7-1。

▼ 表7-1 计量资料统计描述常用指标及其应用

指标名称	作用	适用条件
集中趋势指标		
均数（$\bar{x}$）	描述一组数据的平均水平或集中趋势，作为一组资料的代表值，以便组间的分析比较	对称分布，特别是正态分布或近似正态分布资料
几何均数（G）	与均数相同	对数正态分布、等比资料
中位数（M）	与均数相同	偏态分布、分布未知、一端或两端无界的资料
离散趋势指标		
标准差（S）	描述一组数据的变异程度，结合均数计算变异系数，结合均数描述正态分布资料的分布特征和估计医学参考值范围，结合样本含量计算标准误，估计总体参数的置信区间	对称分布，特别是正态分布或近似正态分布资料
四分位数间距（$Q_U \sim Q_L$）	描述一组偏态数据的变异程度	偏态分布、一端或两端无界资料
极差（R）	描述一组数据的变异程度	观察例数相近的同类定量资料相比较
变异系数（CV）	几组数据变异大小的比较	比较均数相差悬殊或度量衡单位不同的两组或多组资料的变异程度，衡量计量资料的重复性

（二）计数资料的统计描述

计数资料在分类时可以计算各类别在总数中的比重或百分比（构成比），如性别资料，100例患者中，男性60例，女性40例，可表示为男性占60%，女性占40%；如果数据分为发生或不发生，如死亡、患病等，则可计算其死亡率、发病率等指标，表示其发生的强度或频率，称为率，是表示某种现象发生的实际数与该现象可能发生的总数之比。构成比一般不能说明事物发生的强度，所以不能将构成比混为发病率来说明发生的强度。实际工作中有很多率实际上只是个比例（只有两类构成），如患病率是一个比例，由于历史原因，仍称为患病率。当两个率进行比较时，如果某因素足以对率的大小有影响（如年龄对死亡率），而该因素的构成（如年龄构成）在两组内不同，则需要对该因素的构成进行标准化。有时，为了说明两个有关指标之比，用以描述两者的对比水平，即相对比（ratio）。

在病因学研究中，用优势比（odds ratio，OR）与相对危险度（relative risk，RR）说明暴露因素与疾病之间的联系强度。RR是两种暴露条件下发病率之比，比如研究工作环境好坏与护士职业倦怠的关系，采用前瞻性队列研究，按工作环境好（–）与工作环境不好（＋）分为两组，观察1年后护士职业倦怠的发生率，计算两组护士发生职业倦怠率之比即为相对危险度；OR是在病例对照研究中表示暴露与疾病发生之间的相关程度，是RR的近似值，如同样研究，采用病例对照设计，按护士发生职业倦怠与不发生职业倦怠为两组，调查两组护士发生职业倦怠前工作环境的好与不好情况，评价工作环境不好（＋）与职业倦怠发生之间的关系需用OR。

（三）等级资料的统计描述

等级资料可以用构成比或率描述，如临床疗效可表示为治愈率、好转率等，腹痛根据程度分为无、轻、中、重，可计算各程度的构成比，即用各种程度患者数除以总病例数，各组分构成比之和应为100%。

相关链接 | **构成比与率的区别**

（1）构成比：又称百分比，表示事物内部各组成部分所占的比重，常以百分数表示。公式如下：

$$构成比 = \frac{某一组成部分的单位数}{同一事物各组成部分的总单位数} \times 100\%$$

（2）率：说明某种现象发生的强度或频率的指标，常以百分率、千分率、万分率或十万分率表示。公式如下：

$$率 = \frac{发生某种现象的单位数}{同期可能发生某种现象的单位数} \times 100\%$$

（四）统计图和统计表

统计表（statistical table）和统计图（statistical chart）是统计描述的重要工具，在收集、整理及分析资料时，尤其在科研论文中，表达统计结果及进行对比分析时，应用极为广泛。通过统计表和统计图可以对数据进行概括、对比或作直观的表达，避免冗长的文字叙述，从而起到一目了然、直观形象的作用。

1. 统计表　将统计分析的事物及其指标用表格的形式列出，即为统计表。合理的统计表可将统计数据和分析结果简明、正确、直观地表达出来，既可避免冗长的文字叙述，又可使数据条理化、系统化，便于理解、分析和比较。一般护理研究中多使用三线表，即只有3条线（顶线、底线和分隔线）（表7-2）。

（1）统计表的结构：统计表由以下五个部分构成：标题、标目（包括横标目和纵标目）、线条、数字和备注，如表7-2。

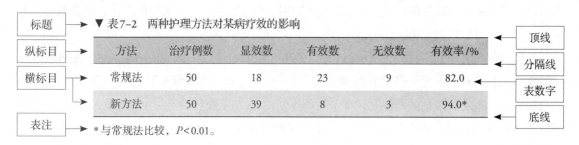

▼ 表7-2　两种护理方法对某病疗效的影响

方法	治疗例数	显效数	有效数	无效数	有效率/%
常规法	50	18	23	9	82.0
新方法	50	39	8	3	94.0*

*与常规法比较，$P<0.01$。

1）标题：标题文字应简明扼要、清晰准确地反映出统计表的中心内容，必要时需注明时间和地点。标题应写在表上端中间位置，若一篇文章中有多张表格，标题前应加上表号，如"表7-2"，不应在标题的末尾加上"统计表"或"比较表"等无关紧要的字样。

2）标目：包括横标目和纵标目。横标目反映主要研究的事物和现象，位于表的左侧，说明每行数字的含义；纵标目用来说明主语的统计指标，位于表的上端，说明各列数字的含义。标目的文字应简明扼要，并在需要注明单位时使用括号表示。

3）线条：统计表中最基本的线有三条，即顶线、底线和纵标目与表体之间的分隔线。如果需要合计，则各组数字与"合计"数字之间也可有分隔线。此外，如果需要有总标目，纵标目与总标目之间也应画线分开。请注意，表格中请勿包含斜线和纵线。

4）数字：表中的数字一律使用阿拉伯数字，同类指标数据应取相同的小数位，位次对齐。当数据不详时可用"…"填充，无数据时用"—"表示，零值应用"0"表示。

5）备注：一律列在表的下方，可用"*""#"等符号表示。

（2）统计表的种类：统计表可分为简单表和复合表两种。简单表仅有一种主要标志，如表7-3。复合表是将两种或两种以上的标志结合起来分组，将其中主要的或分组较多的一个作为横标目，而其余的则排在纵标目与总标目上，如表7-4。

▼ 表7-3　238名初产妇产褥期的社会支持状况（评分，$\bar{x}\pm s$）

时间点	总得分	情感支持	物质支持	信息支持	评价支持
产后3天	49.35 ± 7.76	13.34 ± 1.97	12.75 ± 2.41	11.16 ± 3.44	12.10 ± 2.27
产后6周	43.29 ± 9.94	11.26 ± 2.93	11.03 ± 2.99	10.08 ± 3.41	10.91 ± 2.78

时间点	总得分	情感支持	物质支持	信息支持	评价支持
t	7.568	8.890	6.785	3.430	5.392
P	<0.001	<0.001	<0.001	<0.001	<0.001

▼ 表7-4　某年某地男女学生视力减退情况

年级	男			女		
	调查人数	视力减退人数	减退率/%	调查人数	视力减退人数	减退率/%
小学生	100	12	12.0	100	8	8.0
中学生	200	60	30.0*	160	40	25.0*
合计	300	72	24.0	260	48	18.5

*表示$P<0.05$。

2. 统计图　是利用点的位置、线段的升降、直条的长短和面积的大小等几何图形来表达统计资料的形式，将研究对象的特征、内部构成、相互关系、对比情况、频数分布等情况形象、生动、直观地表达出来，易于读者比较和理解。在医学研究中，由于统计图往往不能精确地显示数字大小，所以经常与统计表一起使用。医学文献与报告中常用的统计图主要有直条图、百分条图、圆图、线图、半对数线图、直方图、散点图等。使用计算机与相应的软件（如Excel、SPSS等）可以方便地绘制出各种统计图。

（1）统计图的结构：统计图通常由标题、图域、标目、尺度和图例等部分组成（图7-1）。

1）标题：每个图都应有标题。标题要简明确切，通常包括内容、时间和地点。其位置在图域之外，一般放在图域的下面，其左侧加图号。

2）图域（又称制图空间）：图域的长宽之比一般以7:5或5:7为美观，但圆图除外。

3）标目：纵横两轴应有标目，即纵标目和横标目，分别表示纵轴和横轴数字刻度的含义，一般有度量衡单位。

4）尺度（又称刻度）：纵横两轴都有尺度，横轴尺度自左向右，纵轴尺度自下而上，数值一律由小而大；尺度间隔要宽松；用算术尺度时，等长的距离应代表相等的数量；条图与直方图的纵轴必须从0开始起点。

5）图例：说明统计图中各种图形所代表的事物。当图中用不同线条或颜色来表示不同事物和对象时，需用图例加以说明。图例通常可放在图的右上角空隙处或右侧，或下方中间位置。

（2）常用统计图的类型和图形的选择：统计资料可分为质分组资料和数量分组资料。质分组如按单位名称、性别、病种等分组，为分类资料；数量分组如按年龄、时间、脉搏等分组为数量资料。数量分组资料又可分为连续性资料和间断性资料；连续性资料是指任何两个小的数值之间可以有无限个数值存在，如时间可依次分为年、月、日、时、分、秒等，所以时间是连续性资料。

至于家庭人口数，在原始记录上不可能找到有4.3或5.5人的家庭，所以人口数是间断性资料。

首先，根据资料的性质和分析的目的正确选用适当的图形，各类资料宜用何种图形，如图7-2。其次，除圆图外，一般用直角坐标系的第一象限的位置表示图域，或者用长方形的框架表示。最后，绘制图形应注意准确、美观，给人以清晰的印象。各种统计图的绘制要点参见有关书籍。

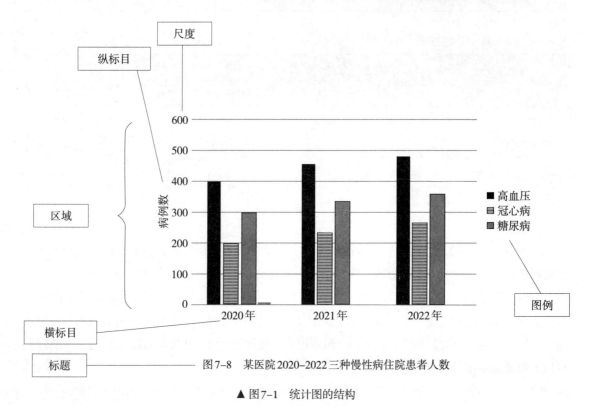

图7-8　某医院2020-2022三种慢性病住院患者人数

▲ 图7-1　统计图的结构

▲ 图7-2　统计图的选用思路

二、统计学检验方法的选择

统计学检验方法的选择涉及统计推断的概念，即从数据得到关于总体参数的一些结论的过程。根据变量的数量，可以分为单变量资料的统计学检验（表7-5）和两个或多变量之间的关系的统计学检验。

（一）单变量计量资料的统计学检验

1. 单样本与已知总体的比较 如果服从正态分布，选用样本均数与总体均数比较的 t 检验（one-sample-t-test）；如果不服从正态分布，则用 Wilcoxon 符号秩和检验（Wilcoxon signed-rank test）。

2. 两个相关样本的比较 包括自身前后配对设计、异体配对设计的资料。护理科研中自身干预前后的比较：如应用健康教育前后糖尿病患者血糖水平的比较。如果干预前后差值服从正态分布，用配对 t 检验（paired t-test）；如果差值不服从正态分布，选用 Wilcoxon 符号秩和检验。

3. 两个独立样本的比较 包括完全随机设计的两组资料，如新护理方法与常规护理方法的比较。如果两样本的总体均服从正态分布，且资料的总体方差齐性，选用完全随机设计的两样本 t 检验（two-sample t-test）；如果两样本均服从正态分布但方差不齐，选用 t' 检验，或完全随机设计两组独立样本的 Wilcoxon 秩和检验（Wilooxon rank sum test/Mann–Whitney test）；如果两样本不服从正态分布，选用完全随机设计两组独立样本的 Wilcoxon 秩和检验。

4. 单变量多组资料的比较 取决于研究设计。

（1）完全随机设计的资料：如所罗门四组设计，采用随机化方法将研究对象分为四组，四组之间的比较。若各组资料的总体均服从正态分布，且方差齐性，选单因素方差分析（one-way ANOVA）；若方差不齐或样本的总体不服从正态分布，选用完全随机设计多组独立样本的秩和检验（Kruskal–Wallis H 检验）。

（2）随机区组设计资料：涉及两个因素，即 1 个处理因素和 1 个区组因素（配伍因素），如研究血液放置时间对血糖测定值的影响，对 8 名健康人抽血后将每一个体的血液分为 4 份，分别放置 0、45、90、135 分钟后测定血糖浓度，这种设计每 4 份血糖测定值均来自同一个体，属于随机区组设计。如果资料满足正态分布和方差齐性两个条件，选用两因素方差分析（two-way ANOVA），如果不满足上述两个条件，选用随机区组设计资料的 Friedman 秩和检验（Friedman M 检验）。

若方差分析或多组比较的秩和检验结果为 $P < \alpha$，均需进一步做多重比较（两两比较），如对 A、B、C 三种干预方法的效应进行比较时，无效假设为三种方法的效应相同，即 $H_0: A = B = C$，差异有统计学意义而推翻此无效假设时，其备择假设 H_1 为三种方法的效应不全相同，这时并不能区分每两种方法之间的效应是否不同。一种自然的想法是不做方差分析或多组比较秩和检验而直接做 3 次 t 检验或 3 次两组之比较的秩和检验，即检验 $A \neq B$、$A \neq C$、$B \neq C$，由此直接得出结论。从统计学角度看，这是不正确的，因为它增加了第 I 类错误，即假阳性错误的概率，这时统计上有意义的临界值概率 α，已远超过 0.05 的标准，因而是不可取的。比较合理的方法是在方差分析或多组比较的秩和检验后再作多重比较。

（二）单变量计数资料的统计学检验

1. 两个样本率的比较 当比较两组定性或计数资料且资料的属性只有两类构成时，通常采用四格表 χ^2 检验，根据设计的类型（配对、完全随机设计）的不同选择的方法也不同。配对设计资料的差别性检验选用配对四格表 χ^2 检验（McNemar test），一致性检验（相关性检验）选用 kappa 检验；完全随机设计选用一般四格表 χ^2 检验（Chi-square test）或两样本率比较的 Z 检验（要求

$n>50$，$np \geqslant 5$）。如研究 Hp 感染与胃癌关系时，胃癌病例组100例，Hp 感染80例，慢性胃炎对照组100例，Hp 感染60例，胃癌病例组 Hp 感染率是否高于慢性胃炎组，即 Hp 感染与胃癌有关是否真实存在而不是由于抽样误差引起，可采用一般四格表 χ^2 检验。四格表中如果数据较小，有理论频数 $1 \leqslant T<5$，需要用校正四格表 χ^2 检验，特别是当总观察例数 <40 时，或有理论频数 $T<1$ 时，不能用 χ^2 检验，需要用Fisher精确概率法。

2. 多个样本率或构成比的比较　当比较组超过两组或者资料的属性为多类构成时，列成的表格即为行列表。对于双向无序行列表资料，即行变量与列变量都是计数或定性资料，各组及各类别之间都没有等级关系，用行 × 列表资料的 χ^2 检验。对于单向有序行列表资料，若列变量（指标变量）为等级变量时，最好采用秩和检验；若行变量（分组变量）有序，则用 χ^2 检验。对于双向有序行列表资料，若行、列属性相同，用 $kappa$ 检验；若行、列属性不同，则采用秩相关分析或线性趋势检验。

（三）单变量等级资料的统计学检验

等级资料分组比较多用非参数检验，两组独立样本等级资料的比较，选Wilcoxon两样本秩和检验；如比较两种胃动力药物治疗功能性消化不良的疗效，疗效评价按显效、有效、好转、无效分为4等级，两组比较可用Wilcoxon两样本秩和检验；多组独立样本等级资料的比较，选Kruskal–Wallis H检验；配伍设计的等级资料的比较，选随机区组设计的Friedman M检验。

▼ 表7-5　单变量资料统计推断的常用方法

类型	分析目的	假设检验方法	应用条件
计量资料	样本与总体的比较	单样本 t 检验	例数较小，资料呈正态分布
		符号秩和检验	资料不呈正态分布
	成组设计的两组比较（完全随机设计）	完全随机设计的 t 检验	资料呈正态分布且方差齐
		完全随机设计的 t' 检验	资料呈正态分布但方差不齐
		完全随机设计的秩和检验	资料呈非正态分布或方差不齐
	成组设计的多组比较	完全随机设计的方差分析	资料呈正态分布且方差齐
		完全随机设计的秩和检验	资料呈非正态分布或方差不齐
	配对资料的比较	配对设计的 t 检验	差值呈正态分布
		配对设计的秩和检验	差值呈非正态分布
	配伍设计资料的比较	配伍设计的方差分析	资料呈正态分布且方差齐
		配伍设计的秩和检验	资料为非正态分布
计数资料	两个率或构成的比较（完全随机设计）	四格表 χ^2 检验	$n \geqslant 40$ 且 $T \geqslant 5$
		校正四格表 χ^2 检验	$n \geqslant 40$ 但有 $1 \leqslant T<5$
		四格表精确概率法	$n<40$ 或 $T<1$

类型	分析目的	假设检验方法	应用条件
	多个率或构成的比较（完全随机设计）	行列表χ^2检验	全部格子$T \geq 5$ 或少于1/5的格子$1 \leq T < 5$
		行列表的确切概率法	有$T < 1$的格子 或多于1/5的格子$1 \leq T < 5$
	配对四格表资料比较（配对设计）	配对χ^2检验	$b+c \geq 40$
		校正配对χ^2检验	$b+c < 40$
等级资料	成组设计的两组比较	两组比较的秩和检验	
	成组设计的多组比较	多组比较的秩和检验	
	配对设计的资料比较	一般都为计量资料	
	配伍设计的资料比较	配伍设计的秩和检验	

（四）两个或多变量之间的关系的统计学检验

1. 相关分析　分析两变量的相关关系时，若两变量满足双变量正态分布，可选Pearson积矩相关分析；若两变量不满足双变量正态分布，或者两端无确定数值的资料、或等级资料，可选Spearman秩相关分析。

2. 线性回归分析　分析两变量的回归关系时，若两变量关系呈线性趋势，可选简单线性回归分析（linear regression）；各观察值间是独立的，所有自变量和因变量都是定量资料，因变量和自变量的关系是线性的，且因变量服从正态分布或近似正态分布，不同自变量对应的因变量方差相等，可用多元线性回归分析，但样本含量最好达到研究自变量个数（影响因素的数量）的10~20倍。

3. Logistic回归分析　各观察对象间是独立的，因变量为二分类变量或多分类变量，自变量可以是定量或定性资料，但分类变量和等级变量资料需量化处理转化成定量资料时，则选用二分类或多分类的Logistic回归分析。

4. 曲线回归分析　分析两变量的回归关系时，若两变量关系呈曲线趋势，可按曲线类型选指数曲线、多项式曲线、生长曲线、Logistic曲线等，也可选用非线性回归分析方法。

三、护理科研中统计分析的典型错误辨析
（一）统计描述典型错误辨析

1. 不考虑资料的分布状态滥用均数和标准差　对于正态分布的定量资料，描述集中趋势或平均水平的指标通常用均数表示，离散趋势的指标用标准差表示；而描述偏态分布的资料集中趋势或平均水平的指标通常用中位数表示，离散趋势的指标常用四分位数间距表示。由于缺乏统计学的基本知识，在进行数据分析时，往往没有考虑数据的分布状态，而只使用均数和标准差表示数据，可能导致数据表达的错误。

例7–1：　某地发生一起原因不明疾病，共有80人发病，从接触传染源到发病的时间（潜伏期）见表7–6，求其平均潜伏期？

▼ 表7–6　某地原因不明疾病的发病时间

潜伏期/天	发病人数
5~	2
6~	5
7~	5
8~	15
9~	40
10~	12
11~12	1
合计	80

其平均潜伏期 $\bar{x}=9.1$ 天。该结论是否对？

辨析：从表7–6可以看出，该资料为偏态分布资料，描述其平均潜伏期应该用中位数，而不能用均数表示，计算得出平均潜伏期 $M=8.3$ 天，而不能用 $\bar{x}$。

例7–2：　某护士研究某干预方法对糖尿病患者血糖的影响，结果见表7–7。

▼ 表7–7　某药对糖尿病病人血糖的影响（$\bar{x}\pm S_{\bar{x}}$）

组别	观察例数	血糖/（$mmol \cdot L^{-1}$）
对照组	30	18.3 ± 10.9
干预组	30	6.8 ± 4.6

辨析：从表7–7可以看出，研究者的目的是要分析干预组和对照组血糖的平均水平，分别用 $\bar{x}\pm S_{\bar{x}}$ 表示。从该结果数据得出对照组的标准差为59.70（$S_{\bar{x}}=\frac{S}{\sqrt{n}}$，即 $10.9=\frac{S}{\sqrt{30}}$），干预组的标准差为25.20（$S_{\bar{x}}=\frac{S}{\sqrt{n}}$，即 $4.6=\frac{S}{\sqrt{30}}$），干预组和对照组血糖的标准差都是均数的若干倍，基本可以认为此资料服从偏态分布，而用 $\bar{x}\pm S_{\bar{x}}$ 或 $\bar{x}\pm S$ 表达结果时，需要资料服从正态或近似正态分布。

注意：当资料服从正态分布时，用以上两种方法表达，其含义是不一致的。$\bar{x}\pm S_{\bar{x}}$ 反映的是在相同的实验条件下，样本均值与总体均值的接近程度，即68.27%的可能性包含总体均数，标准误的大小反映实验的准确度；$\bar{x}\pm s$ 反映在相同的实验条件下观测值在样本均数附近的波动大小，即约有 68.27% 的观测值在 $\bar{x} \pm s$ 范围之内，标准差的大小反映实验的精密度。如果无法判断资料的分布类型，先对资料进行正态性检验，若满足正态性，根据研究目的准确选择 $\bar{x} \pm S_{\bar{x}}$ 或 $\bar{x} \pm s$。若不满足正态性，可进行数据转换，转换后的数据服从正态分布，可用以上两种方法描述，若数据转换后仍不满足正态分布，用中位数描述血糖平均水平，四分位数间距描述血糖值的离散程度。

2. 相对数应用错误

（1）以"构成比"代替"率"

例7-3： 300例糖尿病患者中25岁以下者占25%，25~45岁者占35%，45岁及以上者占40%，随着年龄的增高，糖尿病发病率也增高。

辨析：构成比和率均为相对数，都可以用百分率表示，但二者有本质的区别。构成比表示事物内部各个组成部分所占总体的比重；率是表示某种现象发生数与该现象可能发生的总数之比，即某种现象发生的频率或强度。例7-3中的三个相对数均是构成比，反映不同年龄组糖尿病的病例数占总病例数的比重，而不是发病率。因此，"随着年龄的增高，糖尿病发病率也增高"的结论是错误的。

（2）计算相对数时分母太小

例7-4： 为比较三种封管液用于静脉留置针封管后静脉炎的发生率，将30例患者随机分为A、B、C 3组，A组用5ml肝素稀释液，B组用5ml生理盐水，C组直接使用输入的液体进行封管，观察静脉炎的发生率，结果见表7-8。

▼ 表7-8　三种封管液封管静脉留置针后静脉炎的发生率

组别	发生	未发生	合计	发生率/%
A	4	6	10	40.0
B	2	8	10	25.0
C	1	9	10	10.0

辨析：计算相对数时的分母不能太小。从表7-8中可以看出，计算静脉炎发生率时分母只有10人，显然分母太小，偶然性较大，不能反映真实情况。因此，在这种情况下用绝对数表示即可。

3. 统计表使用中存在的错误　统计表使用存在的问题主要是列表不规范，包括标题、标目、线条、数字、备注等。例如，标题过于简单或不恰当，或者含有与表格内容无关的文字（如"比较"或"比较分析"）等；线条太多（有纵线、斜线，该隐的线条全部未隐等），纵横标目位置错乱、分组层次不清，表中数字错误（位次未对齐、同一指标小数位数不一致、均数与标准差的小数位数不一致、未考虑有效数据、数据缺失或错误、计量数据单位缺失等），表达内容太复杂、中心内容不突出，备注标示错误、重复等（如实验组与对照组比较，将"*"等标示在对照组相关的指标上）。

例7-5：   某作者研究手术室不同职称护士每日工作量，主管护师工作量变化无统计学意义；护师工作量减少，护士工作量增加（$P < 0.001$），差异有统计学意义（表7-9）。

▼ 表7-9   某医院手术室护士每日工作量

职称	均数		标准差	
	2020年	2021年	2020年	2021年
主管护师	31.49	33.61	12.79	15.82
护师	89.52	61.90	19.64	19.26
护士	56.89	99.83	8.74	9.63

辨析：在医学科研文章中，应用统计表时，通常应该用简洁、正确的文字加以叙述。表7-9中存在以下严重错误：① 标题表达不准确，护士的每日工作量从表中显示高达89.52小时，这是绝对不可能的；② 均数和标准差分开写；③ 缺少变量值的单位及观察样本的大小。改进的表见表7-10。

▼ 表7-10   某医院手术室护士两周的工作量

职称	2020年		2021年	
	调查例数	工作量（$\bar{x} \pm s$, 小时）	调查例数	工作量（$\bar{x} \pm s$, 小时）
主管护师	16	31.49 ± 12.79	18	33.61 ± 15.82
护师	34	89.52 ± 19.64	39	61.90 ± 19.26*
护士	75	56.89 ± 8.74	97	99.83 ± 9.63*

注：* 与2010年比较，$P < 0.05$。

4. 绘制统计图中存在的问题   统计图使用的主要问题有图类型选择错误和绘制图形不规范（无标目、标目无单位、纵横轴刻度标示错误、长宽比例失调等），其次是标准差信息、统计比较有差异的信息也未在图中显示，缺少图例，标题位置不当（应在图的下方）甚至无标题。

例7-6：   某地区3~8月份小儿手足口病的流行趋势进行调查，见图7-3。

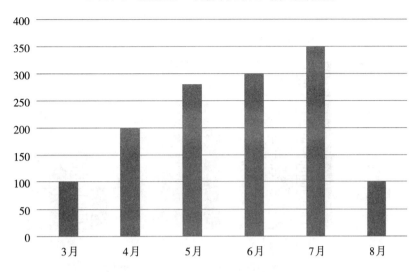

▲ 图7-3 某地区3~8月份小儿手足口病的流行趋势

辨析：统计图的类型主要根据变量类型及分析目的来选用（见图7-2），本例中存在以下错误：一是图的类型选择错误，月份是连续型变量，欲表达不同月份小儿手足口病的流行趋势，使用线图表达更恰当，如果表达不同月份小儿手足口病的频数分布情况，采用直方图（频数分布图）最恰当；二是统计图标题的位置错误，统计图的标题一般在图的下方，而图7-3标题在图的上方。三是纵轴没有标注纵标目。在绘制统计图时，通常将统计表列出后，再绘制统计图。

例7-7： 某医院2010、2013、2017和2022年三类疾病住院患者数量，结果见图7-4。

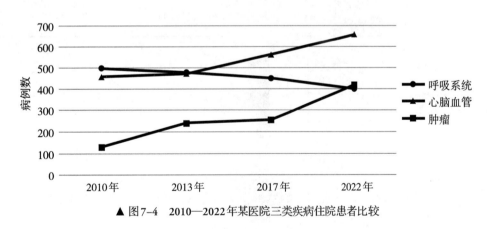

▲ 图7-4 2010—2022年某医院三类疾病住院患者比较

辨析：线图通常适合连续性定量资料，表达观察指标随时间变化的增减趋势。上述资料主要错误表现在两个方面。① 该资料是非连续性的数值变量资料，使用线图表示不合适；② 图7-4横轴用等长的间隔代表不等的时间段，其折线的倾斜度是一种假象，歪曲了事实。根据所给资料用复式条图比较适合。修改后的统计图见图7-5。

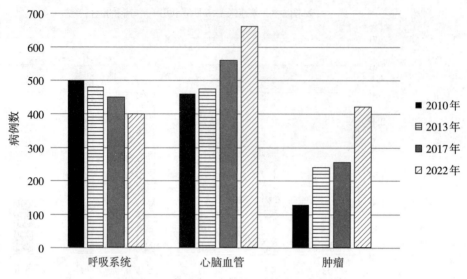

▲ 图7-5　某医院四个年份三类疾病住院患者数

例7-8：　某年某地175例乙型脑炎患者的年龄分布资料如表7-11，根据该表资料绘制直方图（图7-6），该图是否正确？

▼ 表7-11　某年某地流行性乙型脑炎患者的年龄分布

年龄/岁	0~	1~	2~	3~	4~	5~	6~	7~	8~	9~	10~	20~	30~	40~	50~
人数	3	3	9	11	23	22	11	14	8	6	36	13	11	4	1
每岁患者人数	3	3	9	11	23	22	11	14	8	6	3.6	1.3	1.1	0.4	0.1

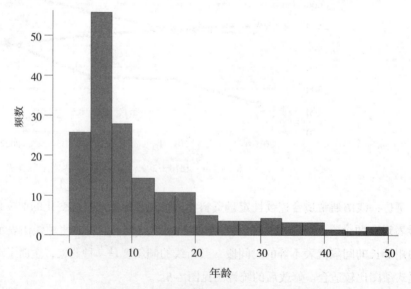

▲ 图7-6　某地某年乙型脑炎患者的年龄分布

辨析：本资料各组的组距不等，应先将组距化为1，得出每岁平均患者人数，以此为矩形的高作图，才能正确表达出资料的实际情况，如图7-7。

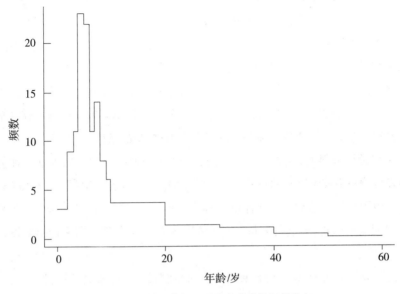

▲ 图7-7　某地某年乙型脑炎患者的年龄分布

（二）统计推断错误辨析

1. 计量资料统计推断的错误辨析

（1）忽视t检验和方差分析的前提条件。

例7-9：　为了研究不同干预措施对脑卒中恢复期患者运动功能的影响，将研究对象随机分为三组，分别采用不同的干预方法，经t检验，干预前方法Ⅱ组、方法Ⅲ组与方法Ⅰ组运动功能自评分差异无统计学意义；方法Ⅱ组、方法Ⅲ组干预前与干预后运动功能自评分数差异均有统计学意义，结果见表7-12。

▼ 表7-12　三种不同干预方法对脑卒中恢复期病人运动功能的影响（评分，$\bar{x} \pm s$）

干预方法	例数	干预前	干预后
方法Ⅰ组	28	51.33 ± 35.75	52.21 ± 32.75
方法Ⅱ组	26	52.21 ± 33.35	63.46 ± 18.44[△*]
方法Ⅲ组	26	50.89 ± 75.37	70.93 ± 90.55[△*]

[△]表示方法Ⅱ组、Ⅲ组与Ⅰ组比较$P < 0.05$；[*]表示同组干预前后比较$P < 0.05$。

辨析：上例中，在资料设计类型、统计处理方法的选择等方面都存在错误：① 从资料的设计类型上看，本研究旨在分析三种不同干预措施对运动功能自评量表得分的影响。简单比较干预前或干预后各组的差异无法充分观察各种方法的效应。为更好地评估各组的效果差异，应首先计算每组在干预前后运动功能自评量表得分差值。然后，对三组差值进行比较，这种设计符合完全随机设计资料的情况。如果满足方差分析的条件，可采用单因素方差分析，并通过方差分析的两两比较实现多重比较。如果不满足方差分析的条件，可采用完全随机设计多组独立样本的秩和检验，通过秩和检验的两两比较实现多重比较。使用t检验是错误的，因为t检验适用于分析单组、配对及完全随机设计的两组资料，不适合分析完全随机设计的多组资料的比较。② 从统计方法的选择上看，t检验和方差分析的应用前提条件是满足正态性和方差齐性的条件。然而，资料中有2个格子的标准差超过均数，表明数据可能呈偏态分布，且不同组间标准差存在显著差异，基本上可以确定组间方差不齐。这种情况下，不符合应用t检验的条件。

（2）误用成组设计资料的t检验分析配对设计资料：在例7-9中，同组别干预前与干预后运动功能自评量表得分采用成组比较的t检验，Ⅱ组、Ⅲ组差异有统计学意义（$P<0.05$）。

辨析：同一组干预前后运动功能自评量表得分比较是自身配对设计的资料，如果符合参数检验条件，应采用配对设计t检验进行分析，若不符合参数检验条件，则采用配对设计的秩和检验方法进行分析。

（3）误用配对设计资料的t检验处理具有一个重复测量的单因素设计资料。

例7-10： 某研究对28例脑卒中恢复期患者采用药物干预和循证护理相结合的方法，观察运动功能自评量表得分情况，采用配对t检验分析治疗后1个月、2个月与治疗前差异有统计学意义（$P<0.05$）（表7-13）。

▼ 表7-13　28例脑卒中恢复期患者治疗前后运动功能自评量表得分

组别	差值（$\bar{x}\pm s$）	t值	P值
治疗前与治疗后1个月	1.53 ± 1.35	5.997	<0.05
治疗前与治疗后2个月	5.32 ± 3.75	7.507	<0.05
治疗后1个月与治疗后2个月	3.55 ± 2.67	7.036	<0.05

辨析：28例脑卒中恢复期患者治疗前、治疗后1个月、治疗后2个月运动功能自评量表得分，是在不同时间对同一个受试对象同一个因素观察到的3个数据，这种设计为重复测量研究的单因素设计。配对t检验只适合配对设计的资料。上述例子中的资料相当于配伍组设计的资料，若采用配对设计t检验分析此类资料，割裂了整体设计，结论的可靠性差。因此，具有重复测量的单因素设计资料可以采用配伍组设计资料的方差分析或重复测量资料的方差分析比较治疗前和治疗后不同时间运动功能自评量表得分差异是否有统计学意义，需要时可进一步采用q检验等方法作多重比较。

（4）误用t检验处理析因设计的定量资料

例7-11: 一项左旋肉碱对大鼠血糖和体重影响的研究，按照区组随机分组的方法将大鼠分成四组观察，采用t检验进行分析，结果见表7-14。

▼ 表7-14　左旋肉碱对大鼠血糖和体重的影响

组别	例数	体重/g		血糖 /（mmol·L^{-1}）	
		观察前	6周后	观察前	6周后
非糖尿病 + 安慰剂	8	200.2 ± 5.2	220.0 ± 6.8	4.3 ± 1.7	4.2 ± 1.8
非糖尿病 + 左旋肉碱	8	203.5 ± 6.3	192.6 ± 5.7	4.6 ± 1.2	4.5 ± 1.4
糖尿病 + 安慰剂	12	204.5 ± 5.1	183.6 ± 6.3*	25.6 ± 2.0*	20.3 ± 2.3*
糖尿病 + 左旋肉碱	12	201.0 ± 3.8	153.7 ± 7.3*	27.4 ± 2.3*	23.3 ± 1.7*

*表示与非糖尿病相应组比较，$P < 0.05$。

辨析：以上实验研究有4个实验组，实际涉及2个实验因素，一个实验因素是"是否患糖尿病"，另一个实验因素是"是否使用左旋肉碱"；两个实验因素分别都有两个水平，即是、否，它们互相组合，得到4个实验组。而上述例子采用了成组设计的t检验进行统计分析，忽视了两个因素之间的交互作用，是错误的。其实这种资料属于析因设计的定量资料，应首先分别求出观察前和6周后体重和血糖的差值，采用析因设计的方差分析，才能有效分析各因素作用及其可能存在的交互作用。

（5）误用χ^2检验分析定量资料

例7-12: 某研究对小鼠烧伤后1~18天烧伤区与周边区淋巴管数量比较，结果显示，烧伤区和周边区淋巴管数经χ^2检验差异有统计学意义（$P < 0.05$）（表7-15）。

▼ 表7-15　修复期烧伤小鼠烧伤区与周边区淋巴管数量（单位：个）

观察区域	大鼠/只	1天	3天	5天	7天	12天	18天
烧伤区	12	1	1	3	6	6	5
周边区	12	5	6	5	6	6	5
合计	24	6	7	8	12	12	10

辨析：以上资料中，不同观察时期的淋巴管数量是定量资料，其度量衡单位是"个"。因此，采用χ^2检验分析不同时期淋巴管数量的差异是错误的，可采用定量资料统计分析方法进行比较，若符合方差分析的条件，可采用完全随机设计的方差分析，反之，可采用成组设计的多个样本的秩和检验。

2. 计数和等级资料统计推断的错误辨析

（1）误用 t 检验分析定性资料

例7-13：　一项关于"固定胃管的医用胶布更换周期对皮肤的影响"的研究，实验组每天更换胶布，对照组3天更换胶布，经 t 检验，实验组效果明显好于对照组（ $P<0.05$ ），结果见表7-16。

▼ 表7-16　实验组与对照组医用胶布对皮肤的影响

组别	例数	皮肤颜色变化		皮肤水疱		痒痛	
		例数	百分率/%	例数	百分率/%	例数	百分率/%
对照组	50	40	80.0	10	20.0	6	12.0
实验组	50	35	70.0	15	30.0	3	6.0

辨析：正确判断资料类型是合理选择统计分析方法的重要前提。本资料结果为疗效，皮肤颜色变化、皮肤水疱、痒痛均按照有、无分为两类，属于定性变量，采用定量资料的 t 检验是错误的，应该采用两样本率比较的四格表 χ^2 检验，皮肤颜色变化、皮肤水疱发生情况均可采用四格表专用公式，而痒痛发生率比较需要采用校正公式。

（2）误用 χ^2 检验取代确切概率法

例7-14：　某医院用甲、乙两种方法治疗类风湿患者，肾功能损害的发生率经 χ^2 检验，差异有统计学意义，结果见表7-17。

▼ 表7-17　甲、乙两方法治疗类风湿肾功能损害发生情况

组别	发生肾功能损害例数	未发生肾功能损害例数	合计
甲方法	0	22	22
乙方法	3	13	16
合计	3	35	38

辨析：当满足 $n \geq 40$ 且每个格子的理论频数 $T \geq 5$ 时，使用四格表 χ^2 检验进行两个率的比较；或当 $n \geq 40$ 且 $1 \leq$ 每个格子的理论频数 $T<5$ 时，使用四格表 χ^2 检验的校正公式进行两个率的比较。本资料的 $n<40$ ，不符合 χ^2 检验的条件。因此，该资料应该选用确切概率法进行比较。

（3）误用 χ^2 检验分析单向有序列联表资料

例7-15：　选择2020年6~12月在某医院住院分娩的产妇310例，均为阴道分娩的足月妊娠单胎头位初产妇，不包括有严重合并症及并发症者，将研究对象随机分为观察组（160例）和对照组（150例）。两组孕产妇在年龄、身高、孕周、胎儿大小等条件上基本相同。观察组实施"一

对一"全程音乐陪伴分娩模式，对照组则采用常规产时服务模式。采用VRS-5方法，描述疼痛量分6个等级：0级为无疼痛；1级为轻度疼痛，可忍受，能正常生活睡眠；2级为中度疼痛，适当干扰睡眠，需用止痛药；3级为重度疼痛，干扰睡眠，需用麻醉止痛剂；4级为剧烈疼痛，干扰睡眠较重，伴有其他症状；5级为无法忍受，严重干扰睡眠，伴有其他症状或被动体位。两组产妇疼痛程度比较采用χ^2检验，$P<0.0001$，结果见表7-18。

▼ 表7-18　两组产妇疼痛程度

组别	n	0~1级例数（%）	2级例数（%）	3级例数（%）	4~5级例数（%）
对照组	150	11（7.33）	69（46.00）	66（44.00）	4（2.67）
观察组	160	23（14.38）	105（65.62）	31（19.37）	1（0.63）
χ^2值			25.82		
P值			<0.0001		

辨析：研究者将研究对象随机分为观察组和对照组，分组变量为无序分类；对疼痛程度分为6级，为有序变量，属于单向有序列联表资料。用$R \times C$表χ^2检验分析单向有序列联表资料不合适，得出的结论可能是错误的；而适合该资料的分析有秩和检验、Ridit分析等方法。

（4）对$R \times C$表资料直接分割进行两两比较

例7-16·　一项关于"腹腔注射链脲佐菌素、四氧嘧啶和胰岛素对大鼠发生糖尿病的影响"的研究，选择4~6个月200g左右大鼠60只，按照随机区组分组的方法，将大鼠分成三组，每组20只，Ⅰ组链脲佐菌素65mg/kg一次腹腔注射，Ⅱ组四氧嘧啶125mg/kg一次腹腔注射，Ⅲ组胰岛素10U一次腹腔注射，72小时后测血糖，观察糖尿病发生情况。经χ^2检验，Ⅰ组与Ⅱ组比较、Ⅰ组与Ⅲ组比较，糖尿病发生率差异均有统计学意义，而Ⅱ组、Ⅲ组比较差异无统计学意义，结果见表7-19。

▼ 表7-19　大鼠腹腔注射三种药物后糖尿病发病情况

组别	发病	未发病	合计
Ⅰ组	16	4	20
Ⅱ组	7	13	20
Ⅲ组	6	14	20

辨析：本资料属于3行2列的3×2表资料，作者在未对整体进行分析的情况下，直接将表分割成3个四格表进行两两比较，这就增大了犯Ⅰ类错误的概率，容易得出假阳性的结论。正确的做法是先对整个$R \times C$表资料进行χ^2检验，得到一个χ^2值，根据3×2表的自由度，查χ^2界值表，若是拒绝无效假设，然后再将3×2表分割成3个四格表，分析每两组糖尿病发生率的差异。但值

得注意的是，分割后四格表的检验水准为$\alpha' = \alpha/[k(k-1)]$（$k$为总组数），将四格表计算的$\chi^2$值对应的概率$P$与$\alpha'$比较，从而决定拒绝还是不拒绝无效假设。

第三节 SPSS统计软件的应用

统计学的基本内容可概况为描述性统计分析和推断性统计分析。描述性统计分析是数据分析的基础内容，对于任何一组数据，首先需要进行描述性统计分析；在描述性统计分析的基础上再进行推断性统计学分析。即便有的研究目的直接需要进行推断性统计分析，但仍需要结合描述性指标对结果进行说明。

一、SPSS统计软件的介绍

（一）SPSS的启动与退出

1. SPSS的启动　启动Windows操作系统后，按照通常启动Windows程序的方法：

（1）通过双击（或单击）SPSS桌面快捷方式图标启动SPSS。

（2）通过"开始"菜单的"程序"运行方式启动SPSS。

2. SPSS的退出

（1）单击主菜单中的"文件"，在下拉菜单中单击"退出"，可退出SPSS。

（2）单击主菜单右上角控制框中的关闭按钮"×"，可退出SPSS。

（二）SPSS的主要窗口

SPSS主要有三大窗口：数据编辑窗口、结果输出窗口和程序编辑窗口。建立数据库主要在数据编辑窗口完成，查看结果主要在结果输出窗口实现。

1. 数据编辑窗口　SPSS启动后，在默认情况下会弹出开始界面对话框，如图7-8所示。

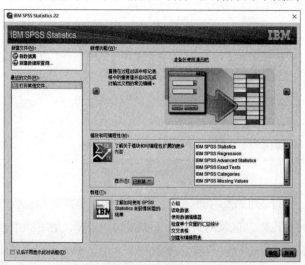

▲ 图7-8　SPSS开始界面

单击【取消】按钮,屏幕上显示主画面即数据编辑窗口,见图7-9。在数据编辑窗中,有标题栏、菜单栏、工具栏、数据视图、变量视图及状态栏。数据编辑窗主要有建立新的数据文件、编辑和显示已有数据文件等功能。数据编辑窗由【数据视图】和【变量视图】两个视窗组成,两个视窗切换单独显示。数据视图用于显示和编辑变量值;变量视图用于定义、显示和编辑变量特征。

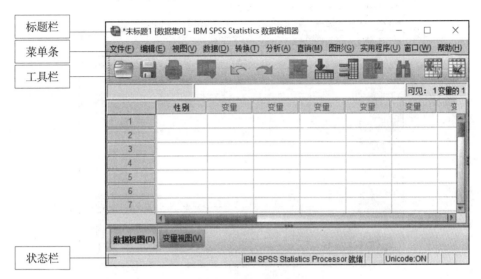

▲ 图7-9 数据编辑窗口

打开数据编辑窗有以下几种方式:启动SPSS以后,数据编辑窗则自动显示;若在SPSS运行过程中欲建立新的数据文件,从菜单选择【文件】→【新建】→【数据】。

(1)数据视图:用于数据输入、编辑、显示数据(变量值),如图7-10所示。视图显示为二维表格,表格的顶部标有变量名,表格的左侧是观察单位序号。变量名和观察单位序号对应二维表格中的单元格。视图的工具栏下为条形栏,左边为窗口状态栏,显示输入数据的记录号和变量名,右边为输入数据栏,原样显示直接从键盘输入的变量值。

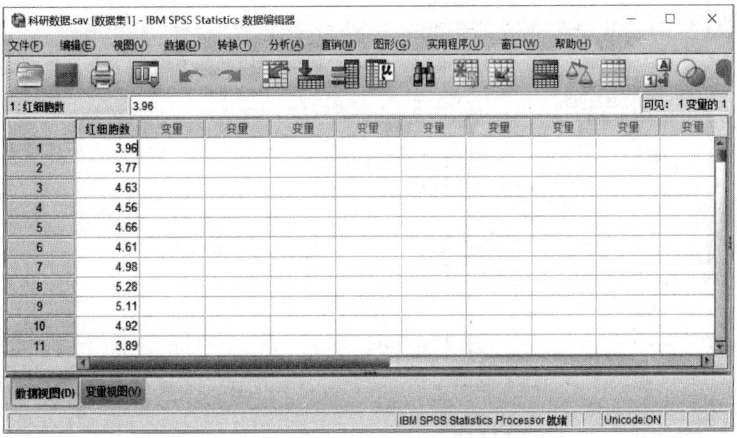

▲ 图7-10 数据视图

（2）变量视图：用于定义、显示和编辑变量特征。如图7-11所示。视图中也是平面二维表格，表格的顶部为变量特征，表格的左侧是变量序号。一行可定义一个变量。

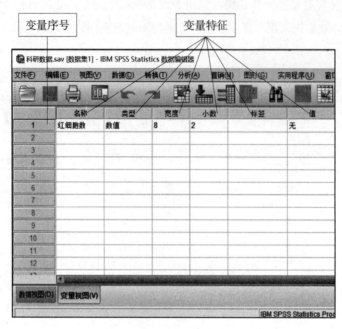

▲ 图7-11　变量视图

2. 结果输出窗口　SPSS软件包对数据进行分析后，统计分析结果会自动输出窗口，如图7-12所示。该窗口由左右两框架组成：左框架主要显示输出的标题，为右框架的内容提供了大纲视图，右框架主要显示统计图、表以及相应的文字说明。左、右框架的宽窄可通过移动两框架间的纵线调节。

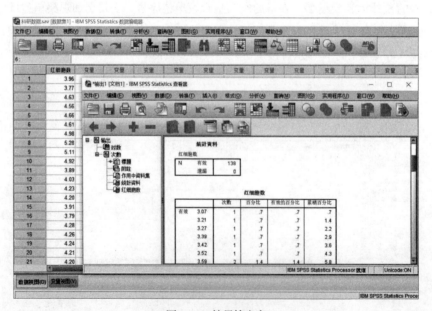

▲ 图7-12　结果输出窗口

打开结果输出窗有以下几种方式：SPSS在执行第一次统计分析时，结果输出窗自动打开；打开新的结果输出窗，从菜单选择【文件】→【打开】→【输出】。

（三）SPSS数据文件的建立与调用

1. 在SPSS环境下建立数据文件　启动SPSS后，系统直接进入数据编辑窗。在数据编辑窗内直接输入数据，即形成数据文件。若想清除数据编辑窗中已有的数据，无需退出程序，从菜单选择【文件】→【新建】→【数据】，便出现空白的数据编辑窗，输入数据便形成新的数据文件，每行为一个观察单位，每列为一个变量。新建数据文件，包括三个步骤：定义变量、录入数据、保存数据。

（1）定义变量：启动SPSS进入主画面（数据编辑窗口），单击数据编辑窗口底部的"变量视图"切换到变量定义界面，见图7–11。列为变量序号，行为变量特征。

定义变量的操作：① 定义变量名，在图7–11中"名称"下面输入要定义的变量名称。② 定义变量类型，在图7–11中"类型"下的单元格，单击定位后，单击单元格中"…"按钮，弹出定义变量类型对话框（默认为数值型）。选择需要的变量类型及定义"宽度""小数位"。③ 定义变量标签，标签是对该变量名称所表示的数据项内涵的进一步说明。在图7–11中的"标签"下的单元格中，单击定位后，输入变量标签即可。④ 定义变量值标签，为变量值赋以标签，以使输出结果的相应位置上显示该标签。但并非所有变量值都要赋以标签，通常只需要为分类变量的取值定义标签。例如，将分类变量性别定义为数值型，男定义为变量值1、女定义为2，在图7–11中的"值"下的单元格中，单击定位后，单击单元格右方"…"按钮，弹出"值标签"对话框，见图7–13。在图7–13中，先在"值"中键入1，再在"标签"中键入"男"，然后点击"添加"按钮。类似地，继续在"值"中键入2，在"标签"中键入"女"，然后再单击"添加"。所有变量值都已赋以标签，按"确定"按钮，返回到图7–11界面。

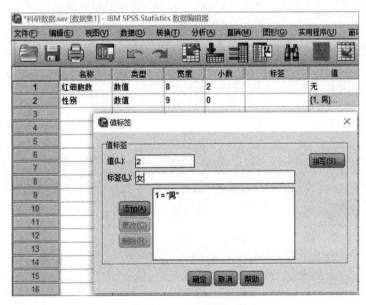

▲ 图7–13　值标签对话框

（2）数据录入：完成变量定义后，单击数据编辑窗口左下方的"数据视图"标签，切换到数据视图，此时，电子表格中的列为变量，行为个案。

（3）数据文件的存储：可以保存为SPSS数据文件，也可保存为其他格式的数据文件，以便其他软件使用。选主菜单"文件"中的"保存"或"另存为…"。若数据库已命名，则以原名及原文件格式保存，使用"保存"命令；若要将已命名的数据库更改名称或以其他文件格式保存，使用"另存为…"命令。选择相应的文件类型进行保存。

注意：对于将数据存储为SPSS以外的其他类型，需要注意一些设置可能会丢失的问题，如标签和缺失值等。若数据包含缺失值，且将数据存储为不支持缺失值的格式，那么缺失值可能会被错误地处理，导致数据失去准确性。

2. 调用已建立的数据文件 SPSS可直接调用*.sav数据文件，还可直接调用其他（如Excel）类型的数据文件。

（1）打开*.sav数据文件：选择【文件】→【打开】→【数据】，弹出打开数据文件对话框。后续操作如下：① 在对话框中"查找范围"下拉列表框中选择文件所在的路径；② 在对话框中"文件类型"下拉列表框中选择相应的文件类型，系统默认文件为*.sav；③ 在对话框中击所选文件，则选中的文件名会出现在"文件名"后的文本框中；④ 在对话框中单击"打开"按钮，选定的文件就被读入。

（2）读入Excel数据：选择【文件】→【打开】→【数据】，弹出打开数据文件对话框。后续操作如下：① 在对话框中"查找范围"下拉列表框中选择文件所在的路径；② 在对话框中"文件类型"下拉列表框中选择Excel文件类型；③ 在对话框中点击所选文件，则选中的文件名会出现在"文件名"后的文本框中；④ 单击"打开"按钮，将弹出一个"打开Excel数据源"对话框，选择需要打开的工作表，单击"确定"按钮，读入的Excel数据就转换成了SPSS数据。

SPSS还可调用dBASE（.dbf），ASCII（.dat，.txt）等其他数据文件。

二、描述性统计分析实例

量性研究在收集原始资料后，一般会使用各种描述性统计指标（表7-20）来说明各变量的分布规律和特征。

▼ 表7-20 各种描述性统计指标

资料类型	常用描述指标
计量资料：偏态分布	最小值、最大值、中位数、四分位数间距
计量资料：正态分布	最小值、最大值、均数 ± 标准差
计数资料	频数、率、构成比、相对比
等级资料	频数、构成比

例7-17: 　　某医院用随机抽样查了138名成年女子的红细胞数（$\times 10^{12}$/L），其测量结果如下：

3.96	4.23	4.42	3.59	5.12	4.02	4.32	3.72	4.76	4.16	4.61	4.26	4.03	4.26
3.77	4.20	4.36	3.07	4.89	3.97	4.28	3.64	4.66	4.04	4.55	4.25	5.46	4.57
4.63	3.91	4.41	3.52	5.03	4.01	4.30	4.19	4.75	4.14	4.57	4.26	4.16	4.13
4.56	3.79	3.89	4.21	4.95	3.98	4.29	3.67	4.69	4.12	4.56	4.26	3.64	4.71
4.66	4.28	3.83	4.20	5.24	4.02	4.33	3.76	4.81	4.17	3.96	3.27	4.16	3.68
4.61	4.26	3.96	4.23	3.76	4.01	4.29	3.67	3.39	4.12	4.27	3.61	3.76	4.29
4.98	4.24	3.83	4.20	3.71	4.03	4.34	4.69	3.62	4.18	4.26	4.36	3.89	4.01
5.28	4.21	4.42	4.36	3.66	4.02	4.31	4.83	3.59	3.97	3.96	4.49	4.21	5.01
5.11	4.20	4.36	4.54	3.72	3.97	4.28	4.76	3.21	4.04	4.56	4.25	4.36	3.42
4.92	4.23	4.47	3.60	5.23	4.02	4.32	4.68	4.76	3.69	4.61	4.26	……	
	4.23	4.42	3.59	5.12	4.02	4.32	3.72	4.76	4.16	4.61	4.26	4.03	4.26
3.77	4.20	4.36	3.07	4.89	3.97	4.28	3.64	4.66	4.04	4.55	4.25	5.46	4.57
4.63	3.91	4.41	3.52	5.03	4.01	4.30	4.19	4.75	4.14	4.57	4.26	4.16	4.13
4.56	3.79	3.89	4.21	4.95	3.98	4.29	3.67	4.69	4.12	4.56	4.26	3.64	4.71
4.66	4.28	3.83	4.20	5.24	4.02	4.33	3.76	4.81	4.17	3.96	3.27	4.16	3.68
4.61	4.26	3.96	4.23	3.76	4.01	4.29	3.67	3.39	4.12	4.27	3.61	3.76	4.29
4.98	4.24	3.83	4.20	3.71	4.03	4.34	4.69	3.62	4.18	4.26	4.36	3.89	4.01
5.28	4.21	4.42	4.36	3.66	4.02	4.31	4.83	3.59	3.97	3.96	4.49	4.21	5.01
5.11	4.20	4.36	4.54	3.72	3.97	4.28	4.76	3.21	4.04	4.56	4.25	4.36	3.42
4.92	4.23	4.47	3.60	5.23	4.02	4.32	4.68	4.76	3.69	4.61	3.26	……	

（一）计量资料描述性统计分析

数据文件见文件"7-1.sav"。操作步骤如下：

（1）从菜单中选择"分析→描述统计→描述（D）…"，弹出"描述性"对话框。

（2）选择变量"红细胞数"进入"变量（V）"下面的矩形框。

（3）单击"选项…"按钮，弹出"描述：选项"对话框，选择要计算的统计量后，按"继续"按钮返回，如图7-14所示。

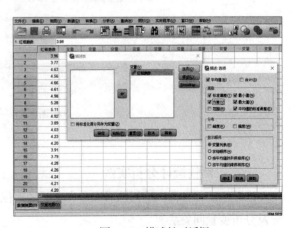

▲ 图7-14　描述性对话框

（4）单击"确定"按钮，输出结果（表7-21）。

▼ 表7-21 成年女子的红细胞数（$\times 10^{12}$/L）（$n=138$）

	最小值	最大值	均数	标准差
红细胞数	3.07	5.46	4.23	0.04

（二）计数资料描述性统计分析

频数分布分析操作步骤如下：

（1）建立数据文件，见文件"7-1.sav"，1个变量"红细胞数"，共138条记录。

（2）从菜单中选择"分析→描述统计→频率（F）…"，弹出"频率（F）"对话框。

（3）在左侧框中选"红细胞数"，单击向右箭头，使其进入右侧"变量（V）"框中。

（4）勾选"显示频率表格"。默认为显示频数分布表，单击可取消。

（5）单击"统计量（S）…"按钮，弹出"频率：统计量"对话框，勾选需要计算的指标，见图7-15，单击"继续"按钮返回。

（6）单击"图表…"按钮，弹出"频率：图表"对话框，勾选需要计算的指标，见图7-15；单击"继续"按钮返回，单击"确定"按钮，输出结果。主要输出结果如图7-16所示。

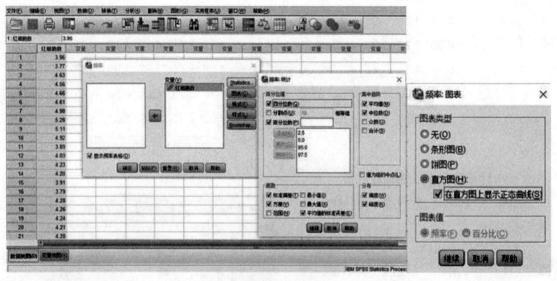

▲ 图7-15 统计描述

三、推断性统计分析实例

推断性统计分析在应用性研究占有重要的地位，这里重点说明如何运用SPSS软件比较组间差异及分析变量间关系。

统计资料

红细胞数

N	有效	138
	遗漏	0
平均数		4.2270
标准错误		.03794
中位数		4.2300
标准偏差		.44573
变异数		.199
偏斜度		.191
偏斜度标准误		.206
峰度		.136
峰度标准误		.410
百分位数	2.5	3.3270
	5	3.5865
	25	3.9600
	50	4.2300
	75	4.5425
	95	5.0340
	97.5	5.2353

红细胞数

		次数	百分比	有效的百分比	累积百分比
有效	3.07	1	.7	.7	.7
	3.21	1	.7	.7	1.4
	3.27	1	.7	.7	2.2
	3.39	1	.7	.7	2.9
	3.42	1	.7	.7	3.6
	3.52	1	.7	.7	4.3
	3.59	2	1.4	1.4	5.8
	3.60	1	.7	.7	6.5
	3.61	1	.7	.7	7.2

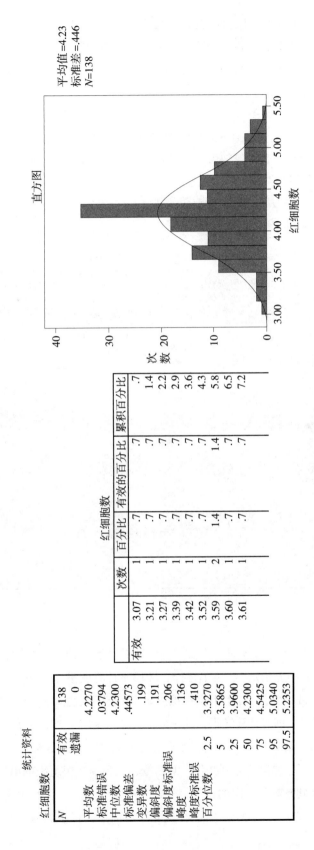

直方图

平均值=4.23
标准差=.446
N=138

▲图7-16　资料构频数分布表、直方图及正态曲线

（一）比较计量资料组间差异的推断性统计分析

1. 两样本均数比较（配对设计和成组设计） 配对设计的 t 检验，适用于同一研究对象实验前后的比较，且两组计量资料符合正态分布。成组设计的 t 检验，适用于两个独立样本均数的比较，且两组计量资料符合正态分布。

例7-18：　　某医生为了评价某安眠药的疗效，随机选取20名失眠患者，将其随机分为两组，每组10人，分别给予安眠药和安慰剂，观察每组用药前后睡眠时间见表7-22，请分析安眠药对睡眠时间是否有影响。请问：

（1）安眠药治疗前后睡眠时间是否不同？

（2）该药的催眠作用是否与安慰剂不同？

▼ 表7-22　失眠患者服药前后的睡眠时间（单位：小时）

安眠药组（实验组）			安慰剂组（对照组）		
受试者	治疗前	治疗后	受试者	治疗前	治疗后
1	3.5	4.7	1	4.0	5.4
2	3.3	4.4	2	3.5	4.7
3	3.2	4.0	3	3.2	5.2
4	4.5	5.2	4	3.2	4.8
5	4.3	5.0	5	3.3	4.6
6	3.2	4.3	6	3.4	4.9
7	4.2	5.1	7	2.7	3.8
8	5.0	6.5	8	4.8	6.1
9	4.3	4.0	9	4.5	5.9
10	3.6	4.7	10	3.8	4.9

操作步骤如下：

（1）建立数据文件"7-2.sav"，包含"组别""治疗前""治疗后"三个变量，共20条记录。

（2）计算治疗前、后的差值 d：从菜单选择"转换→计算变量（C）…"，弹出"计算变量"对话框，在对话框左侧目标变量（T）下框中键入 d，在数字表达式（E）下面框中送入"治疗前-治疗后"，单击"确定"即可计算结果，并在数据文件中生成一个变量 d。

（3）采用配对设计的 t 检验比较安眠药组治疗前后睡眠时间有无不同：① 从菜单选择"数据（D）→拆分文件（F）…"，弹出"分割文件"对话框，选择"按组组织输出"，将左侧框中"组别"变量选入右侧"分组方式"下面的框中，单击"确定"。② 从菜单选择"分析→比较均值（M）→配对样本 t 检验（P）…"，弹出"配对 t 检验"对话框，将左侧框中变量"治疗前、治疗后"同时选入右侧"成对变量"下框中，单击"确定"即可求出结果。见图7-17。

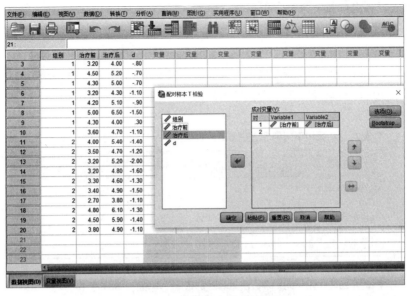

▲ 图7-17　配对设计的t检验分析

（4）采用成组设计的t检验比较安眠药的催眠作用是否与安慰剂不同：① 取消上述"拆分文件"的操作。从菜单选择"数据（D）→拆分文件（F）…"，弹出"分割文件"对话框，将"组别"从右侧"分组方式"框中移回左侧框中，单击"确定"。② 从菜单选择"分析→比较均值（M）→独立样本t检验…"，弹出"独立样本t检验"对话框，将左侧框中变量"d"选入右侧"检验变量"下框中，将"组别"选入右侧"分组变量"下面的框中，单击"定义组（D）…"，弹出定义组对话框，在"组1、组2"后面框中分别输入1和2，按"继续"返回，再按"确定"按钮即可得出结果。见图7-18。

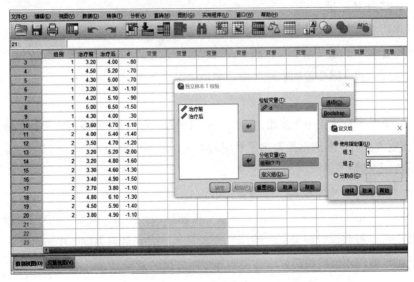

▲ 图7-18　成组设计的t检验

2. 单因素方差分析　单因素方差分析，又称one-way ANOVA，适用于3组或3组以上独立样本的均数比较，且各组计量资料符合正态分布。

例7-19:　研究者采用三种不同的护理方法帮助高血压患者有效地控制血压，分别为常规护理组、运动疗法组、饮食疗法组，2个月后收集血压的值如下（表7-23，表7-24）。请问，不同的护理方法在控制患者血压方面是否存在差异？

▼ 表7-23　采用不同护理方法患者的收缩压（单位：mmHg）

组别	收缩压									
常规护理组（1）	130	140	136	138	140	142	138	136	136	134
运动疗法组（2）	120	130	134	138	120	132	108	106	116	114
饮食疗法组（3）	124	130	120	130	122	122	118	126	126	124

▼ 表7-24　采用不同护理方法患者的舒张压（单位：mmHg）

组别	舒张压									
常规护理组（1）	88	90	88	88	90	90	88	88	84	84
运动疗法组（2）	80	88	86	86	78	84	70	70	74	72
饮食疗法组（3）	82	88	86	88	80	80	80	84	82	82

操作步骤如下：

（1）建立数据文件：见文件"7-3.sav"，包括分组变量"组别"、数值变量"收缩压""舒张压"三个变量，共30条记录。

（2）采用单因素方差分析比较三种不同的护理方法在控制患者血压方面是否存在差异。从菜单选择"分析→比较平均值（M）→单因素ANOVA…"，进入"单因素方差分析"对话框，将变量"收缩压"选入右侧"因变量列表框"中，变量"组别"选入右侧"因子"框中，如图7-19左所示。

（3）单击"事后多重比较…"按钮，出现"单因素ANOVA：事后多重比较"对话框（图7-19右所示），在假定方差齐性复选框组勾选需要用的方法，常用的有LSD法、S-N-K法、Dunnett法，单击"继续"按钮返回。

（4）单击"选项…"按钮出现"单因素ANOVA：选项"对话框，在框中勾选"描述性"和"方差同质性检验"（见图7-19左），单击"继续"按钮返回；再击"确定"按钮，得出结果。

注释：将变量"舒张压"替换"收缩压"选入右侧"因变量列表框"中，使用上述相同的统计学方法，将即可获得不同的护理方法在控制舒张压方面的差异。

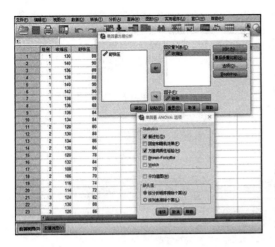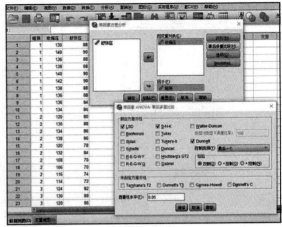

▲ 图7-19　单因素方差分析的步骤

3. 秩和检验　秩和检验是非参数检验的一种，适用于等级资料的比较或呈偏态分布的计量资料的比较。

例7-20：　护士对不同教育背景的患者进行血压监测，分别选取小学、初中、高中和大学及以上文化程度的患者每组10人，资料见表7-25，请分析不同教育背景的病人收缩压是否有差别？

▼ 表7-25　不同教育背景患者的收缩压（单位：mmHg）

组别	收缩压									
小学组	130	130	136	138	140	142	148	136	136	154
初中组	120	120	134	138	120	142	138	126	126	134
高中组	124	120	120	130	122	142	128	126	126	124
大学及以上组	110	120	126	130	138	140	130	120	110	120

操作步骤如下：

（1）建立数据文件：见文件"7-4.sav"，包括分组变量"组别"、数值变量"收缩压"两个变量，共40条记录。

（2）采用多个样本的非参数检验比较四种不同教育背景的患者收缩压是否有差别。从菜单选择"分析→非参数检验（N）→旧对话框…"，进入"K个独立样本"对话框，将变量"收缩压"选入右侧"检验变量列表"中，变量"组别"选入右侧"分组变量"框中，如图7-20左上所示。

（3）单击"定义范围"按钮，出现"多自变量样本：定义范围"对话框（图7-20右上所示），在最小后输入"1"，在最大后输入"4"（图7-20下中所示），单击"继续"按钮返回。

（4）检验类型选择"Kruskal-Wallis H"（图7-20下中所示），单击"确定"按钮，得出结果。

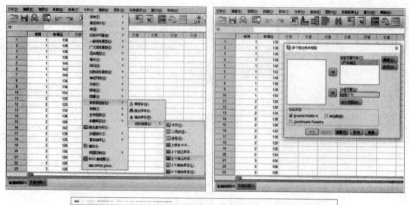

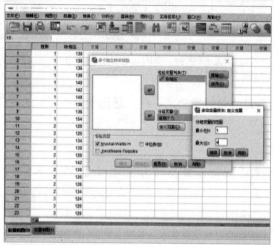

▲ 图7-20　多个样本的非参数检验

（二）比较计数资料组间差异的推断性统计分析

1. 样本率与总体率比较　样本率与总体率的比较适用于推断样本率所代表的总体率与某总体率（通常是长期积累的经验值或理论值）是否相等。

例7-21:　据报道，对输卵管结扎的育龄妇女实施壶腹部–壶腹部吻合术后，受孕率为0.55。今对10名输卵管结扎的育龄妇女实施峡部–峡部吻合术，结果有9人受孕。试问实施峡部–峡部吻合术妇女的受孕率是否高于壶腹部–壶腹部吻合术？

操作步骤如下：

（1）建立数据文件"7-5.sav"，数据格式为2列2行，一个分组变量"孕"，一个频数变量"频数"。

（2）采用样本率与总体率比较的 u 检验。从菜单选择"数据→加权个案（W）…"，弹出"加权个案"对话框（图7-21左），选择"⊙加权个案（W）"，将"频数"选入右侧"频数变量"框中，单击"确定"按钮。

（3）从菜单选择"分析→非参数检验→旧对话框→二项式（B）"，弹出"二项式检验"对话框（图7-21中），将"孕"选入右侧"检验变量列表（T）"框中，在"检验比例（E）"后框中输入0.55（图7-21右），单击"确定"按钮，即可得到结果。

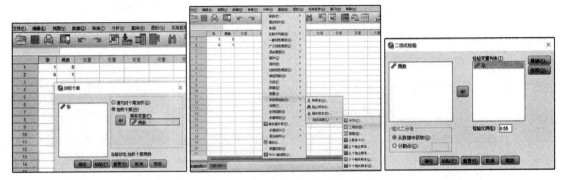

▲ 图7-21　单样本率与已知总体率的比较

2. 完全随机设计的两样本率的比较　完全随机设计的两样本率的比较适用于两个样本率或构成比的比较。

例7-22：　为了观察鼻饲管留置是否同患者医院内下呼吸道感染的关系，某护士选择100名患者按照随机表，随机分为实验组与对照组各50例，实验组每次进食前临时插鼻饲管，进食完毕拔除；对照组第一次插入后留置供每次进食使用。实验组与对照组发生医院内下呼吸道感染分别为20例和40例。试问留置鼻饲管与患者医院内下呼吸道感染有无关系。

操作步骤如下：

（1）建立数据文件"7-6.sav"，数据格式为3列4行，2个分类变量"组别"和"感染"，1个频数变量"频数"。

（2）采用一般四格表χ^2检验。从菜单选择"数据→加权个案（W）…"，弹出"加权个案"对话框（图7-22左），选择"⊙加权个案（W）"，将"频数"选入右侧"频数变量"框中，单击"确定"按钮。

（3）从菜单选择"分析→描述统计→交叉表格…"，弹出"交叉表格"对话框，将"组别"选入"行（o）"框中，将"感染"选入"列（c）"框中（图7-22中）。

（4）在交叉表右侧选项中，单击"统计量"按钮，弹出"交叉表：统计"对话框（图7-22右），在框中钩上"卡方（H）"，单击"继续"按钮，再单击"确定"按钮，即可得到结果。

3. 完全随机设计多个样本率比较的χ^2检验　行×列表资料的χ^2检验适用于多个样本率或构成比的比较。

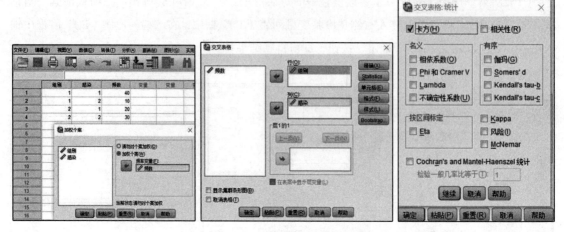

▲ 图7-22　完全随机设计的两样本率的比较

例7-23：　某护士研究三种护理辅助方法（精准化护理组，心理护理组，常规护理组）治疗周围性面神经麻痹的疗效，资料见表7-26。请问，三种辅助方法的有效率有无差别？

▼ 表7-26　三种辅助方法治疗周围性面神经麻痹的疗效

辅助方法	有效	无效	合计	有效率/%
精准化护理组	199	7	206	96.60
心理护理组	164	18	182	90.11
常规护理组	118	26	144	81.94

操作步骤如下：

（1）建立数据文件"7-7.sav"，数据格式为3列6行，2个分类变量"辅助方法"和"疗效"，1个频数变量"频数"。

（2）采用行×列表资料的χ^2检验。从菜单选择"数据→加权个案（W）…"，弹出"加权个案"对话框，选择"⊙加权个案（W）"，将"频数"选入"频数变量"框中，单击"确定"按钮。

（3）从菜单选择"分析→描述统计→交叉表格…"，弹出"交叉表格"对话框，将"辅助方法"选入"行（o）"框中，将"疗效"选入"列（c）"框中。

（4）单击"统计量"按钮，弹出"交叉表：统计量"对话框，在框中勾上"卡方（H）"，单击"继续"按钮，再单击"确定"按钮，即可得到结果。

（三）分析变量间关系的统计分析方法

1. 直线相关分析　Pearson相关分析适用于分析两变量的相关关系，且两变量符合正态分布的计量资料。

例7-24: 某克山病区测量10名健康儿童头发中的硒含量与血中的硒含量，其结果见表7-27，问发硒与血硒含量之间是否存在相关关系？

▼ 表7-27　10名健康儿童的发硒与血硒含量（单位：ppm）

编号	1	2	3	4	5	6	7	8	9	10
发硒	74.2	66.6	88.8	69.5	91.0	73.5	66.6	96.0	58.8	73.5
血硒	13.5	10.5	13.8	11.0	16.6	9.8	7.8	14.0	5.8	10.0

操作步骤如下：

（1）建立数据文件"7-8.sav"，数据格式为2列10行，2个变量为"血硒"和"发硒"。

（2）采用两变量的Pearson相关，分析符合正态分布的发硒与血硒含量之间是否存在相关关系。从菜单选择"分析→相关（C）→双变量（B）…，"弹出"双变量相关"对话框（图7-23），将左侧框中的"血硒"和"发硒"送入右侧"变量（V）"框中，在相关系数下面勾上"Pearson"，单击"确定"按钮，即可获得所需结果。

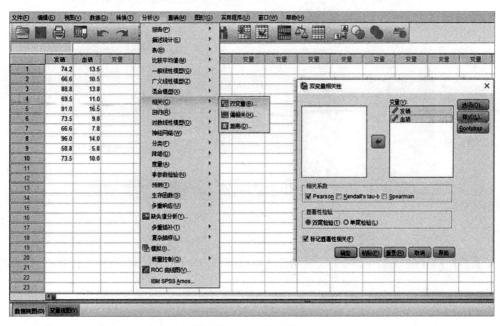

▲ 图7-23　直线相关分析

2. 等级相关分析　Spearman相关分析适用于两变量均为等级资料；两个变量中一个为等级资料，另一个为计量资料；或不满足正态分布的计量资料。

例7-25: 某省疾病控制中心对8个城市进行肺癌死亡回顾性调查，并对大气中苯并（a）芘进行监测，结果如表7-28，试检验两者有无相关性？

▼ 表7-28   8个城市肺癌死亡率与大气中苯并（a）芘含量

编号	1	2	3	4	5	6	7	8
肺癌标化死亡率（1/10万）	5.60	18.50	16.23	11.40	13.80	8.13	18.00	12.10
苯并（a）芘含量（μg/100m³）	0.05	1.17	1.05	0.10	0.75	0.50	0.65	1.20

操作步骤如下：

（1）建立数据文件"例7-9.sav"，数据格式为2列8行，2个变量为"死亡率"和"苯并（a）芘"。

（2）采用两变量的Spearman等级相关，分析肺癌死亡率与大气中苯并（a）芘是否存在相关性。从菜单选择"分析→相关（C）→双变量（B）…，"弹出"双变量相关"对话框（图7-24），将左侧框中的"死亡率"和"苯并（a）芘"送入右侧"变量（V）"框中，在相关系数下面勾上"Spearman"，单击"确定"按钮，即可获得所需结果。

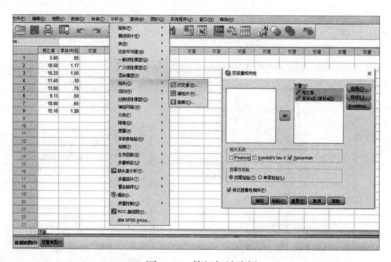

▲ 图7-24   等级相关分析

3. 直线回归分析   适用于两个变量间直线回归关系的分析，且因变量需要符合正态分布的计量资料。

例7-26：   某单位研究代乳粉营养价值时，用大白鼠作实验，得大白鼠进食量和增加体重的结果如下，资料见表7-29，问是否存在大白鼠增加体重对进食量的回归直线？

▼ 表7-29   大白鼠增加体重与进食量的关系

编号	1	2	3	4	5	6	7	8
进食量/g	820	780	720	867	690	787	934	750
增重/g	165	158	130	180	134	167	136	133

操作步骤如下：

（1）建立数据文件"7-10.sav"，数据格式为2列8行，1个自变量为"进食量"，1个因变量为"增重"。

（2）采用直线回归分析是否存在大白鼠增加体重对进食量的回归直线。从菜单选择"分析→回归（R）→线性（L）…"，弹出线性回归对话框（图7-25），将左侧框中的"进食量"送入右侧"自变量（1）"框中，将"增重"送入右侧"因变量（D）"框中，单击"确定"按钮，即可获得所需结果。

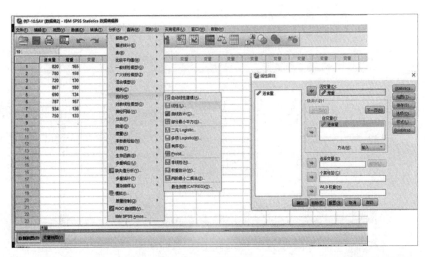

▲ 图7-25 直线回归分析

4. 多元线性回归分析 适用于多个自变量与一个因变量之间线性关系的分析，且因变量符合正态分布的计量资料。

例7-27： 某护士测定27例糖尿病患者的血糖Y（mmol/L）、总胆固醇X_1（mmol/L）、甘油三酯X_2（mmol/L）、胰岛素X_3（μU/ml）、糖化血红蛋白X_4（%），实测数据如下表7-30，试建立血糖与其他四项指标关系的多元线性回归方程。

▼ 表7-30 27名糖尿病患者的血糖及有关变量的测量结果

序号i	总胆固醇/ （mmol·L^{-1}） X_1	甘油三酯/ （mmol·L^{-1}） X_2	胰岛素/ （μU·ml^{-1}） X_3	糖化血红蛋白/% X_4	血糖/ （mmol·L^{-1}） Y
1	5.68	1.90	4.53	8.2	11.2
2	3.79	1.64	7.32	6.9	8.8
3	6.02	3.56	6.95	10.8	12.3
4	4.85	1.07	5.88	8.3	11.6

序号 i	总胆固醇/ （mmol · L⁻¹） X_1	甘油三酯/ （mmol · L⁻¹） X_2	胰岛素/ （μU · ml⁻¹） X_3	糖化血红蛋白/% X_4	血糖/ （mmol · L⁻¹） Y
5	4.60	2.32	4.05	7.5	13.4
6	6.05	0.64	1.42	13.6	18.3
7	4.90	8.50	12.60	8.5	11.1
8	7.08	3.00	6.75	11.5	12.1
9	3.85	2.11	16.28	7.9	9.6
10	4.65	0.63	6.59	7.1	8.4
11	4.59	1.97	3.61	8.7	9.3
12	4.29	1.97	6.61	7.8	10.6
13	7.97	1.93	7.57	9.9	8.4
14	6.19	1.18	1.42	6.9	9.6
15	6.13	2.06	10.35	10.5	10.9
16	5.71	1.78	8.53	8.0	10.1
17	6.40	2.40	4.53	10.3	14.8
18	6.06	3.67	12.79	7.1	9.1
19	5.09	1.03	2.53	8.9	10.8
20	6.13	1.71	5.28	9.9	10.2
21	5.78	3.36	2.96	8.0	13.6
22	5.43	1.13	4.31	11.3	14.9
23	6.50	6.21	3.47	12.3	16.0
24	7.98	7.92	3.37	9.8	13.2
25	11.54	10.89	1.20	10.5	20.0
26	5.84	0.92	8.61	6.4	13.3
27	3.84	1.20	6.45	9.6	10.4

操作步骤如下：

（1）建立数据文件 "7-11.sav"，共27条记录，5个变量，其中4个自变量分别为总胆固醇X_1、甘油三酯X_2、胰岛素X_3、糖化血红蛋白X_4，1个因变量血糖Y。

（2）采用多元线性回归分析血糖与总胆固醇、甘油三酯、胰岛素、糖化血红蛋白四项指标关系的多元线性回归方程。从菜单选择"分析→回归（R）→线性（L）"，弹出"线性回归"对话框（图7-26左），将右侧框中的"X_1、X_2、X_3、X_4"全部送入左侧"自变量（I）"框中，将"Y"送入左侧"因变量（D）"框中；在"方法（M）"右边的矩形框内选"进入"。

（3）在"线性回归"对话框右侧的选项中，单击"统计量"按钮，弹出"线性回归：统计量"对话框（图7-26），在对话框中勾选以下项目：① 估计：一般回归系数和标准回归系数及其标准误和显著性检验。系统默认。② 置信区间：输出一般回归系数的95%置信区间。③ 模型拟合度：模型检验，有复相关系数R，决定系数R^2及方差分析结果。系统默认。④ R^2变化：输出调整R^2及相应的F值和P。⑤ 描述性：输出每个变量的均数，标准差，样本含量，相关系数及单侧检验P值的矩阵。

（4）单击"线性回归：统计量"对话框的"继续"按钮，返回到"线性回归"对话框（图7-26中）。再单击"确定"按钮，即可得输出结果。

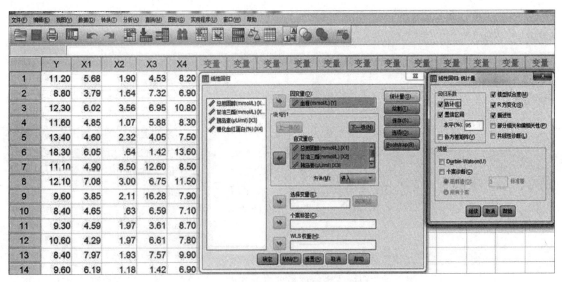

▲ 图7-26　多元线性回归分析

学习小结

1. 研究中收集的原始资料数据通常不能直接用于分析，需要按照资料整理原则经过分类，审核，编码与输入等步骤整理后才能进一步分析。

2. 科研数据的处理和统计分析需要综合考虑资料类型，总体分布特征，方差齐性等因素，并根据数据的性质选用相应的统计学方法进行分析。

3. 描述计量资料的基本特征包括描述集中趋势指标（中位数、均数）和离散趋势指标（四分位数间距、标准差）两类；计数资料常用率、相对比或构成比进行统计描述；等级资料可以用构成比或率来描述。

4. 正态分布计量资料的组间差异性检验采用参数检验法（单样本t检验，配对设计的t检验，成组设计的t检验，单因素方差分析等），偏态分布计量资料采用非参数检验法（符号秩和检验，配对设计的秩和检验，成组设计的秩和检验，完全随机设计多组独立样本的秩和检验）；对于计数资料的组间差异通常采用χ^2检验；对于等级资料采用秩和检验。

5. 分析两变量相关关系时，主要采用相关分析；分析多个自变量对一个因变量的影响时，主要采用多元线性回归分析，如果因变量是二分类资料，则采用Logistic回归。

（刘　颖）

**复习
参考题**

1. 简答题

（1）统计工作包括哪些基本内容？

（2）标准差和标准误有何区别与联系？

（3）方差分析的应用条件是什么？为什么当方差分析结果为拒绝H_0，接受H_1之后，对多个样本均数的比较要用多重比较的方法，而不能用t检验？随机区组设计的方差分析与完全随机方差分析在设计上有何不同？

（4）医学上常用的统计图有哪几种？各自的适宜资料类型是什么？

（5）如何进行正态性检验及方差齐性检验？

2. 单项选择题

（1）最小组段无下限或最大组段无上限的频数分布资料，描述其集中趋势的方法是

A. 均数

B. 标准差

C. 中位数

D. 四分位数间距

E. 几何均数

（2）当两总体方差不齐时，统计分析方法适用于两样本均数比较的是

A. t检验

B. t'检验

C. 单因素方差分析

D. 方差齐性F检验

E. Fisher确切概率法

（3）将某病患者随机分为两组（每组100人），分别用两种方法治疗，甲法有效60人（治愈20人，好转40人），无效40人；乙法有效50人（治愈40人，好转10人），无效50人。若要检验甲法和乙法的疗效有无差别，应采用的统计分析方法是

A. t检验

B. χ^2检验

C. z检验

D. 秩和检验

E. Fisher确切概率法

（4）护士想研究饮酒与是否发生肝硬化之间的关系，宜选用

A. t检验

B. 组间对照

C. χ^2 检验

D. 秩和检验

E. z 检验

（5）若分析BMI水平与血脂水平之间的相关性，宜选用

A. t 检验

B. χ^2 检验

C. 相关分析

D. 回归分析

E. 秩和检验

答案：C　B　D　C　C

3. 案例分析

某护士为了研究一种新护理方法对某病的护理效果，选择符合条件的该种疾病患者100名，并随机分成实验组与对照组，每组各50名患者，实验组采用常规护理 + 新护理方法，对照组采用常规护理方法，患者的部分临床资料记录见表7-31：

▼ 表7-31　两种护理干预方法对患者的效应

患者编号	年龄/岁	性别	职业	护理干预方法	干预前收缩压/mmHg	干预后收缩压/mmHg	干预后心电图	效果
1	36	男	工人	常规护理	126	122	正常	显效
2	50	女	农民	常规 + 新护理	148	134	正常	好转
3	63	男	公务员	常规护理	156	142	异常	无效
4	60	男	公务员	常规 + 新护理	152	146	异常	无效
5	50	女	农民	常规 + 新护理	138	140	正常	显效
…	…	…	…	…	…	…	…	…
1009	51	女	工人	常规护理	128	124	正常	好转

根据以上资料，请思考下列问题：

（1）上表中的收缩压、心电图、疗效分别构成何种类型的资料？

（2）采用何种统计学方法对收缩压资料进行统计描述？

（3）欲说明男、女在干预前的收缩压是否有差别，如何进行统计分析？

（4）欲说明不同职业人群在干预前的收缩压是否有差别，如何进行统计分析？

（5）欲说明两种护理干预方法对收缩压影响的差异，如何进行统计分析？

（6）欲说明新护理干预方法对心电图的影响，如何进行统计分析？

（7）欲比较两种护理干预方法的效果是否有差异，如何进行统计分析？

第八章　质性研究

学习目标

知识目标

1. 掌握　质性研究的步骤。
2. 熟悉　质性研究的概念与特征；质性研究的方法学分类；质性研究与量性研究的区别。
3. 了解　质性研究的哲学基础；提高质性研究可信度的策略。

能力目标

1. 能提出适合采用质性研究进行探索的护理研究问题。
2. 能对质性资料进行收集和分析。
3. 能采用合适的策略提高质性研究的可信度。

素质目标

1. 具有重视质性研究可信度的意识和坚持实事求是的科学精神。
2. 具有重视质性研究伦理审查和研究对象安全的意识。

问题与思考

某护士在结直肠外科的临床工作中发现，有的永久性结肠造口患者已经学会自己更换造口袋，但是还常常依赖配偶为其更换，是懒惰吗？还是嫌弃自己的肠造口？或是出现患者角色行为强化？

思考：

1. 如何解释患者的此种行为？
2. 该采用什么方法收集资料？

护理的工作对象是人，研究与人有关的现象是护理研究的重要内容，护理人员在实践中遇到的研究问题有时很难用数字去描述和解释，需要用质性研究的方法探索并获得对研究问题的解释与深入的理解。

第一节　概述

质性研究已被普遍应用在教育学、社会学、人类学、管理学、心理学等学科中，用来理解人类生活体验、社会结构、社会过程、群体文化等独特的、变化的、整体的本质和特征。该研究方法在护理领域中的使用始于20世纪70年代末，强调对事物或现象的整体和深入的理解。与量性研究相比较，质性研究有其特点与优势。

一、质性研究的概念

质性研究（qualitative research）又称质的研究、定性研究，是以研究者本人为研究工具，在自然情境下，采用多种资料收集方法对某一现象进行整体性探究，使用归纳法分析资料，通过与研究对象互动对其行为和意义建构获得解释性理解。质性研究是对某种现象和事物在特定情形下的特征、方式、含义进行观察、访谈、记录、分析、解释的过程，旨在揭示研究对象赋予这些事物的内涵和本质。

二、质性研究的哲学基础

质性研究是一个从实际观察的资料中发现共性问题的过程，属于探索性和叙述性的研究。质性研究与量性研究的本质区别在于不同的哲学观和专业范式。量性研究建立在实证主义范式基础上，遵循客观、有效、实用的原则，认为现实是唯一的；质性研究建立在建构主义范式、诠释主义范式的基础上，认为知识是由社会建构的，无论是研究者和被研究者都有他们的价值观和现实观，因此现实是多元的。

建构主义者认为，所谓"事实"是多元的，是由社会建构的，其建构过程必然受到主体的影响，隐含着个体的价值观念、文化观、社会意识形态和生产方式等，这些都会对建构过程产生影响。建构主义在本体论上持相对主义的态度；在认识论上，建构主义主张交往互动。

诠释主义哲学根基来源于唯心论。它主张人类对世界的体验并非是对外界物质世界的被动感知与接受，而是主动地认识与解释。诠释主义的研究对象不是社会事实，而是社会行动，是指向他人的有意义的行动。它认为，社会是由人组成的，而人的一切行动都是在主观意志作用之下进行的，主体与客体并不是截然对立的，主体与客体随时处于互动之中，主体不断地对客体进行新的建构，即主体用自身的观念、态度等对客体进行分析、研究、甄别和筛选；用自己的观念体系、思维定式对客体进行诠释。因此，研究者就需要进行角色转换，设身处地地对研究对象进行"移情式"理解。研究者应深入现实生活去搜集资料，并且通过科学化的手段分析资料、提出理论，用语言去解释并重建这些概念与含义。

综上所述，质性研究的方法论以整体观为指导，其基本思想是：① 任何现实都不是唯一的，每个人的现实观都是不同的，并随时间推移而改变；② 对事物的认识只有在特定的情形中才有意义，因此质性研究的推理方法是将片段整合，以整体观分析事物；③ 由于每个人对事物的感受和认识不同，因此同一事物对不同的人可以有不同的意义。例如，不同性别、不同年龄、不同职业背景的肠造口患者对于肠造口的看法、带肠造口生活的经历可能会有不同，而那些已经能够自己更换造口袋的患者让配偶帮忙更换，可能也只是为了让配偶能够有机会表达他们对患者的爱与不嫌弃。当然，我们在对某种现象进行研究时，也要具体问题具体分析，选择最适合的或者是综合运用多种研究方法，才能使我们的研究更为科学、更有价值。

三、质性研究的特征

质性研究的设计是发展的、变化的，没有严格的限定。它不像量性研究那样，有一整套标准的、规范化的研究程序。质性研究具有弹性、反思性、参与性、过程动态性等特点。质性研究有多种研究方法，如现象学研究、民族志研究、扎根理论研究、个案研究、历史研究等，虽然各种方法的哲学理念不尽相同，但都具有以下基本特征：

（一）灵活性

质性研究的研究步骤和研究场所较为灵活，强调在自然情境中收集现场自然事件的资料，可随研究进展而改变研究场所。质性研究注重情境脉络，可从现场的关系结构中去发现事件发生的连续关系和意义，可根据资料分析的结果决定是否需要重新选择研究对象，再进行资料收集和分析。

（二）整体性

质性研究是整体性的，强调对研究对象的整体认识，它将现场里的人与事物作为一个整体来研究，深入探索事物的内涵和实质，而不只是截取某一个片段。

（三）非干预性

质性研究为非干预性研究，是从研究对象的角度来研究问题，关注特定的现象和社会情景，深入了解事物或现象的本质和真实状况。质性研究注重现场参与者的观点，强调从现场局内人的观点去了解他们如何看世界。在研究过程中，研究者不对结论作任何预测和改变，不对研究对象施加任何干预，不作价值判断，而是着重于了解研究对象的观点。

（四）目的性抽样

质性研究往往采用目的性抽样的方法选取研究对象，即根据研究人员对研究对象特征的判断有目的地选取研究对象。

（五）研究者作为研究工具

质性研究一般无特定的资料收集工具，研究者即是研究工具。

（六）资料收集方法的多样性

质性研究往往综合运用多种资料收集方法，如综合运用访谈、观察、实物收集等。

（七）资料收集与分析的同步性

质性研究的资料收集与资料分析往往同步进行，是一个循环的过程。

（八）归纳取向

质性研究常常运用归纳分析的方法，即从资料分析的过程中发展和归纳概念、理论，而不是收集资料和证据来评估或验证在开展研究之前所预想的模型、假设或理论。

（九）描述的主观性

质性研究是描述性的，它所用的资料以描述性资料为主，研究人员往往以主观态度描述研究过程、自己的角色以及可能产生的偏差。研究人员以现场的观察记录、关键人物的访谈实录、文件、图片、实物等为主要的资料来源。

四、质性研究与量性研究的比较

从上述质性研究的特征，我们可以看出，质性研究是通过研究者和被研究者之间的互动对现象进行深入、细致、长期的体验，然后对现象的"本质"得到一个比较全面的解释性理解。而量性研究依靠对事物可以量化的部分及其相关关系进行测量、计算和统计分析，以达到对事物"规律"的一定把握。两者之间的主要区别见表8-1。

▼ 表8-1 质性研究与量性研究的比较

项目	质性研究	量性研究
哲学基础	诠释主义、建构主义	实证主义
研究目的及特性	增加对现象的理解、探索、描述、理解和解剖现象、发展理论；注重主观性体验	验证理论、检验变量之间的关系、可预测和控制研究现象；注重客观性
科学假设及关键概念	无假设；关键概念为行为、事件、语境、意义	有假设；关键概念为变量、值、统计学显著性
研究者角色及侧重点	研究者作为资料收集工具参与研究；侧重于研究过程	研究者不会参与在被研究的活动中；侧重于研究结果
研究情境及研究问题的产生	研究情境在自然状态下开展；研究问题在研究过程中产生	研究情境在自然状态下或标准实验条件下开展；研究问题事先确定
研究设计	非结构性的，根据收集的资料灵活调整设计方案，设计方案是灵活的、演变的、比较宽泛	结构性的，事先确定的，严格按研究设计实施，比较具体
研究手段	以语言、图像、文字为资料，进行描述、分析、归类、提炼	以数字为资料，进行计算、统计分析
研究工具	研究者本人、实地笔记、录音、录像	问卷、量表、测试工具、统计软件、计算机
抽样方法及样本	有意选取，目的性抽样，样本量较小，可根据信息收集情况进行样本和抽样方法的调整	强调随机抽样，样本量较大，须计算样本量
收集资料的方法	结合互动，人文特点，采用多种资料收集方法，多以观察法、访谈法为主	根据设计采用一种或多种资料收集方法，如结构性观察、统计表，多以问卷法、测量法为主
资料的特点	语言、图像、文字等描述性资料	量化的资料，可操作的变量，统计数据
分析方法	文本分析，归纳法，寻找概念和主题，可与资料收集同步进行，贯穿全过程	演绎法，统计分析，收集资料之后进行
与研究对象的关系	信任的，平等的，如朋友般密切的接触	短期的，有距离的，甚至是双盲的
结果报告	以丰富的文字陈述结果，论文以描述研究者的个人反思为主	用数据分析报告结果，论文为概括性、客观性，常用表格

第二节 质性研究的方法

根据研究选题的不同，研究者可以选择不同的质性研究方法，如现象学研究、扎根理论研究、人种学研究、个案研究、行动研究、历史研究等，尽管这些研究方法都是去探索事物的本质和规律，但是在实际应用过程中其关注的焦点有所不同。本章将主要介绍现象学研究、扎根理论研究、人种学研究三种常用方法。

相关链接 | **个案研究简介**

个案研究（case study）是以一个典型事例或人物为具体研究对象，进行全面系统的研究，以了解其发生和发展规律，从而为解决一般的问题提供经验。不同于案例报告的经验总结，个案研究一定要从具体的案例当中抽象出一般性的规律。个案研究对象可以是个人，也可以是个别团体或机构。个案研究的基本过程包括：研究者在确定了研究问题或现象后，事先不带任何假设进入到现象发生的场景中，参与研究对象的生活，去观察现象发生的过程，或者深入访谈收集各种资料，以此进行分析和归纳，揭示现象发生的原因，逐步归纳出理论命题。比如，有研究者选取了15个造口伤口护理门诊进行个案研究，通过访谈与非参与式观察收集资料，通过资料分析从中归纳出护理门诊实践的工作模式、内容及特征等一般规律。

一、质性研究的方法学分类

（一）现象学研究

1. 概念　现象学研究（phenomenological research）是通过观察特定的现象，分析该现象中的内在和外在成分，把其中的重点要素提炼出来，并探讨各要素之间及各要素与周围情境之间关系的一种质性研究方法。它以促进对人的理解为目标，说明行动的本质，多用于探讨人们对生活的体验。该方法是一种系统、严格地研究现象的方法，强调描述、回顾和深度分析个体真实的日常生活经历，其研究目的是描述人类生活经历的固有特性和本质。

现象学研究的主要焦点：一是观察某特定的现象；二是观察该现象中一般性的要素；三是捕捉所觉察要素之间的关系。研究者相信事实基于人们的生活经历，生活经历赋予了每个人对特定现象的感知。现象学研究者对生活经历的四个方面产生兴趣：生活的空间、生活中的人、生活的时间、生活中人与人之间的关系。

2. 现象学研究在护理研究中的应用　现象学研究是运用哲学现象学的观念和方法，研究护理工作中的现象或事物，通过描述和分析还原现象或事物的本性，用护理专业性语言揭示护理体验所显现出来的共同特性及其意义。

现象学研究收集资料常用的方法是个人深入访谈法。在访谈中，研究人员请研究对象描述某方面的生活经历，努力体察研究对象的世界，但不主导访谈的内容和方向。这种围绕研究主题展开的开放型或半开放型访谈，具有开放性、互动性和深入性的特点，包括从探讨"个人生活史"

到重构"故事细节",再到反思"存在意义"的序列过程。除个人深入访谈法外,现象学研究还通过参与、观察、书面叙述、档案资料查询、反思等方法研究个案的经历。研究者在丰富、生动的报告中与读者分享领悟。一篇现象学研究报告,可使读者从不同的角度"看"事物,丰富他们对经历的理解。例如,宋静雨等采用现象学研究方法对9例住院的濒死期患者的配偶和2例丧偶者进行半结构式访谈,深入了解他们在陪伴濒死期患者过程中的真实感受,归纳出5个主题:照顾之悲欣交集、变化之措手不及、诀别之锥心刺骨、未来之生活计划、成长之照护互惠,该研究的发现能够帮助医护人员理解濒死期患者的主要照护者(配偶)的心理感受,更好地为其提供心理支持和哀伤辅导。

(二)扎根理论研究

1. 概念 扎根理论研究(grounded theory research)又称根基理论研究,是由芝加哥大学的 Bamey Glaser 和哥伦比亚大学的 Anselm Strauss 共同提出的一种质性研究方法,于1967年在专著《扎根理论之发现:质化研究的策略》中正式提出。所谓扎根是指研究得出的理论是以资料为基础,从资料中提炼而来。研究者在研究开始之前一般没有理论假设,而是直接从实际观察入手,从原始资料中归纳出经验概括,然后上升到理论。研究者在资料收集和分析的过程中采用持续比较的方法,去发现不同的研究对象所提供的资料间的相同点和不同点,将片段资料组合成有功能的整体框架,进而形成理论。

扎根理论不是一种理论,而是一种社会学研究方法,是运用系统化的程序,针对某一现象来发展并归纳式地引导出理论的一种定性研究方法,其研究的主要目的是发现或寻找现实中对某一现象的完整解释,并由此形成理论。该方法试图使质性研究方法超越描述性研究的层次,进入解释性、理解性的框架领域,由此对研究现象进行抽象性和概念性解释。

2. 扎根理论研究程序 ① 开放性和选择性编码;② 持续比较;③ 理论采样;④ 理论饱和;⑤ 理论性编码;⑥ 备忘录和手工整理备忘录。这是一种自下而上建立理论的方法,一定要有经验证据的支持,但是它的主要特点不在其经验性,而在于它从经验事实中抽象出了新的概念和思想。

扎根理论研究关注社会过程和结构,主要目的是形成植根于现实、资料收集、资料分析和抽样基础上的对现象的解释。资料可以来自深度访谈、观察和现存的记录文件,一般研究对象为25~50人。例如,高伟等通过扎根理论研究探讨PICC专科护士的角色成长过程,采用半结构访谈法对21名研究对象进行资料收集,形成由4个时期构成的PICC专科护士的角色成长过程的解释性框架,即专科角色的认同期、专科角色的确立期、专科角色的应对期和专科角色的转化期,进而建议护理管理者针对不同时期的特点给予针对性的关注和指导,从而促进护士角色的顺利转变和成长。

(三)人种学研究

1. 概念 人种学研究(ethnographic research)又称民族志研究,是对人们在某种文化形态下的行为的描述和解释。它是人类学的分支学科,主要对个体或群体文化进行描述。人种学者进入具备文化特点的研究场地,参与当地日常生活,通过周密地观察、记录、参与当地日常生活,并收集资料,进而进行理论构建和分析活动,以试图探索某一文化背景下的"整体性"生活、态度和模式。这里所说的"文化"，就是指一组特定的社会人群中普遍接受的获得性的行为、价值观、信仰、知识、习俗的总称。人种学所研究的文化特征包括：文化行为、文化产品和工具、文化语言等。人种学研究通过实际参与人们自然情形下的生活、深入观察、深度访谈、档案或文史资料查寻，探讨一定时间内人们的生活方式或体验，其目的就是要将某种文化中隐藏的意义表现出来，进而全面而整体地认识一种文化，包括了解在这种文化下生活的人，理解他们的价值观念、行为特征、习俗等。

人种学研究在资料收集方法上主要采用的是参与式观察、非结构式访谈，对所得数据的解释也是非预设性的，即不以已有的理论来剪裁事实，而是力争从得到的材料中分析、概括出在特定文化背景下人们的经历和经验的新理论，并对原有的理论进行补充和修正。它最适合于探讨不同文化环境中人们的健康信念、健康行为、照护方式等，用以研究文化对护理行为及其中的观点、信念、方法的影响，探索护理本身的文化特性、临床过程及护患关系。

2. 人种学研究适用范围 ① 适于研究全然无知的现象；② 适于研究整体的生活方式；③ 适于探讨蕴藏于周围情形中的含义，因为它不仅仅收集独立片段的资料，还收集整体性的资料；④ 适于探索护理现象及相关的人类文化；⑤ 可以收集到别的方法所无法得到的详细深入的文化相关情景资料。例如，Figueredo Borda N 等采用人种学方法在乌拉圭的9个老人院中选择了23名入选者进行观察和访谈，探索护理人员与老年人之间的照护关系，进而发现老人院中存在的诸多问题：多种因素导致老年人被虐待并遭遇各类痛苦，缺乏足够的老年人安全保障和护理质量管理，缺乏定期检查和监督体系，缺乏对照护者最基本的专业训练，缺乏对老年人心理、精神和信仰上的支持。因此，研究者提出需要立即重审老人院的管理条例来维护老年人的权益。

现象学研究、扎根理论研究、人种学研究三种常用的质性研究方法彼此间有一定的区别，见表8-2。

▼ 表8-2　护理研究中常用的三种质性研究方法的比较

项目	现象学研究	扎根理论研究	人种学研究
目的	理解某一特殊生活经历的含义	产生某一有关社会结构和社会过程的理论	描述一种人类文化
理论基础	哲学	社会学	人种学
研究对象	有某一生活经历的人	与某一社会过程有关的所有的人	在某一文化下过去和现在的人
资料来源	访谈、日记及对艺术、音乐和文献的回顾	访谈、参与观察、档案资料回顾	访谈、参与观察、档案资料回顾
数据分析	对资料进行反思，分析主题、类型和经历	持续比较分析法	持续比较分析法
访谈和分析的焦点	一般的实践：典型、范式案例	分期：社会结构的领域及特点	领域：术语、内容、文化术语
研究结果	对人类生活经历的丰富、全面的描述	带有分析的整合、简洁的理论	对文化场景的深入描述

二、质性研究在护理领域中的应用

科学研究方法一般来说可分为量性研究和质性研究两大方法学类型。自从质性研究被引入护理领域，就被广泛用于健康教育、心理护理、压力评估、交流沟通、临床个案、卫生项目评价等方面，研究对象包括患者、患者家属、护士、护理管理者、护生以及社区居民等，研究内容涉及临床护理、护理管理、护理教育等范畴。

在护理领域，许多护理现象可以用质性研究方法探讨，例如：① 人们对应激状态和适应过程的体验，如化疗的癌症患者在住院期间的情感体验；② 护理决策过程，如患者出院过程中护士的行为；③ 护士与患者之间的互动关系，如护士与患者之间的沟通方式；④ 影响护理实践的环境因素，如文化与护理照护。

总之，质性研究可以帮助研究者深入了解研究对象的心理和行为，了解研究对象受到言语或非言语的刺激后产生的思想和反应，解释社会结构和社会过程，形成对特定文化的解释性框架，实现量性研究无法达成的研究目的，值得认真学习并掌握。

相关链接 | **哈贝马斯对于人类知识的划分与行动研究的分类**

行动研究（action research）作为质性研究中一种方法学，是在自然、真实的环境中，研究者与实践者按一定操作程序（计划、行动、观察、反思），综合运用多种研究方法与技术，以解决实际问题为首要目标的一种研究模式。尤尔根·哈贝马斯（Jürgen Habermas）提出人类行为基于认知的兴趣与需要，存在三种类型的知识：一是技术性知识，帮助人们通过因果解释获得对行为有效性的控制；二是实践性的知识，人们需要通过对其社会处境的解释去捕捉生活的意义从而促进彼此的理解；三是解放性的知识，人类行为受到社会、政治、经济、文化因素的影响，人们需要认识自身处境中存在的问题与束缚，克服问题、冲破束缚才能获得自由与自主。参照哈贝马斯对于人类知识的划分，可将行动研究分为技术合作型、相互合作型、提高解放型三类，这三种类型的不同在一定程度上体现了研究者关注的焦点从技术层面到人文关怀、社会革新层面的提升。护理人员在临床实践中实施行动研究，从纯粹的护理技术传授，到增进护患之间的相互理解，再到通过启发患者的反思进而促进患者的自我解放，引导患者自己找到解决问题的方法，这个过程充分体现了护理"助人自助"的人文精神的内涵。

第三节　质性研究的基本步骤

质性研究的基本步骤包括：确定研究现象，聚焦研究问题，明确研究目的，做好研究设计；选择研究对象，探讨研究关系；进入研究现场，收集资料；整理、分析资料，提炼主题，形成类属，建构理论；撰写研究报告及研究论文；质量控制。

一、确定研究现象

质性研究第一步，就是确定研究现象，聚焦研究问题，明确研究目的，做好研究设计。质性研究设计主要包括：① 研究的现象与问题；② 研究的目的和意义；③ 研究的背景知识；④ 研究方法的选择和运用；⑤ 研究的评估和检测手段。

质性研究者在选择研究问题时，往往聚焦于一个相当具体的领域，在研究初期他们的研究问题可能比较宽泛。但是，质性研究的设计是发展的、变化的，没有严格的限定，这就需要研究者具有灵活性，他们不能精确地做好研究计划，因为他们需要在研究的过程中对研究对象和研究事件做出适当的反应。因此很难在研究初期就定出确切的研究问题，研究者通常从一个宽泛的问题开始，这个初始问题可能是一个理论性的问题，也可以是在很多地点或人群中研究，然后在文献查阅、资料收集和分析的过程中逐渐具体到某个特定地点或特定人群。

有时候，研究者可能收集了很多资料，但被他人所提供的精彩的故事所迷惑或陷入研究现场所发生的事情中，而看不清自己究竟要研究什么。实际上，有价值的质性研究问题应包含三重含义：一是研究者对该问题不了解，希望通过此项研究获得一个答案；二是被研究者对该问题也很关心，后续的研究发现对被研究者具有实际意义；三是研究是可以实施的，可行性强。选题时建议：① 选择迫切需要解决的（实践的或理论的）问题；② 选择自己特别感兴趣的问题；③ 研究范围不宜过大，但有足够的探索空间；④ 实施条件许可，适合用质性研究方法。选题步骤参考本书第二章。

二、选择研究对象

质性研究的目的是探索意义和揭示多元现实，而非推广到目标人群，故质性研究者关注的不是样本量的多少，而是所选择的研究对象是否能提供丰富的信息。选择对象的主要标准是他是否经历过所研究的现象或处于所研究的文化中。当然，其他因素如费用、可行性、研究者和研究对象语言的相容性也可能影响研究对象的选择。质性研究需要从选择的研究对象处获得丰富的资料信息，其研究对象不仅包括人，也包括被研究的时间、地点、事件等，因此不仅要注意研究对象的典型性，还要注意伦理审查。

（一）伦理审查

在质性研究前研究方案要经过伦理委员会对研究方案的设计与实施、研究对象的风险与受益、研究对象的招募、知情同意书告知的信息、知情同意的过程、研究对象的医疗和保护、隐私和保密、是否涉及弱势群体、是否对特殊患者人群或特定地区人群造成影响等进行审查，通过后方可实施研究。

（二）抽样方法

质性研究的样本选择基于研究对象是否富含研究现象的相关特征，并且善于也愿意表达自我感受和体验，也愿意协助研究者进行研究的人。因此，质性研究的抽样不要求随机化的概率抽样，一般采用非概率抽样法，样本量一般比较小且研究较深入。质性研究常用的抽样方法有目的抽样、方便抽样、滚雪球抽样和理论抽样等。

（三）样本量的确定

在质性研究中，资料的丰富程度比参与者的数量更重要。因此，质性研究样本量没有固定的标准，样本量的多少取决于信息获得的多少。一般选择抽取具有较高信息密度和强度的个案，而被选择的样本所提供的信息需要能最大限度地覆盖研究现象中各种不同的情况。样本量确定的关键是获得足够深入的资料用以说明研究现象，其基本原则是资料的饱和（data saturation），即当没有新的信息获得、信息出现重复时可停止资料收集。对于初学者，非常有必要测试资料是否饱和，即当资料重复出现后，再增加1~2个案例，以确保没有新的信息出现，则认为资料达到饱和状态。

当一项研究开始的时候，一般不会特地规定资料收集的多少。如扎根理论，资料收集会一直持续到资料饱和为止。这里的饱和原则，是指研究者在与追加补充的参与人员会谈时，听到的主题或特点出现重复。从参与人员身上没有取得新的资讯，资料开始变得多余。这种情况可能发生在和5个参与者进行的会谈之后，也可能和100名参与者会谈后也不会发生。研究者需要根据各自的研究时间、财力来权衡研究的深度和广度，并明确什么时候样本量饱和。大部分质性研究的样本量不超过100例。

样本量的大小受很多因素的影响。首先，受研究问题的范围影响，研究问题的范围越广，不仅需要访谈更多的经历过这个现象的人，还需要寻找其他的补充资料者，因此在研究开始前，研究者需要考虑到研究问题的范围及潜在的所需要的资料量。其次，受资料质量的影响，如果研究对象是一个出色的信息提供者，能够反思自己的经历、有效的交流，那相对很小的样本量就可以达到饱和。再次，受研究现象的敏感性的影响，如果研究主题属于非常私人或尴尬的问题，研究对象可能较勉强地与研究者分享他们的想法，因此要深入理解一个敏感的或有争议的现象，需要更多的资料。此外，样本量还受到研究者的能力和经历、研究对象提供的阴影资料的影响，阴影资料是指研究对象不仅述说自己的经历，还提供了他人的经历。

三、进入研究现场收集资料

质性研究资料收集的方法并非在研究设计阶段就完全确定，而是根据研究的需要确定的。与量性研究不同的是，研究人员要不同程度地参与到所研究的活动中，沉浸在对资料的感知、互动、反思、理解和记录中。

（一）进入研究现场/田野工作

当准备进行资料收集或处于资料收集阶段时，研究者将进入研究场所或研究田野，与被研究者进行接触。然而大多数情况下，深入到现场并不是那么容易和自然的，需要研究者精心地组织计划。因此，在选择研究场所时需充分考虑空间距离、研究经费及参与者与有关部门的配合等因素，以确保在不改变现象发生的自然环境下顺利开展研究和收集资料。研究者是一个"参与/观察者"还是单纯的"观察者"，需要根据研究目的、研究方法等进行综合分析。

（二）资料收集的主要方法

根据资料收集过程中研究者与研究对象的相互作用情况，资料收集方法可以被分为交互性方法和非交互性方法两种。其中，典型的交互性资料收集方法是访谈法，而常用的非交互性资料收集方法包括观察、查阅历史文献、记录当事人档案、录制口述文字资料等。非交互性方法收集到的资料相对客观，很少涉及研究者的主观参与。其他类型的资料收集包括：开放式问卷调查、生活史、日记、个人收藏的信件和照片、官方文件等。质性研究中最常用的资料收集方法是访谈法、观察法、实物收集法。

1. **访谈法**　是研究者通过口头谈话的方式从被研究者那里收集第一手资料的一种研究方法，是最常用的收集资料的方法。根据访谈中为提问做准备的情况可分为结构式访谈、半结构式访谈、非结构式访谈。根据访谈人数可分为个人深入访谈和小组焦点访谈（详见本书第六章第三节访谈法）。

2. **观察法**　是观察者有计划地通过感官或科学仪器，客观、条理地观察处于自然状态下的社会现象的一种收集非语言行为资料的调查方法。适用于理解人们发生在自然环境中的行为和经历。根据观察的角度和方法不同，可将观察法分为不同的类型（详见本书第六章第四节观察法）。

3. **实物收集法**　"实物"包括与研究问题有关的文字、图片、音像、物品等，可以是人工制作的东西，也可以是经过人加工过的自然物；既可以是历史文献，也可以是当时记录。实物分析方法有助于研究者拓宽视角和增加敏感度，及时和全面地捕捉到被研究对象的有关信息，丰富研究内容，并达到互相证实和检验的目的。目前实物分析法多被作为访谈法、观察法等方法的辅助手段来实现。

（三）研究工具

量性研究的资料收集基本靠各种测量工具，如仪器、量表、问卷等，测量结果往往用客观的数据来表示，而质性研究在资料收集方法上有着很大的不同。在质性研究中，研究者是研究工具也是资料收集者。研究者本人作为研究工具，在获取资料时进行记录，记录的方式可多样，常用文字、图像、音频、视频等。各类问卷、录音工具、录像工具、访谈提纲等均可作为质性研究的研究工具。

四、分析资料

质性研究资料的收集、整理和分析，是研究者对其所获得的庞杂的质性资料（如访谈资料、现场记录、视频、图片或者某些文件等）进行逐步提炼和浓缩，系统地寻找其中所包含意义的过程。质性研究资料的收集和分析往往是同时进行的，在资料收集的初期即开始寻找重要的主题和概念。研究者及时对资料进行整理和分析，不仅可以对已经收集到的资料获得一个比较系统的把握，而且可以为下一步的资料收集提供方向和聚焦的依据。质性研究资料的分析以语言文字而非数字为基础。研究人员对资料进行整理分析的过程是一个分类、推理、解释的过程，在这一过程中应充分意识到自我的存在。

（一）资料的整理

1. **资料转化为文本**　将录音、录像等资料转化为书面文字资料是质性资料整理的第一步。在转化过程中，应该遵循以下原则。① 及时转化原则：研究者应在访谈后第一时间将资料转化为文本，避免由于时间过长而对资料中的部分信息或者现场记录的内容难以回忆或记忆模糊。另外，及早进行录音等文本的转化，可以帮助研究者对已经收集的资料有一个比较系统的把握，并为下一步的资料收集提供方向和聚焦的依据，从而使资料收集更具有方向性和目的性，提高整个研究的效率。② 不遗漏原则：在资料转化成文本时，精确到每一个字，不能因为觉得某一片段不重要或者听不清楚而未将这些片段转化成文本。同时，在录音或录像中有情绪、表情的转变，也应进行资料转化，在文本资料中进行标注。③ 多备份原则：目前，绝大部分的文本转录是使用计算机完成的，为保证转录资料长期保存，研究者一定要将文本资料进行若干备份，防止因计算机故障等问题而遗失文件。

2. 深入资料　质性研究的分析过程需要研究者深入到资料的所有细节中，进行资料的提炼、主题的归纳，并分析和建立各主题间关系。① 反复阅读转化的文本资料：重复阅读文本的目的是帮助研究者把握资料的全貌，并对资料的全部含义有一个整体的反思。同时，当研究者对文本资料有疑问或遗忘当时情景时，可以通过反复听录音或观看录像，以帮助其深入文本资料。在这个过程中，应尽量摒弃自己的价值判断，不能有前设，保持开放的心态和资料互动，在资料中发现意义。② 撰写备忘录：备忘录是研究者在研究的整个过程中记录的自己的一些思考、感悟和灵感。它不仅可以提示研究者自己的发现、想法、所下的初步结论，还可以帮助研究者发现在下一步的资料收集中需要进一步澄清的疑问，同时可以帮助研究者从经验层次的资料走向概念层次的思考，进而帮助研究者发展关键性的类属，找到类属间的关系。一般来说，备忘录往往会成为研究报告的草稿来源，有经验的研究者常常在将备忘录修改后轻松地纳入最后的研究报告中。③ 为收集到的资料建档：把收集到的资料归类整理，有利于研究工作的有序开展。应建立档案文件，其中包含资料的编号、研究对象的基本信息、收集资料的方法和地点，以及与研究课题有关的信息，经过初步的整理和编号后，将原始资料单独保存，如打印或写入光盘，确保原始资料的妥善保存，以备今后查找。

（二）资料的分析

1. 资料分析流程　质性研究资料的分析不同于量性研究资料，当资料收集好以后，就需要对资料进行归档、分类、编码、归纳分析。首先，初步分析资料，阅读原始资料，寻找"本土概念"，即那些能够表达被研究者自己观点和情感感受的语言。"本土概念"应该是被研究者经常使用的，用来表达他们自己看世界的方式的概念。这些概念通常有被研究者自己的个性和特色，与学术界或一般人常用的概念不太一样。其次，采用类属分析和情境分析对资料进行归类和深入分析。"类属"是按照资料所呈现的某个观点或主题进行分析，是一个比较大的意义单位。类属分析就是在资料中寻找反复出现的现象，以及用来解释它们的概念、术语的过程，包括类属要素，要素之间的关系和结构等；情境分析就是将资料置身于研究现象所处的自然情境中，按照事件发生的时间顺序对有关事件和人物进行描述性分析。然后，选用恰当的手段去分析资料，采用的分析手段主要有：① 画图、列表；② 写反思笔记：描述、分析、方法反思、理论建构、综合；③ 运用直觉和想象、比喻、类推等；④ 阐释循环：在部分与整体之间不断对比，建立联系。

2. 资料分析方法　质性研究的资料分析方法也是多样的，可以分为三类：一是研究笔记；二是分类技术，如编码和主题分析；三是联结技术，如叙述分析。不过，由于大多数文献中都主要讲述编码过程，让人觉得质性研究的方法就是编码。事实上，绝大多数研究者也采用其他的一些分析方法，只是他们未曾在分析中报告。所以，需要强调的是，阅读思考访谈笔记和观察笔记，写备忘录、对资料进行编码分类，分析叙述的结构和情境的关系，所有这些都是质性研究分析的方法，具体步骤如下：

（1）仔细阅读原始资料：拿到资料后，研究者需反复阅读资料、回忆观察情形，反复听取录音或观看录像，直到真正深入到资料中，获得对研究对象所述现象的一个整体理解。在阅读资料的过程中，研究者完成初步资料分析，即检查并追踪资料，探索从资料中获得的信息，确定需要进一步追问的问题，自问哪些是主要的信息、具有引导作用。初步资料分析的目的在于深入地理解潜藏在资料中的价值和意义。

（2）设计分类纲要：主要是将原始文本资料进行简化，即将文本资料转化为更小段的、更容易管理和提取的形式，以便检索、回顾和理解。分类纲要形成后，研究者将根据分类纲要对文本资料进行编码，但是，这个纲要不是初步设计后就再也不会改变的，而是会根据后续资料的增加再进行修正。如果修正了分类纲要，就需要修改编码，所以可能要重复做以前资料的分析，因此，建议资料的分析由两个人同时进行，将提出的分类纲要的设想进行比较并达成共识，而后再开始资料的归类和编码工作。一般来说，分类纲要是对实际资料的详细阅读后形成的。分类纲要可以是具体层面（描述性分类纲要），也可以是抽象层面（概念性分类纲要）。描述性分类纲要见于旨在描述某种现象的研究，如现象学研究，其分类纲要可能主要是区分行为或事件的不同类型，或某慢性疾病经历的不同时期，如关于患者参与某康复项目的研究，可形成参与该项目的动力和阻力两个分类，其中动力和阻力两类中分别包括个人因素和外界因素。概念性分类纲要常见于研究目的是形成理论的研究，如扎根理论研究，要求其分类纲要抽象化和概念化。

（3）编码：在分类纲要设计好后，可进行资料的编码。编码是指确定概念或主题并对其命名，通过初步编码获得资料分析中的最基础的意义单位。编码可以用词语、句子或者与之对应的编号、缩写。以扎根理论的编码过程为例，编码往往包括三个阶段，按顺序分别是开放编码、主轴编码和选择性编码。

首先是开放式编码，在编码开始时，研究者都会有一个疑问，那就是"哪些资料是应该编码的？"一般研究资料中可进行编码的事物包括：① 反复出现的事物；② 现象或事物的形式；③ 现象或事物的变异性。由于最初的资料是很丰富的，脉络也不清晰，因此编码涉及面非常广。但是，开放性编码还是要做到越细致越好，直到资料饱和，防止有遗漏。

接着进行主轴编码，这个阶段是在开放式编码的基础上反复比较和综合归纳具有相关性、同质性和一致性的意义单元，试图在资料中构建出主要概念。通过这个过程，研究者可以更深层次地审视概念和概念之间的关系，找出概念和概念之间的异同。因此，要求研究者需要对前面开放式编码的结果进行反复比较。

选择性编码是编码的最后一步，也是脉络逐渐理清的过程，主要是对前两个步骤的结果进行进一步的比较和筛选，并以简洁及清楚的方式重新撰写这些概念，这些简单、明了并具有结构意义的单元就是"主题"。

（三）提炼主题，建构理论

主题就是将资料代码中所呈现的经验和表现进行抽象化后而形成的一个名词或概念，它可以将某一现象或事物与其他现象或事物区分开来，是一个更高层次的抽象思考和概念化的过程。确认主题的过程不是简洁的、线性的，而是循环往复的。研究者从资料中获得初步的主题，再返回到资料中去验证这个主题是否和文字资料相匹配。

建构理论是采用"自下而上"的形式"归纳"出理论的。首先对原始资料进行初步分析和综合，从中提炼出许多概念来，将其中的概念和命题与原始资料之间进行对照和比较，生成一个具有内在联系的理论体系。

质性研究的资料分析是一个非常复杂的过程。Creswell在不同的质性研究方法共性的基础上，总结出一个质性研究的资料分析流程图（图8-1）。

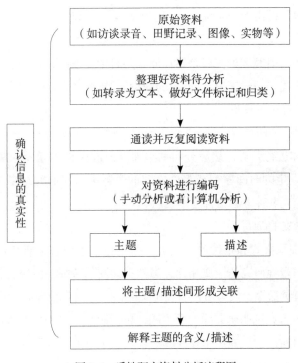

▲ 图8-1 质性研究资料分析流程图

五、撰写研究报告及研究论文

质性研究重在"描述"和"解释"，最终研究成果也多以研究报告或研究论文的形式加以表述。不同于量性研究，质性研究样本量虽小，但其中的信息量却大，要求深度描述，并做深度解释。因此研究报告或研究论文需要深入、细致地描述凝练出的类别和主题。

（一）质性研究报告撰写

质性研究报告在写作时首先要考虑读者对象、叙述风格、叙述人称、书写角度、研究者的位置（与被研究者、研究问题的关系）等。其次，要对研究过程作详细的叙述，并对有关主题的各种现象作细致、翔实的描述，还要详述研究者的研究方法和研究过程中研究者对研究关系的反省历程，这些都有助于读者判别研究的真实性、可靠性。

1. 研究报告的组成 质性研究报告与量性研究报告非常类似，通常包括如下部分：① 问题的提出，包括研究的现象和问题；② 研究的目的和意义，包括个人目的和社会目的，理论意义和现实意义等；③ 背景知识，包括文献综述、研究者个人对研究问题的理解和看法，有关研究问题的社会文化背景等；④ 研究方法的选择和运用，包括抽样标准、进入现场、与被研究者建立和保持关系的方法、收集资料和分析资料的方式、写作的方式等；⑤ 研究的结果，包括研究的最终结论、初步的理论假设等；⑥ 对研究结果的检验，讨论研究的效度、推广度和伦理道德问题。但是，质性研究报告形式比较灵活。

2. 研究报告写作的基本原则 ① 强调对研究对象进行整体性地，情景地动态"深描"，为每一个研究结论提供足够的支撑材料，力求在写作中"原汁原味"地呈现；② 注意作者自己的态度和语言，报告中一般不提出十分明确的、肯定的政策性建议，如果一定需要的话，则采用比较弱化的方法。

3. 研究理论的归纳 研究理论主要是指在原始资料中提取的，适用于特定情境中解释特定社会现象和实际的语言表述。一般来说，"前人的理论""研究者自己的理论"和"资料中呈现出的理论"共同构成质性研究中的理论。

4. 研究结果的呈现 研究者在处理研究结果时，通常采用三种类型：① 类属型，就是将研究结果按照一定的主体进行归类，然后分门别类加以报道；② 情境型，就是注重研究过程的情景和过程，按照事情发生的时间序列或事件之间的逻辑关联对研究结果进行描述；③ 结合型，就是在实际写作时将上述两种方法结合起来使用。

（二）质性研究论文的撰写

质性研究的论文撰写格式和量性研究类似，基本包括了前言、研究对象与方法、结果和讨论。质性研究的论文与量性研究的论文相比，虽然有共同的特征，但也有着本质的区别。质性论文写作方式方法更具有灵活性。撰写质性研究论文的格式和内容简介如下：

1. 前言 前言部分旨在说明研究问题或主题，包括研究背景和目的。研究者需解释为什么对这个问题感兴趣，在目前的护理知识中存在哪些不足，可以通过本研究解决，即本研究对于临床护理的意义，如何能促进临床实践或政策制定等。

2. 文献回顾 质性研究中的文献回顾与量性研究中的文献回顾不完全相同，当然在相关领域已经开展的一些相关研究仍需在文献回顾中说明，研究者应总结这些研究的主要结论、某些问题或矛盾，并说明与本研究的关系。必须指出的是，质性研究是对特定情景的研究，并不以"推广"为目的。质性报告不需要将相关文献检索全部呈现，也不需要对所有的文献进行批判性评价，只要阐述最相关的研究，包括经典的和最新的，以及采用的方法学和程序，说明这些研究的不足，从而引出本研究的研究问题。此外，作者也需说明为什么采用质性研究是解决这个研究问题最适合的研究方法。

3. 研究方法 研究方法部分包括：研究设计、选择研究对象、访谈或观察的详细过程、资料的分析。质性研究中的方法学部分占据较大篇幅，是最重要的部分之一，因为研究者是主要的研究工具，必须详细说明研究的具体过程，使读者对设计、研究者与参与者的关系以及局限性有全面的了解，从而更能理解研究结果。研究设计主要说明本研究采用的具体方法，如现象学研究，研究者需简单地描述该方法学，并说明为什么本研究问题适合用这个方法学。

4. 研究对象和研究场所　研究对象需要详细地描述，正如前面所说，选择研究对象的方法并不是固定不变的，作者需要详细描述研究对象，例如是谁，有多少、为什么选择，如何获得这些研究对象等。如采用了理论选样，也必须做出相应的解释。报告需要对研究场所进行详细的交代，包括该场所的环境和人员，与本研究有关的资源等。

5. 资料收集方法　研究者需说明本研究采用的资料收集方法，如访谈法、观察法，具体的实施过程和遇到的问题。例如访谈的地址、平均时长、初始问题或访谈提纲。同时，也要说明资料记录的方法和内容。

6. 资料分析方法　资料分析部分包括资料整理的方法、如何进行编码和归类、如何进行理论的建构、是否使用计算机软件辅助分析等。

7. 人权的保护　作者必须在报告中说明本研究如何遵循伦理原则、如何保护研究对象的权利。如在报告中不能出现研究对象的姓名、图像等私人信息，这些信息一般用代码表示。

8. 研究结果　质性研究的研究结果一般以文字表示，有时用框架图表说明各主题或概念之间的关系，然后对各主题一一解释。作者经常会直接引用研究对象的原话或摘录，对结论进行补充说明。引文可以帮助读者直观地了解研究对象的经历，并能得知主题是如何得出的，判断主题与资料是否一致。注意引文的篇幅并避免重复。质性报告吸引人之处在于作者在结果中呈现出可信且生动的故事。这就要求作者不断地修改草稿，直到形成清晰的故事线。对故事的描述不应枯燥或机械化，必须反映研究者的参与，必须详细描述相关的事件、人、话语和行动，从而使读者有身临其境的感觉。

9. 讨论　质性研究的讨论可以与结果写在一起，也可分开。讨论除了作为研究结果的佐证外，还可以是对结果的解释，也可将研究结果与以往的研究进行分析和比较。

10. 对研究的反思　研究者还需对该研究进行反思，给出批判性的评价。指出本研究在哪些方面需要改善，哪里需要进一步的研究。研究者可指出本研究的不足或存在的偏倚，以及在研究中遇到的问题。

11. 结论或建议　结论是对研究结果的小结，应直接与结果相关，指出根据研究目的得出了什么概念、观点或命题。在护理研究中，还可说明研究结果对于实践的意义并提出建议。

12. 附录　研究对象的基本信息表可在研究结果后标注，或单独附录，信息表包括年龄、职业、经历等与研究问题相关的信息，但注意必须匿名。附录中，还可附上访谈提纲、访谈转录稿样稿、实地笔记样稿、伦理委员会批复等。

六、质量控制

质性研究者经常会面对一些问题和疑虑：研究者本身是资料收集者，同时又是资料分析者，研究者是客观的吗？如何判断研究结果是正确的呢？这些研究可信吗？如何确保研究结果的信度和效度？质性研究质量是如何控制的？要回答这些问题，需要讨论质性研究的可信度（trustworthiness）。

（一）质性研究的可信度

在量性研究中，信度和效度是用来判断研究质量的重要指标。质性研究中，更多的是主观地参与观察，加上时间、地点、人物、情境的变动或流失，很难对原先的研究对象重复再研究或观察，所以容易造成"研究信度不高，也不宜测量"的印象，同时，观察者主动参与到研究环境中，可能出现角色冲突或情感投入，而降低资料的"效度"。质性研究是否需要进行严格的信度和效度检验，尽管一直以来都有争论，但目前质性研究学者已经发展出一些评价指标体系。以 Lincoln 和 Guba 1985 年提出的质性研究可信度评价标准为例，包括四个方面：可信性（credibility）、可靠性（dependability）、可确认性（confirmability）和迁移性（transferability）。

可信性是衡量研究结果多大程度上能够准确描述和解释所研究现象的标准，即参与者能够确认研究结果的真实性。可靠性是衡量研究结果多大程度上可以被复制和重复的标准，即读者可以评价研究者进行分析的准确性。可确认性是评估研究结果在多大程度上没有偏倚，即读者可以判断研究结果和结论来自数据，而不是研究人员的偏见。可转移性是指研究结果可以推广到类似情境的程度，即某一情境下的研究结果可以推广到其他类似人群和情境的程度。

（二）提高质性研究可信度的策略

1. 检查研究对象的代表性　在选择研究对象过程中，以典型性、差异性或同质性等为目的，选取研究对象，提高资料的真实性。

2. 减少霍桑效应　即研究人员的介入和参与对研究结果带来的影响。资料收集的时间长是质性研究的特点，一般通过深入研究现场、主动参与、延长访谈或持续观察等方法促进与研究对象建立信任的关系，有利于得到丰富、正确的资料；对有怀疑的资料，可对不同的研究对象进行反复访谈或观察，将各种线索进行对照。

3. 反思的策略　研究者必须意识到自己作为一个体，会将自己独特的背景、价值观、社会和职业身份带入研究，这将影响到整个研究的过程。最普遍使用的保持反思避免主观的方法是坚持写反思日记。在研究开始时及不断的进展过程中，研究者可以通过反思笔记记录有关自己先前生活经历和先前对于研究现象阅读的一些想法。通过自我疑问和反思，研究者努力摆正自己的位置，从研究对象的视角深入探索和把握所研究的经历、过程或文化。

4. 合众法（triangulation）　包括资料合众法（指在不同的时间点收集资料，不同的场所收集资料，针对不同特征的研究对象收集资料）、研究人员合众法（两名或多名研究人员分析同一份资料）、收集资料方法的合众法（多种资料收集法结合，如访谈、观察、资料回顾等）、分析资料的合众法（连续的、反复的资料分析，并将结果与原资料不断比较对照）等方式提高资料的效度和分析解释的合理性、逻辑性，从而提高资料的可信程度。

5. 他人核查（member check）　将整理后的资料返回研究对象，核对资料的真实性。

6. 寻求证实的证据　包括从有关研究对象的其他研究或其他资料来源寻求证据，也可请同行或从其他场所、其他学科的人审视初步的结果。也可以寻找相反的证据，即反面案例分析，目的是不断地提炼假设或理论，直到能解释所有案例。

7. 深描（deep description） 即清晰、明确地报告研究过程，质性研究的报告一般是叙述性的，并可通过相当的篇幅报告研究过程，在文中有必要说明提高本研究质量的具体方法。

学习小结

1. 质性研究以整体观为指导，设计灵活，旨在深入了解事物或现象的本质和真实状况。

2. 研究者应根据研究问题选择适合的质性研究方法，主要有现象学研究、扎根理论研究、人种学研究等。

3. 质性研究的抽样以选取能够提供最多信息的研究对象为原则，强调资料饱和，样本量一般较少。

4. 半结构或非结构访谈法是质性研究较常用的收集资料的方法。

5. 质性研究资料收集与分析往往同步进行，资料的分析过程是一个分类、推理、解释的过程。

6. 质性研究论文的撰写应遵循相应的报告规范。

（陶 慧）

复习参考题

1. 简答题
（1）简述质性研究的概念及特征。
（2）简述质性研究与量性研究的区别。
（3）简述质性研究的常用方法。
（4）简述质性研究的基本步骤。

2. 单项选择题
（1）质性研究最常用的收集资料的方法是
　　A. 问卷法
　　B. 文件
　　C. 观察法
　　D. 研究日记
　　E. 深入访谈法
（2）质性研究收集资料的工具多为
　　A. 问卷
　　B. 量表
　　C. 观察量表
　　D. 研究人员
　　E. 仪器
（3）在质性研究中通常会采用的抽样方法是
　　A. 立意取样
　　B. 单纯随机抽样
　　C. 分层抽样
　　D. 系统抽样
　　E. 整群抽样

（4）下列符合质性研究特征的是
　　A. 研究设计的程式化
　　B. 用文字呈现研究结果
　　C. 研究者关注结局
　　D. 重视结果的推广性
　　E. 通过演绎法验证假设
（5）现象学研究关注的问题往往是
　　A. 适于探索护理现象及相关的人类文化

B. 适于研究特定群体的生活方式
C. 适于探索对人们的生活经历具有重要意义的问题
D. 适于探索人们如何定义现实
E. 适于对现实中的现象进行深入解释，并概括为理论

答案：E D A B C

3. 案例分析

近些年来，由于泰国的地理位置邻近中国西南地区、有多种专业的英语授课的国际研究生课程项目、学费低廉、生活开销小等方面的优势，许多中国西南地区大学毕业的学生选择到泰国读硕士研究生。这些学生对留学生活有什么样的体验？在泰国读研究生真的很好吗？带着这样的好奇心，研究者访谈了15名在泰国留学的中国硕士研究生，在研究者把访谈录音转录为抄录稿后，将这些抄录稿返回被访者检查抄录是否准确，之后2名研究者分别独立完成资料分析，最终的分析结果是2名资料分析者反复讨论后达成的共识。请问：此研究案例中，研究者采用了哪些提高质性研究可信度的策略？

第九章 护理论文撰写与报告规范

学习目标

知识目标
1. 掌握 护理科研论文、综述、案例报告的基本撰写格式及要求。
2. 熟悉 护理论文撰写的基本原则及注意事项。
3. 了解 护理论文的分类，各类论文的报告规范。

能力目标
1. 能分析护理研究论文、综述、案例报告中的写作问题。
2. 能初步撰写护理研究论文。

素质目标
具备严谨、创新、求实的科学思维和探索精神。

问题与思考

某学者发现晚期癌症患者在心理和精神方面存在诸多问题，如焦虑、抑郁、自我负担感、无能为力感等。为减少晚期癌症患者的心理、精神痛苦，提高其生存质量，该学者尝试构建中国本土化的人生回顾方案，帮助癌症患者重新发现生命意义，改善生存质量。开展人生回顾前后，她采用生存质量量表对目标人群进行问卷调查并与之交谈，了解其前后生存质量的变化情况，评价干预效果。研究结束后，她拟撰写论文并投稿，以传播其研究结果。

思考：
1. 该学者可撰写什么类型的论文？
2. 该类型论文格式包含哪些内容？

护理论文是护理科研工作者在科学研究的基础上，运用归纳、综合、判断和推理思维方法，对前人积累的和自己在研究中观察到的研究资料进行整理、分析而撰写的文章。它是护理科学研究信息储存、交流的重要形式，也是科学研究成果的展示，对推动护理学科发展起到重要作用。

第一节 概述

近年来，我国护理学科发展迅速，大量的护理学研究成果转化为科技信息，刊载于以报纸杂志、专业网站等为平台的交流媒介上，在传播科研成果、交流实践经验、推动护理学科的发展方面起到重要作用。护理论文可表达学术观点，启迪学术思想，促进经验交流。护理人员应善于总结护理工作中的经验，撰写论文，以扩大护理学术交流，不断提高护理水平。

一、护理论文的类别

护理论文涉及内容广泛，根据文章体裁划分，可分为科研论文（论著）、文献综述、案例报告等；按研究内容可分为基础护理、临床护理、护理管理、护理教育等；根据写作目的可分为科学技术报告、学位论文及学术论文等。

（一）按研究内容分类

1. 基础护理类论文　通常着眼于基础护理理论研究，包括实验研究和现场调查等，可指导临床护理工作，提高临床护理水平。如论文"局部氧疗联合封闭负压引流干预豚鼠Ⅲ期压疮创面的优化实验"，通过动物实验研究，探索局部氧疗联合封闭负压引流作用于压疮创面的最优工作参数，探讨上述方案对压疮创面的治疗效果，从而为压疮护理提供理论依据。

2. 临床护理类论文　护理人员将临床护理工作经验和护理新技术、新方法的研究应用以论文形式公开发表，实现共享，有助于促进学科的发展。根据护理对象、护理措施的不同，该类论文内容涉及专科护理、个案护理、心理护理、饮食护理、行为护理、中医护理、社区护理及老年护理等领域。

3. 护理管理类论文　主要指护理管理者应用现代管理学的相关知识或技术，对医院、社区或其他医疗照护机构的管理机制、管理方法等进行研究或总结经验的论文，如护理人力资源管理、医院感染控制管理、医院急救护理管理等。

4. 护理教育类论文　一般针对在校护理教育改革或护理继续教育的研究成果进行撰写，内容可包括不同层次护理教育课程体系的研究、在校护生不同能力培养、在职护士继续教育方法的探索等。

（二）按写作目的分类

1. 科学技术报告（scientific and technical report）　科学技术报告是向科研主管部门或专业学术团体呈送在某一领域的科学研究成果，可用于描述一项科学技术研究的进展或结果，或一项技术研制试验和评价的结果，或是论述某项科学技术问题的现状和发展状况。报告内容一般包含作者在科研工作与理论构建过程中的具体研究方法与思路，以便专业人士或读者评价、判断。

2. 学位论文（dissertation）　我国学位分为学士、硕士、博士三级，相应的学位论文即为学士论文、硕士论文与博士论文。学位论文是学位申请者为申请学位而提交的具有一定学术价值的论文。作为考核和评审的条件，用以表明作者从事科学研究取得的创造性的结果或见解，以及独立从事科研工作的能力。各层级学位论文的要求及格式可参考2022年中国国家标准化管理委员会发布的《学位论文编写规则》（标准号 GB/T 7713.2-2022）。

3. 学术论文（scientific paper） 学术论文应提供新的科技信息，是表达某一学术课题在实验性、理论性或观测性上具有新的科学研究成果或创新见解和知识的科学记录；或是某种已知原理应用于实际中取得新进展的科学总结，用以提供学术会议上宣读、交流或讨论；或在学术刊物上发表；或作其他用途的书面文件。

二、护理论文报告规范

论文报告规范是用于指导研究者和出版机构清楚、准确地报告研究设计、实施过程和研究结果的指南性文件，即研究者在论文撰写时要按照指南说明对研究设计、实验实施过程、测量方法及结果进行描述，以增强科研论文报告的清晰性、完整性、透明性和一致性。越来越多的高水平期刊要求投稿时必须遵从报告规范，这也必将成为我国护理论文投稿的趋势。

1. 临床试验报告统一标准（consolidated standards of reporting trials，CONSORT） CONSORT指南是最权威的、被广泛应用的随机对照试验报告规范，已得到585种国际期刊的支持。完整的CONSORT清单、流程图及使用说明可在CONSORT网站（http://www.consort-statement.org/）获得。

2. 非随机对照设计报告声明（the transparent reporting of evaluations with nonrandomized design statement，the TREND statement） 可在美国疾病预防控制中心网站（https://www.cdc.gov/trendstatement）获取完整清单表及使用说明。

3. 加强流行病学中观察性研究报告的质量声明（strengthening the reporting of observational studies in epidemiology，STROBE） 2007年由流行病学家、方法学家、统计学家和编辑组成的国际性合作组共同发布。完整的STROBE清单及使用说明可在STROBE官方网站（http://www.strobe-statement.org/）获取。

4. 案例报告的报告规范（case report guidelines checklist，CARE） 2013年，密歇根大学Gagnier等制定并发布，2016年更新。完整的CARE及使用说明可在CARE官网（https://www.care-statement.org）获取。

依据规范报告科研论文，有助于提升论文撰写的清晰性、完整性和透明性。在研究实施前，对照相应的论文报告规范，能够尽早发现研究设计缺陷，促进科研人员改进试验设计，提升研究质量。

三、护理论文撰写的注意事项

（一）护理论文撰写的基本原则

真实、客观地反映研究成果是完成护理论文的基本要求。作者应该具备严谨缜密的科研思维和服务护理实践的态度，遵循下列原则进行论文撰写。

1. 创新性 创新性是决定论文质量高低的主要标准之一。护理论文应突出研究结果的新理论、新观点、新方法等，不能剽窃他人已经发表过的理论与见解，也不能为了单纯追求论文的创造性而违背科学性与真实性。

2. 科学性　论文的科学性体现在四个方面。① 真实：研究过程必须尊重客观事实，实验设计合理，方法先进正确，研究结果忠于原始资料，论点论据真实有据；② 准确：选题准确、内容准确、数据准确、引文准确、用词准确、论点客观准确；③ 逻辑性：用科学的逻辑思维方式，将收集到的材料经过分析、综合、概括和推理，论证所产生现象的本质；④ 可重复：他人采用同样的实验方法和实验材料，能够重复出论文所报道的研究结果。

3. 实用性　护理科研的目的就是要解决护理问题，提高护理质量，促进学科发展。因此，护理论文的实用性主要体现在能够指导护理实践工作上。护理研究论文应源于实践，并能指导实践，如护理器具的革新、临床护理方法的改革等。

4. 可读性　论文发表是为了传播交流或储存新的护理学科技信息，为后人所用，因此应具备良好的可读性，须做到结构严谨、内容充实、语句通顺、论述完整。

5. 规范性　护理研究论文具有固定的格式和统一的规范，并应符合各期刊编辑部的具体要求。在文章中若涉及医学名词、计量单位等，应该使用规范用语。

（二）护理论文撰写的基本程序

1. 准备资料　相关研究领域的文献检索以及研究观察数据的收集，是论文撰写的前期工作之一。检索文献是为写作开拓思路，提供理论依据；收集研究数据和相关资料，包括整理资料、审核统计数据、选用恰当的图表、从研究结果出发提炼观点等，以保证论文撰写的科学性与严谨性。

2. 拟定提纲　提纲的编写实际上就是形成写作思路、构建篇章框架及提炼思想观点的过程。常用的论文提纲撰写方法有标题提纲法与句子提纲法。标题提纲法是以标题的形式把文章各部分内容概括出来，简明扼要，文章各部分关系一目了然。句子提纲法则是以能表达完整意思的句子描述论文各部分内容的大意。

3. 撰写论文　按照提纲完成初稿的写作之后，经过不断推敲与反复修改，方能定稿。定稿时要求文字通顺、层次清楚、数据无误、判断合理、论点明确、结论得当。定稿后可以认真听取同事、导师或专家提出的修改意见和建议，进一步完善文稿。

4. 投稿与回修　经过修改后的文稿可以向报刊杂志等投稿。投稿前仔细阅读该期刊的"投稿须知"，按其要求的格式修改论文。编辑部初步认定可以公开发表后，便会邀请有关专家审阅该文，由专家提出能否采用与修改的意见。对于编辑部与专家的修改意见与要求，作者都应该逐条予以认真修改或说明。如果作者通过慎重考虑与查阅资料后，对修改意见有不同见解时，可按作者本人意见修改，但在返回修改稿时，应附函说明理由与根据。切忌一稿多投。

（三）护理论文写作的注意事项

1. 内容具有科学价值　学术论文要充分体现科研选题的目的、设计思想、实验过程、统计处理方法和结果可靠性。一般来说，即使论文内容不能做到全篇新颖，也应具备亮点，如解决了前人尚未能解决的问题，或提出新方法、新工艺的设计等。

2. 文题简洁鲜明　文题是论文作者传递给读者的第一印象及信息载体，要求用最简洁、最恰当的词语反映文章的特定内容。文题过大、冗长，会致使读者需要思考才能了解其主题，不利于论文的收录与发表；文题过小则可能无法反映文章的主题特色，使文章缺乏可检索性。

3. 结构繁简得当、层次分明　撰写论文时应紧扣主题，采用合适的结构顺序和层次。描述与表达信息应简洁明了，紧扣表达意图，合乎逻辑。内容务求客观、实际、科学、完备，以事实和数据说话。

4. 文字表达准确、简练、生动　护理论文的目的在于客观真实地反映事物的本来面目，交流思想或总结经验。这要求作者在用词时要准确无误、通俗易懂、言简意赅，帮助读者更好地理解论文主题。

5. 图、表、文字三者处理得当　论文写作中，恰当地使用图、表，既可以简洁、形象而直观地表达，又可以调节、活跃和美化版面，与正文一起构成和谐统一的整体。图、表在文中一般由文字引导而出，本身应具有"可读性"，即读者看到图和图注、表和表题、表注，就能理解图、表的含义。需要注意的是，凡是可以用图形或表格说明的部分，一定不要用累赘的文字描述。经图、表或文字对研究结果进行呈现后，在撰写论文的结果或讨论部分时，切忌简单地重复图、表中的信息，而是应根据研究结果揭示的原理，讨论研究结果在理论与实践中的价值。

第二节　护理科研论文的撰写格式

护理科研论文（nursing research paper），也称论著，是以护理科学及与之相关的现代科学知识为理论指导，通过研究设计，进行实验与临床观察或现场调查后，将发现和收集到的新资料进行转化、归纳分析或统计处理等一系列思维活动后，撰写成的具有一定先进性的文章。全文一般包括文题、作者署名与单位、摘要、关键词、正文、致谢、参考文献等。

一、文题

文题（title），即标题、题目或题名，能概括论文主要内容，表达论文主题，一般由研究对象、干预因素、研究变量等构成。如文题"规范训练对运动障碍患者身心康复的影响"，其中"运动障碍患者"是研究对象，"规范训练"是干预措施，"身心康复"则为研究的结果变量。

文题应准确、简短、醒目、新颖、富有吸引力，符合编制题录、索引和检索的有关原则。文字不宜过多，一般以不超过20个汉字为宜，英文题目一般不超过10个英文实词。文题中尽量不加标点符号，避免出现诙谐语、俚语等非习惯性短语；一般不能采用简称或外文缩写，必须用时也只能选用公认和常用的名称，如甲亢、AIDS、HIV等。另外，在确定文题时应该紧密结合自身掌握的专业知识与研究课题的成果，避免文题不符。主题宜小不宜大，切忌过度追求文题概括层面的宽广，使论文内容与文题相去甚远，直接影响到论文的学术性与可读性。

二、作者署名与单位

作者（author）是指在选题、科研设计、论文构思或执笔撰写等方面有主要贡献，并对论文享有著作权及署名权的人。署名时要用其名而不用化名。国内作者外文署名一律用汉语拼音，写全名，不能用缩写，顺序是姓前名后，例如 Li Yuming（李玉明）。规范的署名格式应该是将作者置于文题的下方；若作者在两人及以上时，一般按参加研究工作的多少和实际贡献大小排列先后名次，第一作者应是研究工作的构思、设计、执行和论文主要作者。一篇论文的署名人数不超过10人。

国际科技期刊实行通讯作者制，即通讯作者是论文的主要责任人。通讯作者可以是第一作者，也可以是其他作者，对论文的科学性和结果、结论的可信性负主要责任。这样既可明确论文的主要责任，又能严肃投稿行为，使论文发表正规化和责任化，此外还为读者提供了沟通学术交流的渠道。

作者的姓名、工作单位、通信地址、电话和电子邮箱等联系方式可标注于文题下方，也可显示在正文末尾，以便于编辑、读者与作者联系或咨询。

相关链接 | **学术论文作者署名单位注意事项**

作者署名单位一般指科研成果所属单位，而不是论文写作时的就学或工作单位。作者单位应该是注册的法人单位，为了便于读者联系，可以列出法人单位下的二级单位。若两人以上的作者属于同一法人单位而不属同一二级单位，则只使用法人单位名称，不再列出二级单位，可以在作者简介中对作者所属的二级单位加以说明。每位作者只能列出一个单位，其他单位信息可以在作者简介中介绍。

国家重点实验室、省部级重点实验室等单位写作方式应按照《国家重点实验室建设与管理暂行办法》第三十二条规定，统一格式为"xx国家（省部级）重点实验室（依托单位）"，例如，吉林省卫生厅医学护理重点实验室（吉林大学）。

三、摘要

摘要（abstract）是整篇论文主要内容的摘录，可以使读者迅速、准确地了解论文的主要内容。摘要部分不能列图表，也不能出现引文，尽量不用缩略语，字数少则几十字，多则不超过300字，一般200~300字，英文摘要不超过400个实词，参加学术会议的摘要一般为500~800字。

国内外重要的医学杂志对摘要书写规范具有明确的结构格式要求，即四段式结构，包括：① 目的（objective），用1~2句话简要说明研究要解决的问题及目的；② 方法（method），简述研究设计方法、研究对象、资料收集方法、观察指标、研究内容以及统计学分析方法等；③ 结果（result），简要列出主要的研究结果，通常要有数据资料并明确统计学意义和临床价值，一般将最重要和最有意义的结果写在前面；④ 结论（conclusion），表达本研究最主要的观点及其意义和价值，或是否有尚待解决和需要进一步研究的问题。

四、关键词

关键词（keyword）是能反映文章主要内容的单词、词组或短语，方便读者更好地了解论文的主题，也便于读者通过关键词迅速检索到目标文献。关键词通常以与正文不同的字体、字号编排在摘要下方，每篇可选3~8个，多个关键词之间用分号或空格分隔，按词条的外延（概念范围）层次从大到小排列，但最后一个词语后面不能添加标点。

关键词用原形词，不用缩写词，要求尽量选用美国国家医学图书馆出版发行的《医学索引》（*Index Medicus*）中医学主题词表（medical subject heading，MeSH）所列出的词汇。读者可直接登录医学主题词浏览器（MeSH Browser）获取，中文译名可参考中国医学科学院信息研究所翻译的《医学主题词注释字顺表》，以便论文能被国内外文献检索系统收录，提高论文的引用率。如《中文版Zelaya艾滋病歧视量表的信度和效度》一文的医学主题词是"获得性免疫缺陷综合征"，而非"艾滋病"。论文中如有英文摘要，其英文关键词的数量与词汇应与中文关键词保持一致；未被各大词表收录的新学科、新技术中的重要术语和地区、人物、文献等名称，也可作为关键词标注。

五、正文

科研论文正文内容的写法多年来已形成相对固定的格式，一般包括前言、研究对象与方法、结果、讨论及结论四部分，即国内常称的四段式，国外简称为IMRaD［introduction（引言），materials and methods（材料与方法），results（结果），discussion and conclusions（讨论和结论）］。此格式并非一成不变，可以根据文章的实际内容具体应用，但对大多数研究论文或初学者而言，采用四段式写作是必要的。

（一）前言

前言（introduction），也叫引言、导言或研究背景，要回答"研究什么"与"为什么研究"的问题。因此，内容包括论文的研究背景、国内外关于这一问题的研究现状和进展、研究思路的来源与依据、本项研究要解决的问题及研究的目的和意义。前言写作要求开门见山，紧扣主题，语言凝练，意思明确。内容不应与摘要雷同，不必多叙述同行熟知的及教科书中的常识性内容，确有必要提及他人的研究成果和基本原理时，只需以参考引文的形式标出即可。不要插图、列表，不进行公式的推导与证明。评价论文的价值应避免主观性臆测与评论，而是要恰如其分、实事求是，对本文的创新性最好不要使用"首次提出""该领域研究先驱""学术价值极高"等不恰当的自我评语。中文论文前言篇幅不宜过长，字数一般控制在200~400字之间。

国外护理研究论文前言部分还包括文献回顾、理论框架等内容。文献回顾主要是为了解本次研究问题以往所做过工作的深度和广度，使读者了解前人对本类问题的研究水平和成果，对理解本次研究有很大的帮助。

（二）研究对象与方法

研究对象与方法（sample and method），包括研究对象、研究方法、统计分析方法等内容，是判断论文严谨性、科学性、先进性的主要依据。

1. 研究对象　描述研究对象要提供下列信息：① 研究起止时间、研究对象来源，如住院、门诊还是社区等，抽样方法，以及年龄、性别等一般人口学资料。如果是来自随机抽样的样本，则应详细交代随机抽样的具体方法，而不应只用"采用随机抽样的方法选取研究对象"等一笔带过；②研究对象的纳入标准和排除标准，若有对照组应明确对照的选择标准。这些标准的制定一定要具体、严格，便于研究结果推广应用或重复性验证；③样本量及其计算过程，注明计算公式中各参数的确定理由，表明本项研究结果统计学意义的把握度；④如果研究设立了对照组，则要交代分组的方法，如果是随机分配，则要介绍如何实施随机分组的。在研究前应列出表格，比较各组间的基线资料，常包括人口学资料和主要的临床特点，并进行统计学分析，以检验所纳入研究的各组之间是否有可比性。

2. 研究方法　研究方法包括研究设计、干预措施、测量指标、研究工具、资料收集的方法及质量控制五个方面。①研究设计：简要介绍研究设计方案，如实验性研究可用"随机对照试验"，类实验性研究可用"不对等对照组设计""自身前后对照设计"，非实验性研究可用"病例对照研究""队列研究""描述性研究"等；②干预措施：介绍干预的内容、方法、持续时间及干预人员的组成等，同时对照组如何实施护理也应描述；③测量指标及研究工具：说明测量指标名称、测量方法或工具。如采用评定量表作为研究工具，应介绍量表的研发者、研制时间、量表内容、信度、效度、评分标准、结果判断的标准等。如采用自行设计的问卷，则应介绍问卷的内容和结果的判断方法、问卷的内容效度如何验证、是否有预调查等；④资料收集的方法：介绍资料收集的具体步骤，包括研究是否通过伦理委员会的审定、如何招募研究对象、如何获得其知情同意、如何实施测量、如何发放和回收问卷等，多次测量的研究尤其要对每次测量的时间点、测量内容应加以说明；⑤质量控制：严谨的科研论文常常较详细地阐述采用哪些具体措施控制或减少在实施过程中可能出现的偏倚或干扰，比如如何提高研究对象的依从性、如何提高随访率、如何培训调查员等。

3. 统计分析方法　对论文中涉及的资料分析内容、使用的统计方法进行简要介绍，并根据研究类型和所收集的数据性质进行数据处理。用计算机分析资料时，应说明使用的统计学软件及版本。

（三）结果

结果（result）主要向读者阐述观察到的现象和收集的数据，经过整理和必要的统计学处理后，用文字、图表方式叙述。研究结果应按逻辑顺序进行描述，不能添加作者的任何主观评价。同时，注意研究结果的真实性和科学性，无论结果是阳性还是阴性、肯定还是否定，只要是真实的，都应实事求是、具体、准确地进行报告。

1. 文字表达要求　一项研究，可能得出多个方面的结果，可以从不同的角度写出几篇论文，但就某一篇论文而言，要紧扣主题，切忌面面俱到。文字表述层次要清楚、逻辑要严谨，为讨论和结论做好铺垫。一般应对所得数据进行统计学处理，并给出具体的统计值，如百分比、均数、标准差、t值、F值、卡方值或P值等。

2. 表格的设计与要求　表格有助于将多组数字分类分层表达，使科研结果一目了然。表格的设计要合理规范，详见第七章第二节。

3. 图的展示与要求　用图形展示结果可起到更形象、更直观的效果。图表应采用计算机制作，并贴在论文相应位置，应在图形下方添加标题。各图表作用及作图要求详见第七章第二节。

如杂志社要求作者采用原始图片或照片，则应该注意图片质量，尽量清晰，必要时可以通过计算机专业绘图软件进行处理。

（四）讨论与结论

1. 讨论（discussion） 讨论是针对研究结果的各种现象、数据及资料进行理性的分析、解释、推理和评价，如指出结果的含义、解释研究结果的机制、研究结果是否证实或否定了有关假设等。通过讨论，作者可以将结果与以往研究或观点进行对照，并提出自己的见解，还可探索今后的研究方向和思路等。讨论部分是论文的精华和中心内容，篇幅一般会占到全文的三分之一左右，撰写时应注意讨论内容必须与结果紧密联系，同时分析过程要多结合理论和以往的研究，并准确标注引用的参考文献。

2. 结论（conclusion） 结论是从研究结果中概括出来的新论点，阐述论文主要成果的重要部分。作者需要经过缜密的科学研究与细致的讨论验证后方能得出结论。

（五）致谢

致谢（acknowledgement）是对在课题研究或论文撰写过程中给予某些指导、帮助、支持、协作或提供技术信息、物质或经费支持的单位和个人表示感谢。这些单位或个人为整个科研工作或理论创建同样付出了劳动与智慧，而又不符合作者署名的原则和条件，征得其同意后，在致谢中对其贡献给予肯定并表达谢意。一般单独成段，放在正文结尾、参考文献之前。

六、参考文献

参考文献（reference）是在正文中引用过的文献清单，用于提示信息来源。通过引用参考文献，作者将自己的研究同他人相关研究联系在一起，为作者的论点提供可靠依据，也是尊重他人工作的体现。另外，参考文献的数量和质量体现了作者对研究课题的了解程度，在一定程度上反映论文的水平和质量。

引用参考文献应遵循以下要求：① 必须是作者亲自阅读过的最新（近3~5年为主）公开发表的文献，对本文的科研工作有启示和较大帮助，与论文中的研究方法、结果和讨论关系密切；② 只著录公开发表的原著，未发表的论文及资料均不宜作为参考文献被引用；③ 数量常为10~20条；④ 引文的论点必须准确无误，不能断章取义；⑤ 必须采用统一的书写格式和标注方法；⑥ 引用的参考文献均应在论文正文中，按其出现的先后次序，用阿拉伯数字连续编号，将序号注在所引学者、有关词组或段落相应处的右上角方括号内；⑦ 两篇相邻序号或两篇以上不连续序号以逗号分开，如 [1，2]、[1，3，7]；三篇或三篇以上连续的序号，只写始末序号，中间用（–）连接，如 [1–3]；⑧ 3名及以内作者全部列出姓名，中间加逗号；3名以上时只列出前3名，中间以逗号隔开，后加"等."（英文用 *et al.*）；⑨ 期刊的文献类型标志为 [J]，专著为 [M]，学位论文为 [D]。

不同学术期刊对参考文献的格式有明确规定，目前国内医学期刊通常采用国际上生物医学期刊广泛接受的温哥华格式。

1. 期刊著录格式

［序号］主要作者.文题［文献类型标志］.刊名，年份，卷（期）：起页-止页.

如：［1］高晶，肖玉华，耿桂灵，等.养老机构照护服务质量评价指标的构建及信效度检验［J］.中华护理杂志，2019，54（4）：538-542.

与中文期刊著录格式基本一样，但外文作者人名则姓在前，名在后，姓氏全写，名仅列出字首，姓和名首字符均大写。

如：［7］BENNER P, GREEN J. The primacy of caring: stress and coping in health and illness［M］. Menlo Park, CA：Addition Wesley, 1989: 192-193.

2. 书籍（专著）著录格式

［序号］主编.书名［文献类型标志］.版次（第1版不列）.出版地：出版商，年份：起页-止页.

如：［15］胡雁，王志稳.护理研究［M］.6版.北京：人民卫生出版社，2022：55-63.

3. 专著中析出文献著录格式

［序号］析出文献主要责任者.析出文献提名[文献类型标识]//专著主要责任者.专著提名：其他题名信息.版本.出版地：出版者，出版年：引用页码.

如：［1］孙荣.儿童营养［M］//崔焱.儿科护理学.北京：人民卫生出版社，2020：94-105.

4. 学位论文的著录格式

［序号］著者.题（篇）名［D］.学位授予单位，保存地：保存者，年份.

如：［5］温双双.认知评价对癌症化疗患者抑郁作用路径模型的构建及临床实证［D］.福州.福建医科大学，2018.

5. 电子文献的著录格式

电子文献一般采用双字母表示电子文献载体类型：联机网络（online）-OL，光盘（CD-ROM）-CD，并以下列格式表示包括文献载体类型的参考文献类型标识：

［EB/OL］-网上电子公告（electronic bulletin board online）

［J/OL］-网上期刊（serial online）

［DB/OL］-联机网上数据库（database online）

［M/CD］-光盘图书（monograph on CD-ROM）

［CP/DK］-磁盘软件（computer program on disk）

电子文献析出格式：

［序号］主要责任者.电子文献题名［电子文献及载体类型标识］.电子文献的出处或可获得网址.

如：［1］中华人民共和国国家卫生健康委员会.新型冠状病毒肺炎防控方案（第七版）［EB/OL］.（2020-09-15）[2020-12-02]. http://www.nh c.gov.cn/jkj/s3577/202009/318683cbfaee4191aee29cd774b19d8d.shtml.

七、实例分析

（一）文题、摘要、关键词

文题　养老机构老年人心理调适水平及影响因素分析

摘要　目的：了解入住养老机构老年人心理调适的现状及影响因素，为促进其健康老龄化提供理论依据。方法：采用整群抽样法，对符合纳入标准的248名老年人进行横断面调查。采用多元线性回归分析老年人心理调适水平的影响因素。结果：养老机构老年人心理调适量表总分为（87.83±15.33）分，条目均分为（3.82±0.67）分。多元线性回归分析显示，社会支持、养老机构生活满意度、知觉压力、是否交友是影响其心理调适水平的主要因素（$P<0.05$）。结论：养老机构老年人的心理调适水平较低，护理人员可通过加强养老机构老年人的社会支持和压力应对、促进交友等措施，提高老年人的心理调适水平。

关键词　老年人；心理调适；养老机构；影响因素分析；社区保健护理；横断面研究

分析：该文题目简洁、准确地表达了论文的主题。介绍养老机构老年人心理调适水平及影响因素，为调查性研究，具有一定创新性，并在题目中得以体现。摘要为结构式，包含目的、方法、结果、结论四个部分，能让读者快速获取论文的主要内容。关键词列举了6个，均取自医学主题词表，表达规范。

（二）前言

中国是世界上老年人口规模最大的国家[1]。2018年，中国60岁及以上老年人口数占总人口的17.9%，达2.49亿，到2040年，这个比例将升至28%，养老形势严峻[2-3]。随着家庭养老功能弱化、养老观念转变，机构养老逐渐成为重要的养老方式之一。老年人入住养老机构后，面临环境的变化，出现孤独、抑郁等心理调适不良问题，影响老年人的生活质量[4-5]。国外早期通过质性研究[6-7]探讨老年人入住养老机构的心理反应与调适过程的规律，韩国学者Lee[8]于2007年首次研制了专门评价养老机构老年人心理调适的量表，并进行影响因素的相关研究[9]，结果显示，自我效能感、自评健康状况、对养老院的看法、社会支持、老年人对家庭满意度和对机构总体满意度为心理调适的影响因素。目前，国内多采用生活质量、生活满意度和生活幸福感等指标评估养老机构老年人的心理调适情况，发现影响因素具有多源性，如人口统计学因素、疾病因素、心理社会因素等[10-12]。本研究采用特异性的心理调适量表调查福州市养老机构老年人心理调适水平，并分析其影响因素，为促进机构老年人健康老龄化提供参考。

分析：前言部分介绍了研究问题的背景和提出问题的依据，首先引用2019年国家统计局和WHO的数据（第2、3篇参考文献），对"中国是世界上老年人口规模最大的国家"的现况进行描述，再进一步提出"机构养老逐渐成为重要的养老方式之一"，且该养老方式"面临环境的变化，出现孤独、抑郁等心理调适不良问题，影响老年人的生活质量"，该观点通过第4~5篇参考文献进行佐证。同时通过第6~9篇参考文献的引用，分析了国际上较为知名的养老机构老年人心理调适研究项目。并通过参考文献第10~12篇提出国内研究发现养老机构老年人心理调适的影响因素具有多源性。据此引出本研究的研究目的是"采用特异性的心理调适量表调查福州市养老机构老年人心理调适水平，并分析其影响因素"，研究意义在于"为促进机构老年人健康老龄化提供参考"。

（三）研究对象与方法

1. 研究对象与方法

1.1 研究对象　采用整群抽样法，于2019年4月—6月选取福州市鼓楼、仓山、台江、晋安以及马尾5个区29所福建省民政厅登记在册的养老机构中10所同意参加本研究的养老机构的老年人作为研究对象。调查对象纳入标准：① 年龄≥60岁；② 意识清楚；③ 有较好的理解能力，能与研究人员沟通交流。排除标准：① 不在养老机构居住者；② 患有严重疾病、精神障碍和终末期疾病等，身体状况差，不能完成本次调查。样本量的计算：本研究采用多元线性回归分析，估计影响因素为24个，考虑15%的无应答率，根据多元线性回归分析中样本量应是研究因素的5~10倍[13]，计算得出样本量应为138~276名。本研究最终纳入248名养老机构老年人。本研究取得了福建医科大学伦理委员会的同意，调查对象均自愿参与本研究。

1.2 研究工具

1.2.1 一般资料调查表　一般资料调查表通过文献回顾，由研究者根据研究目的及内容自行设计，包括年龄、性别、文化程度、婚姻状况、入住养老机构时间、自评健康状况等21项内容。其中，单条目的问题包括自评健康状况、养老机构服务满意度和养老机构生活满意度，均采用Likert 5级评分法。

1.2.2 Katz日常生活功能指数评价表　Katz日常生活功能指数评价表（Katz Activity of Daily Living，Katz ADL）由Katz等[14]于1963年制定，包括进食、更衣、沐浴、移动、如厕和控制大小便6项日常活动，用以评估老年人及慢性病患者完成各项日常活动的独立程度。该量表的Cronbach's α系数为0.94，结构效度良好[15]。各条目赋以0~2分，0分表示无法完成，1分表示在帮助下完成，2分表示可自行完成。得分越高，说明个体的日常生活能力越高。

1.2.3 养老机构老年人心理调适量表　养老机构老年人心理调适量表（Nursing Home Adjustment Scale，NHAS）用于评估养老机构老年人心理调适水平。由韩国学者Lee[8]于2007年研制，2014年完成英文版量表的修订[16]。本研究团队汉化韩版养老机构老年人心理调适量表[17]，并在我国养老机构老年人群中进行心理学特征的测量。量表总的Cronbach's α系数为0.87，5个维度的Cronbach's α系数为0.70~0.84，重测信度为0.72，使用自评健康状况得分和生活满意度量表做效度分析，显示其具有良好的效度。该量表包括情绪困扰、人际关系、住所接纳、情感压抑、如家感受5个维度，共23个条目。每个条目均采用Likert 5级评分法，总得分为各项得分之和，得分越高，说明个体心理调适水平越高。

1.2.4 知觉压力量表　知觉压力量表（Chinese Perceived Stress Scale, CPSS），用于调查个体可预知事件的压力程度。由美国心理学家Cohen等[18]于1983年编制，本研究采用杨廷忠等[19]修订的中文版CPSS，量表的Cronbach's α系数为0.78，各维度之间的平均相关系数为0.28，各维度与总分之间的相关系数为0.37~0.53，表明量表具有较高的同质性和内部一致性。效度分析结果显示，结构效度良好，符合原量表设计的理论构想。该量表共14个条目，包括失控感、紧张感2个维度。每个条目均采用Likert 5级评分法，总得分为各项得分之和，得分越高，表明感知到的压力越大。

1.2.5 社会支持评定量表　社会支持评定量表（Social Science Research Solutions，SSRS）用于测量个体的社会支持度。该量表由肖水源[20]于1986年编制，1990年修订，修订后的量表共10个条目，包含客观支持、主观支持、社会支持的利用度3个维度。条目易于理解无歧义，具有较好的信度和效度。大部分条目采用Likert 4级评分法，个别条目按选择数量酌情计分，量表总分为各项得分之和，得分越高，表示社会支持水平越高。

1.2.6 一般自我效能量表　一般自我效能量表（General Self-efficacy Scale，GSES）用于测量个体的自我效能感水平。该量表由Schwarzer等[21]于1981年编制完成，中文版由王才康等[22]翻译修订。该量表为单维度量表，共有10个条目，其Cronbach's α系数为0.87，重测信度为0.83，折半信度为0.82，具有很好的预测效度。每个条目均采用Likert 4级评分法，总得分为各项得分之和，得分越高说明个体应对环境的能力和自信心越高。

1.3 资料收集方法　调查前对6名课题组成员进行统一培训。获得养老机构管理人员同意后，调查员采用统一指导语言，向调查对象介绍调查的目的、内容及意义，经调查对象知情同意后，采用一对一的形式进行现场调查，对于无法自行填写问卷者由调查对象口述，调查员代填。研究期间，严格遵守自主原则、保密原则和不伤害的原则。本研究共发放251份问卷，回收有效问卷248份，有效回收率为98.80%。

1.4 统计学方法　双人录入、核对数据。采用SPSS 24.0软件分析数据。计量资料采用均数、标准差进行描述，计数资料采用频数、百分比进行描述，组间比较采用独立样本t检验、单因素方差分析比较；采用Pearson相关性分析、多元线性回归进行影响因素分析，$P < 0.05$为差异有统计学意义。

分析：① 研究对象：清晰交代参加本研究的养老机构老年人的来源、纳入和排除标准以及样本量的计算方法。另外指出本研究取得了福建医科大学伦理委员会的同意，符合伦理要求。② 研究方法：详细描述了调查工具的情况，包括各量表的名称、项目内容、信效度以及评分方式等。另外还介绍了资料收集的方法，收集的问卷数量及有效回收率。最后介绍了统计学方法，包括均数、标准差、百分比、t检验、单因素方差分析、Pearson相关性分析和多元线性回归等。

（四）结果

2. 结果（节选）

2.1 调查对象的一般资料（表9-1）

▼ 表9-1　调查对象的一般资料及心理调适水平影响因素的单因素分析结果（$n=248$）（节选）

项目	分类	人数[名（百分比，%）]	心理调适量表得分（分，$x \pm s$）	统计量值	P值
性别	男	87（35.1）	85.15 ± 16.08	−2.037[1)]	0.043
	女	161（64.9）	89.28 ± 14.77		

项目	分类	人数[名（百分比,%）]	心理调适量表得分（分，$\bar{x}\pm s$）	统计量值	P值
年龄（岁）	60~	16（6.5）	83.56 ± 17.26	4.018[2]	0.008
	70~	54（21.8）	82.26 ± 16.59		
	80~	142（57.3）	89.93 ± 14.78		
	90~	36（14.5）	82.26 ± 12.55		
受教育程度	小学及以下	87（35.1）	86.11 ± 15.05	1.543[2]	0.008
	初中	52（21.0）	85.81 ± 15.27		
	高中/中专	70（28.2）	89.86 ± 16.34		
	大专及以上	39（15.7）	90.71 ± 13.77		
婚姻状况	有配偶	69（27.8）	92.29 ± 14.66	8.325[1]	0.004
	无配偶	179（72.2）	86.11 ± 15.28		
现存子女数（名）	0	8（3.2）	77.50 ± 10.97	3.513[2]	0.015
	1	28（11.3）	81.21 ± 20.37		
	2	104（41.9）	87.53 ± 15.39		
	3	72（29.0）	90.81 ± 13.11		
	≥4	36（14.5）	90.19 ± 13.63		
退休前职业	公务员	22（8.9）	90.00 ± 12.11	3.519[2]	0.008
	事业单位人员	72（20.0）	91.68 ± 13.81		
	企业单位人员	110（44.3）	86.32 ± 16.44		
	个体经营户	10（4.0）	93.80 ± 14.11		
	其他	34（13.7）	81.41 ± 14.56		
是否患慢性病需服药	是	179（72.2）	88.12 ± 15.57	0.473[1]	0.636
	否	69（27.8）	87.09 ± 14.80		
日常生活活动能力	完全自理	177（71.4）	89.32 ± 14.88	2.443[1]	0.015
	不完全自理	71（28.6）	84.11 ± 15.92		
自评健康状况	很差	5（2.0）	89.00 ± 6.82	2.566[2]	0.039
	差	72（29.0）	85.94 ± 16.52		
	一般	94（37.9）	85.89 ± 14.39		
	好	63（25.4）	90.71 ± 14.91		
	很好	14（5.6）	97.14 ± 15.41		

1）t值；2）F值；无配偶包括未婚、离异、丧偶。

2.2 调查对象心理调适水平、知觉压力、社会支持与自我效能水平得分情况（略）

2.3 调查对象心理调适水平的单因素分析结果

性别，年龄，受教育程度，婚姻状况，现存子女数，退休前职业，日常生活活动能力，自评健康状况，入住前居住地，入住决定，有无配偶同住，入住准备，入住时间，是否交友，与家属、亲戚、朋友联系情况，养老机构服务满意度，养老机构生活满意度对养老机构老年人心理调适有影响，心理调适量表得分差异具有统计学意义（$P<0.05$）。其中，由于对养老机构服务满意度、养老机构生活满意度在"非常满意、非常不满意"选项的人数偏少，考虑到样本数太少会影响统计结果，故结果中合并"非常满意、满意"选项为"满意"，"非常不满意、不满意"选项为"不满意"。见表9-1。

2.4 调查对象心理调适水平与自我效能、社会支持及知觉压力的相关性（略）

2.5 调查对象心理调适水平的多因素分析结果（略）

分析：结果部分采用文字和表格结合的形式进行说明，可读性和直观性强。用频数、构成比、均数、标准差对调查对象的一般资料及心理调适得分进行描述；用 t 检验、单因素方差分析描述一般资料对养老机构老年人心理调适的影响；用均数、标准差描述调查对象的心理调适水平、知觉压力、社会支持与自我效能水平得分；用 Pearson 相关性分析描述养老机构老年人心理调适与自我效能、社会支持及知觉压力的相互关系，并采用多元逐步回归分析影响心理调适水平的主要因素。

（五）讨论

3. 讨论（节选）

3.1 养老机构老年人的心理调适水平较低

本研究结果显示，养老机构老年人的心理调适量表总分为（87.83±15.33）分。同 Yu 等[23]的研究结果相比，心理调适处于较低水平。其中人际关系得分率最低。研究[6]表明，大多数老年人并没有将养老机构认同为"家"。在老年人入住养老机构后，大多会有与家属分离的失落感，渴望亲属、朋友的探望、机构内新朋友及护理人员的关心。心理调适水平高的老年人，幸福感水平高，而心理调适不良的老年人容易表现出老年人特有的心理学特征，出现愤怒、抑郁等负性情绪[24]。老年人进入机构养老，家属应与机构多配合，承担照顾责任，及时了解情况；机构应加强人员培训，形成敬老爱老的氛围，帮助老年人更好地适应机构生活。

3.2 养老机构老年人心理调适水平受多种因素影响

3.2.1 良好的社会支持可提高老年人的心理调适水平（略）

3.2.2 对养老机构生活满意度越高的老年人，心理调适水平越高（略）

3.2.3 感知较大压力的老年人心理调适水平较低（略）

3.2.4 交友的老年人心理调适水平较高（略）

分析：讨论部分是论文的精华，主要对研究结果做出理论性的分析，指出研究结果的意义及内在规律。本文讨论部分有以下特点：① 讨论紧紧围绕"养老机构老年人心理调适水平及影响因素"这一主题展开，采用多条文献来佐证，主题清晰、条理清楚、层次分明。② 讨论注意结合国内外研究现况或相关理论陈述论点，同时进行了同类研究的比较，如"同Yu等[23]的研究结果相比，心理调适处于较低水平。其中人际关系得分率最低"，说服力强。③ 本研究提出"良好的社会支持可提高老年人的心理调适水平；对养老机构生活满意度高以及交友的老年人，心理调适水平高；而感知较大压力的老年人心理调适水平较低"，并用12篇文献来佐证这些论点，突出了本研究的价值和意义。

（六）小结部分

本研究中，养老机构老年人的心理调适水平较低。主要影响因素有社会支持、养老机构生活满意度、知觉压力、是否交友。因此，护理人员应结合老年人具体情况定期评估其心理调适水平，提供针对性、专业性的干预措施，提高其心理调适水平。由于存在严重疾病、精神障碍和终末疾病的老年人没纳入本研究，所以本研究结果的外推性在一定程度上受限。此外，本研究因时间、人力等客观条件限制，仅对福州市养老机构老年人进行调查，研究结果可能出现偏倚。下一步应扩大样本量，开展纵向跟踪研究，进一步验证本研究的结论，为制定合理有效的养老政策提供依据。

分析：小结是全文的最后结束语，是作者对自己所写论文内容的总结，作者的结论是"养老机构老年人的心理调适水平较低，主要影响因素有社会支持、养老机构生活满意度、知觉压力、是否交友"，同时提出建议"护理人员应结合老年人具体情况定期评估其心理调适水平，提供针对性、专业性的干预措施，提高其心理调适水平"。结论和建议直接、精炼、高度概括。同时结束语也指出本研究的局限性及后续的研究方向，提出"下一步应扩大样本量，开展纵向跟踪研究，进一步验证本研究的结论，为制定合理有效的养老政策提供依据"，显示研究严谨、务实，研究意义也得到进一步提升。

（七）参考文献（部分）

[1] 陈卫.国际视野下的中国人口老龄化[J].北京大学学报（哲学社会科学版），2016，53（6）：82-92.

[2] 国家统计局.中华人民共和国2018年国民经济和社会发展统计公报[EB/OL].（2019-02-28）[2019-09-30].http://www.stats. gov.cn/tjsj/zxfb/201902/t 20190228_1651265.html.

[3] 世界卫生组织.中国老龄化与健康国家评估报告[EB/OL].（2016）[2019-09-30]. https://apps.who. int/iris/bitstream/handle/10665/194271/9789245509318-chi.pdf；jsessionid=18849E36223E1CCBAA1FD04E2F8302CE? sequence=5.

......

分析：选用与研究主题高度相关的参考文献，且均为作者阅读过的文献，并按照著录格式书写。

一、综述的概念及特点

综述（review）是指作者在阅读大量原始文献后，围绕某一专题，对大量原始研究论文中的数据、资料和主要观点进行归纳整理、分析提炼而写成的论文，是对文献资料的综合评价。综述属三次文献，专题性强，能反映出主题的历史背景、研究现状和发展趋势，有利于指导读者的实践，也为研究人员选择研究方向、寻找科研课题提供重要线索和依据。

综述具备以下特点：① 综合性，综述要纵横交错，既可以某一专题的发展为纵线，反映当前课题的进展，又可从本单位、省内、国内到国外，进行横向比较，进而把握本专题发展规律和预测发展趋势；② 间接性，综述是以他人研究结果为素材，概括地回顾、整理已发表的一次文献，不需要研究者本人进行实地研究；③ 评价性，综述不是简单地堆砌和罗列一次文献的材料，而是基于作者自己的学识对相关内容进行分析和评价，作者的见解和观点透过相关内容的叙述而得以体现；④ 系统性，综述是围绕某一问题进行系统、全面地阐述，篇幅较原始科研论文要长；⑤ 先进性，综述不是写学科发展的历史，而是要获取最新资讯，将最新的医学信息和科研动向及时传递给读者。

二、综述的写作格式和要求

综述格式包括文题、作者署名与单位、摘要、关键词、正文、参考文献等几个部分。其中，正文部分包括前言、主体和小结；其他部分与护理科研论文撰写要求相同。

（一）文题

综述的文题主要由综述涉及的对象及说明语构成，如"癌因性疲乏的护理研究进展"中的"癌因性疲乏的护理"是综述的对象，"研究进展"是说明语。常用的说明语还有"……护理进展""……研究进展""……近况""……因素分析""……应用"等。

（二）摘要

综述的摘要为指示性摘要格式，200字以内，仅概括主题，不涉及具体的数据和结论。由于摘要是对正文的概括，无须再使用"本文""作者"等第一人称的词。

（三）前言

前言内容包括介绍有关概念或定义和讨论范围、相关护理问题的现状、存在问题、争论的焦点和发展趋势等，说明综述目的和意义以引出正文。前言应简明扼要，不应大量描述与本文综述无关的内容，例如原文主题是综述胃癌患者的生活质量，但在前言中花了较大篇幅介绍胃癌的检查和治疗方式，就属于与综述主题关系不大的内容。

（四）主体

主体是综述的主要部分，以论据和论证的形式提出问题、分析问题和解决问题。综述主体无固定的写作格式，可以采用纵式、横式以及纵横结合式写法。纵式写法即主要围绕某一专题，按时间先后顺序或专题本身发展层次，描述其历史演变、目前状况、趋向预测，适合于动态性综述，描述专题的发展动向。横式写法是通过横向对比，分辨国内外专家各种观点、见解、方法、成果的优劣利弊，评价国际水平、国内水平和本单位水平，从而找到差距，适用于成就性综述，介绍研究主题的新成就，如新理论、新观点、新发明、新方法、新技术等。综述写作时还可以同时采用上述写法。例如历史背景采用纵式写法，目前状况采用横式写法。通过纵、横描述，才能广泛地综合文献资料，全面系统地认识某一专题及其发展方向，做出比较可靠的趋向预测，为新的研究工作选择突破口或提供参考依据。

（五）小结

小结应与前言相呼应，即对前言提出的问题应给予一个较明确的答案或回答。可概括性地总结综述主体内容提出的各种观点、研究结果、最终结论，并加以比较，从而指出未来的发展趋势。如果综述缺少小结，或小结的内容与主体无关，没有归纳总结文献的观点、结果和结论，而是仅仅叙述作者观点和看法，则不是一篇合格的综述。

（六）参考文献

综述列出的参考文献数量一般要比科研论文多，因为综述的写作内容主要依据文献而来，故应将文中引证的论点数据、研究或实验结果的文献来源列于文末，以便读者查阅。应该注意的是，尽量避免引用所阅读的文献中所引用的文献，因为经过多次引用后，有些文献已经改变了语句的原意或在原始文献中根本无法找到相应的观点。

三、实例分析

（一）文题、摘要、关键词

文题　老年人心理一致感的研究进展

摘要　回顾国内外老年人群心理一致感的相关研究，对老年人心理一致感的概念、测评工具、水平、影响因素、干预性研究进行综述，为今后提升老年人心理一致感提供参考依据。

关键词　老年人；心理一致感；综述

分析：文题中，"老年人心理一致感"是研究对象，"研究进展"是说明。摘要内容包括总结老年人心理一致感的研究内容，指出综述的目的，为今后提升老年人心理一致感提供参考依据。

（二）前言

近年来，我国严峻的老龄化趋势愈发凸显保障老年人心理健康的重要性。心理一致感（sense of coherence，SOC）作为个体心理健康的有力保护因素[1]，已成为国内外积极心理学的研究热点。证据显示，SOC较高的个体能够灵活地调配身边资源，更好地应对压力及处理应激事件[2]。既往研究表明，SOC通过促进老年人对压力的良好适应，能够有效缓和老年人孤独[3]、抑郁[4]、感知压力[5]等负性情绪并增添幸福感[6]，是维持老年人良好心理状态的有益机制。然而，我国关于SOC的研究集中于青少年、大学生群体，对老年人SOC的关注不够。鉴于此，本研究将回顾总结老年人SOC的概念、水平、测评工具、影响因素等相关研究，以期为后续开展老年人SOC的干预研究提供参考依据。

分析：前言部分首先介绍SOC对维持老年人良好心理状态的重要作用，提出本文的主题和目的，再指出我国对老年人SOC的关注不够，为主体内容作铺陈。

（三）主体

1. SOC概念

SOC被定义为"个体所拥有的一种对于生活的总体感受和认知，是普遍、持久且动态的自信心的体现"[7]。作为美籍以色列心理学家Antonovsky[8]所创的有益健康模型中的核心概念，SOC有利于个体在遭遇复杂的压力情境时充分认识和运用自身及周围资源，并以积极的态度应对挑战[1]，是个体对抗压力应激的重要力量。另外，SOC具有跨文化性质，在不同年龄、性别、种族、国籍的人群中均适用，也可用于个体、小组、家庭、社区等不同群体中[1]。

SOC由3个维度组成，包括可理解性、可控制性、有意义性[7]。其中，可理解性属认知成分，指个体在多大程度上认为环境中压力是可预测、可解释且结构化的；可控制性属能力成分，指个体在多大程度上识别和利用周围所拥有的资源；有意义性属动机成分，指个体在多大程度上认为所面对的压力具有意义和价值，且值得挑战[9]。

2. SOC测评工具

2.1 29条目的心理一致感量表（Sense of Coherence–29，SOC–29）（略）

2.2 13条目的心理一致感量表（Sense of Coherence–13，SOC–13）（略）

2.3 心理一致感利兹堡简短量表（Sense of Coherence–L9，SOC–L9）（略）

3. 老年人SOC水平

老年群体的SOC水平总体偏低，国外优于国内。回顾文献发现，国外老年群体的SOC多处于中等水平。如Soderhamn等[17]对80名挪威居家老年人使用SOC–29测评后发现其平均得分为71分（以下分值均经百分制转换）。日本学者Monma等[18]使用SOC–13测量179名社区老年居民，其平均得分为69分。挪威学者Drageset等[3]的一项针对227名养老院老年人的研究显示，其SOC–13平均得分为72分。

国内学者调查了部分老年群体的SOC水平。2016年Jueng等[19]的调查显示，我国台湾104名养老机构老年人的SOC–13平均得分为58分。2018年陈双琴等[20]调查宁波市124名女性空巢老年人后发现，其SOC–13平均得分为56分。2020年王冬华等[21]使用SOC–13对湖南省402名农村老年人调查后显示其平均得分为49分。可见与西方国家相比，我国老年人的SOC处于较低水平，亟须受到重视。

4. 老年人SOC的影响因素

4.1 人口学因素（略）

4.2 社会心理学因素　除人口学因素外，老年人SOC还受到其自我效能、应对方式、社会支持、负性生活事件等社会心理学因素的影响。

4.2.1 自我效能　高水平的自我效能是SOC高得分的关键特征之一[31]。多数研究认为SOC水平与自我效能呈显著正相关[32]，并可将自我效能作为一般抗性资源帮助老年人整合及塑造SOC，即意味着促进自我效能的健康行为也会对SOC产生正向影响[10]。

4.2.2 应对方式　研究认为，积极应对对于包含老年人在内的成年群体的SOC具有极其显著的正向预测作用[24]。Tan等[33]的综述中认为，能够使用应对策略等一般抗性资源的社区老年人更可能具有较强的SOC。

4.2.3 社会支持　社会支持与SOC密切相关[34]。有学者认为社会支持能够预测SOC，且为改变SOC最重要的决定因素[35]。Tan等[33]将社会支持视为养老院老年人一般抵抗资源的一部分，并与其SOC和幸福感呈正相关。Drageset等[36]进行的一项为期5年的纵向研究显示，社会支持中的依恋维度是影响老年人SOC变化的重要因素之一。

4.2.4 负性生活事件　一项5年的纵向研究显示，老年人的SOC与其负性生活事件发生次数呈负相关关系[22]。Mellqvist等[37]调查了80名老年自杀未遂者后显示，与儿、孙相伴的时间过少及5年间具有搬迁史，与其SOC的下降有关。

因此，护理人员可通过增加老年人自我效能和社会支持，鼓励其积极应对，规避负性生活事件等针对性措施来提高老年人的SOC，维持其身心的良好状态。

5. 老年人SOC的干预性研究

目前，国内外对于SOC的研究热点仍集中于调查性研究，干预性研究较少。国内的干预性研究集中于大学生、青少年群体，并未涉及老年人。国外学者从SOC的影响因素处着手，构建并实施不同的干预方案，在提高老年人SOC方面已初见成效。干预可概括为两方面：一是行为运动干预，从躯体功能方面考虑，根据不同的运动方案增加老年人的SOC；二是加强社会支持，借助老年人身边的可利用资源，给予充分的物质和情感支持，以达到提高SOC的效果。具体如下。

5.1 国外老年人SOC的干预性研究（略）

5.2 国内其他人群SOC的干预性研究（略）

分析：主体部分层次清晰、结构合理，采用横式写法，通过对相关文献的归纳整理，首先介绍SOC的概念及测评工具，然后比较目前国内外老年人SOC水平，最后阐述老年人SOC的影响因素以及目前国内外老年人SOC的干预方法，并提出提升老年人SOC的有效方法。

（四）小结

6. 小结与展望

SOC与老年人的心理健康密切相关[46]。然而我国目前对于老年人SOC的研究集中于调查性研究，且多为小样本，结果推广性受限，未来可扩大样本量及进一步探讨人口学因素与心理社会因素对老年人SOC的作用机制。其次，缺乏必要的纵向研究，以期动态探究老年人SOC的内涵及发展。在借鉴国内外已有的干预研究的基础上，可结合我国特有的国情及文化，制定并实施老年人SOC的提升策略，进而改善老年人身心健康及生活质量。此外，还可以考虑编制老年人特定的SOC量表。

分析：与前言内容相呼应，再一次陈述SOC与老年人的心理健康密切相关，对未来SOC的研究方向进行了展望与预测。

（五）参考文献

[1]ERIKSSON M, LINDSTRÖM B. Antonovsky's sense of coherence scale and the relation with health: a systematic review[J]. Journal of Epidemiology and Community Health, 2006, 60(5): 376–381.

[2]CHENG S T, FUNG H H, CHAN A C M. Living status and psychological well–being: social comparison as a moderator in later life[J]. Aging & Mental Health, 2008, 12(5): 654–661.

……

分析：该文参考文献共46条，近5年发表的文献12条，标识清楚，数量充足，均来自权威专业期刊、图书，质量较高。但近5年的文献偏少。

第四节　案例报告的撰写格式

一、案例报告的概念及特点

案例报告（case report）是以临床实践中的案例为研究对象，通过对案例的特殊性进行分析解读与理性思考，总结工作中的经验和体会，交流与分享该类案例临床护理中表现出的个性特征和共性规律。报告的案例数量不受限制，可以选取1例特殊患者进行研究，也可以是具有共同特征的一类人，或者能够反映案例核心理念的某几个人或集体的综合。所选案例应具有特别的意义，能给读者新的启发和认识，包括：① 案例本身特殊，为罕见案例或并发其他少见疾病的病例报告、经过实践验证的新型护理经验等，如"1例再次肺移植治疗重度原发性移植物功能丧失患者的护理"。② 案例本身可以不存在特殊性，但是在护理措施上要具有特殊性，如"1例肠系膜上动脉压迫综合征患者行肠内营养治疗的护理"。

二、案例报告的写作格式和要求

案例报告由文题、作者署名与单位、摘要、关键词、正文和参考文献等部分组成。正文包括前言、案例介绍/临床资料、护理和讨论、小结等内容。作者署名与单位、关键词及参考文献的格式要求与护理科研论文相同。

（一）文题

案例报告的文题需点明涉及的研究例数、研究对象和干预措施，需向读者阐明该报告想要反映的问题，如"1例少儿阑尾切除手术期患者的护理"。文题还应突出选题的创新性，如"1例脑出血患者术后护理"与"1例脑出血术后伴严重剥脱性皮炎的护理"相比较，后者提及"严重剥脱性皮炎"这一变量，着重突出脑出血术后合并重度剥脱性皮炎的护理特殊性，要比常规术后护理更具独特性。

（二）摘要

案例报告的摘要属于指示性摘要，主要描述病例概要、护理措施摘要、护理结局等信息，一般在200字以内。

（三）前言

前言提出研究的临床护理问题和写作目的，内容包括案例中所讲述的疾病概念、该疾病的治疗方式、普及范围、发生率或死亡率、治疗护理现状等基本信息，一方面增加读者对该疾病的认识，另一方面引出个案。字数不宜太多，一般为150~250字。

（四）案例介绍/临床资料

该部分应与文章后面介绍的护理措施所要解决的问题相呼应，起到引出下文的作用。侧重介绍护理措施，医生的诊治过程概括描述即可。这部分内容包括：患者的一般资料；疾病的发生、变化和结局；与护理措施相关的病例资料。

（五）护理和讨论

护理和讨论部分是案例报告写作的重点内容，应按护理类别详细介绍护理方法、护理措施及具体做法，特别是根据个体情况采取的一些创新尝试和独特做法，要详细具体描述及解释评价，以体现文章的特色。

1. 护理措施　护理措施的写作注意事项为：① 需详略得当，详细介绍采取的特殊护理措施，对于常规化的护理内容则一带而过或不写；② 需详细、具体描述护理方法，使读者阅读后能够参照实践；③ 案例报告属于经验型论文，目的是介绍作者的具体做法，供他人借鉴。因此这部分必须强调"做了什么"而不是"应该做什么"；④ 每项护理措施介绍后需评价其护理效果，如有无并发症发生、患者的接受程度、对护理是否满意等；⑤ 对所采用的措施如果综合了以往报道的方法或对措施机制的阐述，均应标注文献出处。

2. 讨论　讨论的内容应针对护理措施的难点、重点、优点以及创新点展开，可以分析所采取措施的原因，也可以介绍护理措施的理论依据。有些论文将讨论的内容合并在相应的护理措施中介绍。

（六）小结

与前言呼应，提炼本案例的护理特点，总结主要的护理经验和体会感受，还可以指出存在的不足及研究方向。

（七）参考文献

案例报告的参考文献相对其他类型的论文数量较少，但文中提及的概念、治疗护理现状及理论依据等内容必须标明出处，供读者查阅。

三、实例分析

（一）文题、摘要和关键词

文题　1例糖尿病患者阴囊脓肿并软组织坏死的伤口护理

摘要　报告1例糖尿病患者阴囊脓肿并软组织坏死的伤口护理。对伤口感染、坏死组织清创、肉芽生长修复的不同时期进行充分评估，根据湿性愈合理论，选用银离子敷料、藻酸钙敷料、交互式清创敷料及水胶体敷料应用于伤口愈合的不同阶段，联合简易密闭式负压引流技术，为创面愈合创造良好的湿性环境。经手术二期缝合，患者伤口愈合良好，痊愈出院。

关键词　阴囊；糖尿病，2型；伤口愈合；护理

分析：文题点明涉及的研究例数（1例）、研究对象（糖尿病患者阴囊脓肿并软组织坏死）和干预措施（伤口护理），信息明确。糖尿病伴阴囊脓肿并软组织坏死在临床实践中较少见，由于伤口部位特殊，病情重，给护理带来了极大的难度，介绍其护理经验具有一定的新颖性和实用性，能指导临床工作。摘要概括介绍该案例伤口护理的评估、敷料选用、辅助技术使用的经验，以及治疗结局，提示护理措施的良好效果。关键词列举了4个，均取自医学主题词表，表达规范。

（二）前言

20世纪70年代末以来，国内外在伤口愈合方面提出了许多新的概念和治疗方法，新型保湿敷料不断进入医疗市场，提出了湿性愈合的新理念[1]。黄漫容等[2]对新型湿性敷料进行的成本效益分析表明，采用湿性愈合敷料换药和使用传统换药方法的费用没有明显差异。阴囊脓肿是指阴囊的化脓性疾病，特点是局部红肿热痛、化脓，病变局限于阴囊而不影响睾丸。糖尿病是严重威胁人类健康的代谢性疾病，而糖尿病引发的并发症则成为患者致死致残的主要原因，其中伤口愈合能力受损是糖尿病一个典型的并发症[3]。2012年12月我院伤口造口护理小组介入了1例糖尿病患者阴囊巨大脓肿并软组织坏死的伤口护理，根据伤口评估情况，经过清创、处理感染、湿性平衡等干预，配合全身综合治疗，取得满意效果，患者康复出院。现报告如下。

分析：前言部分通过文献资料的整合，简要介绍研究背景，包括湿性愈合理念、阴囊脓肿概念以及糖尿病并发皮肤组织受损的危害性，让读者对后文涉及的主要词汇有所了解。此外，交代了案例例数、研究对象、护理时间以及伤口护理基本过程及治疗效果，引出临床资料。但本段文字涉及信息过多，结合全文，应重点描述湿性愈合相关研究背景，突出本案例护理的创新之处，即应用湿性愈合理念进行伤口护理。

（三）案例介绍/临床资料

临床资料

患者男性，58岁，2型糖尿病史10余年，合并缺血性微血管病变及周围神经病变。平日饮食无规律，未按时监测血糖和使用胰岛素治疗，血糖控制不佳。空腹血糖10~13mmol/L。入院前3天阴囊出现1个米粒大的皮疹，患者挤压后阴囊出现轻度红肿，无疼痛，求诊当地诊所，予中草药外敷，未监测血糖。3天后阴囊急剧红肿、胀痛，自测血糖27.6mmol/L，体温37.8℃，于2012年12月8日急诊入院。入院时血糖25.1mmol/L，白细胞18.6×10⁹/L。阴囊红肿增大到11.5cm×12.5cm，皮肤发红透亮，触之有明显的波动感。CT提示阴囊脓肿，急诊行阴囊脓肿切开引流术，术后入住ICU病房。12月10日转入泌尿外科继续治疗。由伤口小组护理人员介入患

者伤口治疗过程，对伤口采取个性化处理，配合遵医嘱使用敏感抗生素和全身支持治疗，患者伤口痊愈，于2013年1月12日出院。

分析：该部分包括患者一般资料、诊疗过程及治疗结局三个内容，条理清晰。其中创口面积、皮肤性状、疼痛情况等信息详细，与主体部分护理措施的效果观察指标相呼应。

（四）主体部分

1. 局部情况及处理 患者阴囊剧烈红肿，两侧阴囊下部各有一处切口，切口内填塞凡士林引流条，有较多脓血性渗液流出，呈恶臭味，疼痛数字模拟评分（VAS）<3分。双侧腹股沟、大腿近侧、会阴部、臀部皮肤发红受损，出现点状散在的脓点和脓苔。双侧腹股沟和耻骨上淋巴结肿大、质硬。

（1）感染清创期：此期的特点是伤口缺乏血液供应而坏死，创面基底及边缘覆盖坏死组织，处理重点是去除坏死组织，清洁伤口，控制感染。具体方法：① 首次清洗伤口后，留取伤口分泌物送细菌培养。以0.5%聚维酮碘消毒伤口周围皮肤，异味消失或坏死腐肉较少后改用生理盐水清洗创面[4]。每次伤口处理前从同一角度拍摄伤口图片并测量伤口面积，动态评估伤口愈合及病情发展情况。② 阴囊切口引流出大量脓血性分泌物，周围皮肤受脓液浸渍而损伤。应用大型号的一件式造口袋，将底盘裁剪比阴囊大2~3mm的口径，套住阴囊下部，收集脓液，防止脓液污染周围皮肤，引流液超过造口引流袋1/4时及时更换造口袋。③ 阴囊切开引流术后第2天，阴囊下部皮肤呈黄色，软组织坏死，主管医师立即行阴囊脓肿扩大清创术，经广泛清创后伤口6.3cm×5.5cm，创面基底50%黄色腐肉，50%红色肉芽组织，双侧睾丸呈半裸露状态。评估伤口后，每日换药1次，以自溶性清创为主。根据创面情况，用镊子夹起松动的坏死组织，剪去黄色腐肉，逐步清除坏死组织，直至暴露新鲜的肉芽组织。选用清创胶置于伤口上，覆盖交互式自溶性清创敷料进行清创，24小时更换敷料1次。交互式伤口清洁敷料外层是一种疏水的人造纤维纺织材料，不粘伤口，核心部分为聚丙烯酸酯。经林格液激活后，对蛋白类物质具有极高的亲和力，可主动吸收伤口渗液和坏死组织，控制感染，促进愈合[5]。经过5次自溶性清创配合锐器清创后，患者伤口为25%黄色腐肉，75%红色健康肉芽组织。④ 根据伤口评估结果，红肿及感染明显时期选用德湿银敷料内敷创面，藻酸盐敷料外敷，以纱布或棉垫包扎固定，根据敷料浸湿程度12~24小时换药1次。7天后伤口渗液量中等，肉芽组织变红，创面炎症减轻。⑤ 清创期结束后，伤口布满新鲜肉芽组织，是应用封闭式负压引流技术的治疗时机[6]。配合使用简易封闭式负压吸引治疗，吸引方式为间断负压吸引，每次吸引3小时，间断20分钟，吸引压力为125mmHg（1mmHg=0.133kPa），24小时换药1次。负压吸引间断期间，嘱患者起床活动，促进阴囊周围皮肤破损的愈合及预防压疮的发生。晚间护理人员巡视病房时，发现患者离床活动回病床后忘记连接负压，也未及时报告当班护士。提示要加强巡视病房，与患者及家属多沟通。48小时后伤口引流出约3ml淡红色液体，停止负压引流。⑥ 阴囊周围受损皮肤经首次会诊评估后，双侧腹股沟、大腿近端、会阴及臀部的皮肤予0.5%聚维酮碘、过氧化氢溶液擦洗后，以生理盐水充分清洗干净。受损皮肤喷洒溃疡粉，有脓苔脓点处选用水胶体透明贴覆盖，每日更换1次。经上述处理

4天后，皮肤红肿逐渐消退，脓苔脓点减少。

（2）修复期：此期的特点是创面新鲜，有健康血流的肉芽组织增生，创缘上皮开始增殖，处理重点是有效管理渗液，保护和促进肉芽组织增生。拔除负压引流装置后创面基底无黄色腐肉，出现新鲜肉芽生长，渗液量少。选择外用生长因子喷洒创面，应用泡沫敷料吸收渗液，保持湿润，刺激肉芽生长，1~2天换药1次。考虑患者有糖尿病，存在不同程度的外周血管病变，不宜行植皮手术，入院后第21天行阴囊清创缝合术。缝合术后第2天，患者阴囊轻度水肿，表皮轻微发红，缝合处少量渗液，轻微疼痛，无异味。采用德湿银敷料覆盖阴囊表面，外层涂上糊状水胶体敷料，再用无菌黏性伤口敷贴固定，2天换药1次。换药4次后，患者阴囊皮肤红肿消退。缝合处继续予糊状水胶体敷料填塞，水化伤口，提供湿润环境，利于上皮爬行及肉芽生长，2天换药1次。术后第14天伤口拆线。阴囊周围皮肤以溃疡粉喷洒患处，每日2次，8天后脓苔脓点全部消退，12天后受损皮肤完全恢复正常。

2. 全身支持（略）

3. 心理干预（略）

分析：护理措施从局部创口护理、全身支持、心理干预三个方面叙述。对全身支持和心理干预作个性化护理的简单介绍，重点描述针对不同分期伤口情况的清创措施和护理方式，尤其是不同阶段湿性敷料的选择和封闭式负压引流技术的使用，体现了较高的专科性和实用性，对同行有良好的启示和借鉴作用。作者采用创口面积、颜色、气味、质地及患者疼痛程度等主客观指标相结合的方式进行评价，真实地反映护理效果。

（五）小结

本例患者在伤口愈合过程中使用了多种湿性愈合敷料。在伤口感染清创期，尽早使用银离子和高渗盐敷料，加快了自溶清创，加速了伤口的清洁，具有良好的抗菌效果。伤口局部封闭式负压引流技术能有效控制渗液，促进细菌及坏死组织的清除，减轻水肿，形成新的血管床，有利于新鲜肉芽的形成。肉芽生长修复期是伤口达到愈合的准备阶段，也是手术修复的理想时机。通过本例护理，认为伤口愈合是一系列连续综合的临床过程，受到很多因素的影响。每次处理伤口需要全面正确地评估，根据评估结果选择适合的清创换药方法和与之相适宜的敷料，配合必要的辅助治疗和心理支持，提供一个良好的愈合环境，才能促进伤口愈合，最大限度减轻患者的痛苦。

分析：总结湿性敷料在伤口护理中的应用，分析封闭式负压引流技术作用机制，并指出本案例的护理措施关键点，为临床护理糖尿病合并创口感染的患者提供依据。

（六）参考文献（略）

学习小结

1. 真实、客观地反映研究成果是完成护理论文的基本要求。护理论文撰写的基本原则包括：创新性、科学性、实用性、可读性和规范性。

2. 护理论文撰写的基本程序：准备资料、拟定提纲、撰写论文、投稿与回修。

3. 护理科研论文的撰写格式包括：文题、作者署名与单位、摘要（目的、方法、结果、结论）、关键词、正文（前言、研究对象与方法、结果和讨论）、参考文献等。

4. 综述的撰写格式包括：文题、作者署名与单位、摘要（指示性摘要）、关键词、正文（前言、主体和小结）、参考文献等几个部分。

5. 案例报告的撰写格式包括：文题、作者署名与单位、摘要、关键词、正文和参考文献等部分组成。

（杜　琳）

复习参考题

1. 简答题

（1）论文撰写过程有哪些注意事项？

（2）何为科研论文？护理科研论文的撰写格式与要求是什么？

（3）分析比较护理科研论文、综述、案例报告的撰写格式异同点。

2. 单项选择题

（1）护理论文撰写的基本程序不包括

    A. 准备资料

    B. 拟定提纲

    C. 完成初稿

    D. 撰写论文

    E. 投稿与回修

（2）论文的参考文献部分列出的应是

    A. 文摘

    B. 内部刊物

    C. 作者直接阅读过的正式出版物

    D. 内部资料

    E. 会议发言稿

（3）参考文献中如有三位以上的作者时，应

    A. 列出一位

    B. 列出两位

    C. 列出三位

    D. 每位作者均列出

    E. 列出三位后面加"等"或"et al"

（4）下列关于综述的描述，正确的是

    A. 综述属于二次文献

    B. 综述需要研究者本人进行实地研究

C. 综述不能陈述作者自己的个人观点

D. 综述题目的大小取决于文献资料时间

E. 综述是一种专题性的学术论文

（5）关于案例报告的描述，正确的是

A. 案例报告属于二次文献

B. 案例报告是研究者本人工作经验的总结

C. 案例报告的摘要属于结构式摘要

D. 案例报告应详细介绍各项护理措施

E. 案例报告不须列出关键词

答案：C C E E B

第十章　　研究计划书的撰写

学习目标

知识目标	1. 掌握　研究计划书中包含的主要要素、内容和撰写要求。 2. 熟悉　研究计划书的撰写思路。 3. 了解　研究计划书撰写的目的和作用。
能力目标	能针对某一个具体的研究问题撰写一份研究计划书。
素质目标	具有严谨缜密的科研思维和服务护理实践的态度。

🔔 **问题与思考**

　　小张是护理专业大学三年级学生，计划申报省级大学生创新创业训练项目，指导老师告知她先按照申报要求召集2~3名同学组成自己的科研课题小组，并安排其针对自己感兴趣的研究方向，查阅相关文献，进行研究计划书的撰写。

思考：

1. 小张在撰写研究计划书前需要做哪些准备？
2. 小张在撰写研究计划书时需要注意什么？

　　撰写研究计划书是启动科研项目的第一步。研究计划书是研究者将选题和研究设计方案以文本方式呈现，是研究者专业知识、理论水平和科研能力的综合体现。一份科学规范的研究计划书是高质量科研项目的起点。

第一节　研究计划书概述

　　研究计划书（research proposal）是一个用于确定研究方案主要要素的书面计划书。立题创新、方法合理、计划可行、科学规范的研究设计是开展研究的前提。

一、研究计划书的概念和内容

　　根据目的和作用不同，研究计划书分为"开题报告"和"基金申请书"。两者的主要内容架构大致相同，包括研究的题目、研究背景和意义、研究目的、研究对象、研究方法和步骤、技术路线图、研究进度安排、经费预算、预期成果和附录，但在撰写侧重点上有所差异。

（一）开题报告

以获得学位为主要目的，由本科生或研究生论述开展该研究的背景、设计和构思等内容的研究计划书，通常称为"开题报告"。在开展正式研究前，召开开题论证会，邀请相关领域的专家对整个研究计划进行论证和把关，然后根据专家意见和建议补充和修改研究计划书，以保证课题的水平和质量；只有通过了开题论证才允许进入下一阶段的研究工作。

（二）基金申请书

基金申请书是指研究者将选题、研究计划与设计等以书面形式提交给科研管理机构或资助机构的正式文本，其目的在于获取研究立项和经费支持，又称为"标书"或"项目申请书"。虽然与开题报告撰写内容相同，但其更需要凸显研究的意义、创新性等。

二、研究计划书的目的和作用

（一）沟通研究信息

研究者把研究计划书传达给能够提供咨询、授予许可或资金支持的机构或个人，以获得指导或评论，并以此作为判断是否同意研究者实施该研究计划的依据。在研究计划书中，研究者要沟通的信息包括：① 研究做什么？为什么做？如何做？② 如何控制干扰因素，以提高研究质量？③ 能够获得什么预期结果？

（二）行动计划

研究计划书是一个行动计划。一份严谨、全面、细节清晰的研究计划是把研究计划一步步详细列出，使得研究设计和研究步骤细致而周全，具有可操作性和可行性，并且通过充分论证，预见研究过程中可能出现的问题，从而为开展课题研究做好准备。

（三）合约

一份通过评审委员会审议并签字确认的、完整的开题报告，就是学生和导师或培养单位之间的一份协定。一份同意资助的基金申请书就标志着研究者和资助方之间签订了一份合约。研究者应按照已获批的研究计划书开展研究工作，定期提交进展报告，并达到预期的研究成果。无论是开题报告还是基金申请书，从研究计划书、进展报告和结题报告等环节均有严格地存档和备案，这些也是衡量研究课题是否能够顺利结题的重要依据。所以，研究计划书一经获批，研究者应按照研究计划执行，可以做一些研究细节上的修改或补充，但不能随意改变研究计划书中的基本内容；如果需要对研究计划书内容做出重大修改，只有在学术委员会同意的情况下才能实施。如果本科生或研究生的研究课题与开题报告的内容发生了实质性的改变，通常需要重新进行开题论证。如果基金资助项目与获批的基金申请书发生了必要的调整和变动，研究者需要在年度报告中如实反映，说明变动的原因，以获得批准。

三、研究计划书的撰写准备与要求

（一）研究计划书的撰写准备

1. 形成符合逻辑的研究构思　是指在撰写研究计划书前，需要对即将撰写的研究计划书有初步的写作思路，即提出一个有学术研究价值的科学问题及解决问题的思路和方法。

（1）选题是什么？选题的需求性、创新性、科学性与可行性如何？

（2）研究方案是什么？提出恰当的研究设计方法、研究对象、资料收集与分析方法、预期成果等。

2. 确定研究计划书的深度　不同级别的研究计划书，所需提供的信息量及其深度不同。研究者在撰写计划书前，应该认真阅读不同级别的开题报告或基金申报指南要求，确定研究目的和研究重点，做好既往相关研究的梳理，规划每个研究步骤所需的信息。研究计划书的内容要详细，但又要简明、重点突出和引人入胜。

（二）研究计划书的撰写要求

基本要求是书写一份美观和有吸引力的研究计划书，力争达到"精致"的程度。竞争越激烈的高水平基金项目，对研究计划书质量的要求越高。只有高质量的研究计划书才能在竞争中胜出。

1. 紧扣论题、恰当引用　在撰写研究计划书时，不要呈现与主题无关的信息，以免造成篇幅冗长、分散读者的注意力。注意参考文献引用量要恰当，有效甄别与引用核心文献、权威文献和重要观点，并清晰地注明出处。

2. 学术规范、认真撰写　研究计划书要使用规范的学术语言，用词要严谨、规范，概念要清楚、经得起推敲，特别是使用规范的研究术语；同时注意文体格式和外观的规范性，严格遵循科研课题申报指南的格式、项目、字数和篇幅要求进行撰写。研究者需要认真审视研究计划书中的每一部分内容，确保其准确性，做到语句通顺、含义明确、语言简练、表达清楚。在逻辑关系上，要做到主线清楚、明确，重点内容突出，论证逻辑环环相扣。

3. 精益求精、认真校对　对于完成的研究计划书初稿，研究者要以严格、审慎和挑剔的态度对待，经过多次认真修改与校对，杜绝拼写、标点符号和语法等低级书写错误。

第二节　开题报告的撰写

本科生或研究生遵循学校或学院统一规范要求，撰写开题报告，其目的是向大学指导老师、学院的学术委员会和机构研究伦理审核委员会提交研究计划，以申请获得开展学位论文课题的批准。因此，开题报告撰写是学生申请学位的重要起点，也是毕业论文答辩委员会对学生答辩资格审查的重要依据之一。

开题报告的内容主要包括题目、研究背景、意义和研究目的、国内外研究现状和趋势、研究方法和步骤、研究预期成果和进度安排等内容。

一、题目

开题报告的题目是研究计划书的高度概括和总结，是"灵魂一笔"。题目要确切反映研究的主要内涵和核心内容，要精炼、规范、创新，能够为研究计划书提供充分的信息。题目过长会削弱其中关键信息的作用，题目过短无法体现研究的核心要素。建议采用PICOS格式陈述题目，即题目中体现研究对象（participant）、干预（intervention）或暴露因素、比较或对照（comparison/control）、结局指标（outcome）、研究设计（study design）。

例10-1： 青少年1型糖尿病患者（研究对象）饮食行为紊乱（结局指标）的调查研究（研究设计）。

例10-2： 用心陪伴干预（干预）对治疗期乳腺癌患者配偶（研究对象）自我效能（结局指标）的影响。

二、研究背景和立题依据

该部分主要论述立题依据，包括选题的来源、国内外研究现况及发展动态分析、研究的空白点、研究目的、研究意义。具体而言，首先陈述选题的背景和动机，即研究问题的来源及其重要性；其次在国内外文献综述的基础上，指出目前已知的研究结果和需要进一步研究的问题。最后，明确地提出研究问题，并清楚而简明扼要地陈述本研究的目的。

1. 研究问题的背景 ① 描述研究问题是如何发现的，及该研究问题与研究者研究领域的相关性；② 描述以前试图解决此研究问题的1~2个比较经典或有代表性的研究项目，分析其解决问题的思路、方法和效果；③ 描述与此研究问题有关的一些关键的理论构思、可能的解决问题途径。对研究中出现的新概念给出明确的理论性定义和必要的操作性定义。

2. 研究问题的重要性 描述此研究问题对本专业领域在本领域的重要性，预期结果的可推广性，及研究结果的学术价值和社会价值。

3. 研究问题的陈述 研究问题是研究者需要具体回答或研究解决的科学问题。可以采用PICO方法，提供构建临床研究问题的逻辑思路和框架，有助于形成一个具有完整结构和详实的研究问题。

4. 研究目的的陈述 研究目的是从选题的立项依据中引申出来，主要用于描述开展研究的理由与要达到的研究目标。因此，在立项依据的结尾部分，要清晰、具体地引出本研究的目的。

三、国内外研究现状和趋势

该部分又称为"文献综述"，主要提供与研究主题最密切相关的国内外该领域的研究进展，将选题放在前人研究的背景中来解释并论证其合理性与创新性，从而为开展本研究提供强力支撑。因此，此部分撰写的重点在"评论"而不是"描述"，主要回答以下几个问题：① 针对该选题的研究目前处于什么样的状态？② 既往研究的发现有哪些？还有哪些空白或亟待解决的问题？③ 目前针对该选题，学者们存在哪些不同的声音或争议？争议点在哪里？而这些争议点或突破点可能就是本研究拟解决的问题。④ 要解决这些局限性或争议点，突破点在哪里？因此，开题报告中的文献综述可以是对相关领域文献的全面回顾，也可以只是为能够撰写出观点新颖、重点突出的立题依据而做的相关领域简明扼要的文献综述。

1. 相关研究文献的回顾 研究者要在广泛阅读该领域国内外高质量权威文献的基础上，分析哪些文献对撰写研究计划书具有最直接、最权威和最可靠的支撑作用，逐渐缩小文献综述的范围，有选择性地提炼出与研究选题最直接和最相关的文献，用尽可能少的篇幅，简明扼要、重点突出地论述研究选题的逻辑思维过程。比较详细地描述1~2个具有代表性的高质量的国内外文献，对前人研究的成果给予肯定，对研究过程中的不足给予评判，找出研究的空白点，引发读者的思考和好奇心，将他们带入研究的逻辑框架，帮助其更好地理解研究问题。

2. 相关理论文献的回顾

（1）提供描述研究概念（研究变量）和概念间关系的背景信息，以指导研究设计的开发。对于研究中的重要概念或变量需要给出明确的定义，例如，研究假设中涉及的变量，关键的新概念、新名词等。

（2）确定理论框架：根据文献综述、研究问题及研究目的，从现有相关理论、基础医学理论机制、循证或指南等来源中，选择恰当的理论框架，以确保选题的理论价值。

3. 总结 通过对上述相关理论文献和研究文献的回顾，总结在当前研究问题相关的知识体系中，哪些是已有的知识，哪些是未知的知识，从而确定研究的空白点，并指出期望本研究将会对所在领域的学科知识产生哪些影响或贡献。在此基础上，清楚地陈述研究目标、研究问题以及研究假设。

在撰写文献综述时，容易出现两个误区：① 大量罗列相关资料，导致文献综述不是以所研究问题为中心展开；② 对文献资料"述而不评"，轻易放弃研究批判的权利。好的文献综述，绝不是相关资料的简单堆砌，更不是与研究问题无关的程式化综述。如果不考虑文献综述与研究问题之间的相关性，容易出现"两张皮"的现象。因此，文献综述要做到"有评有述"，即撰写要有线索、有逻辑、有筛选。

四、研究方案

在研究方案中，要详细描述研究方法和步骤，包括研究设计、研究场所、研究对象、有无干预、资料收集方法、资料分析方法、研究质量控制方法、研究相关伦理问题与处理方法等研究设计的各个要素。

1. 描述研究设计 描述所采纳的研究设计方法。

2. 确定研究场所 包括研究机构类型及其结构，是否有潜在的合适样本，在研究周期内能否收集足够的样本量。

3. 确定研究对象 包括：① 确定总体与目标总体；② 研究对象的抽样方法；③ 研究对象的纳入标准与排除标准（注意两者的陈述不要重复）；④ 样本量估算方法及所需的样本量大小。

- -

例10-3： 某护理研究生拟对青少年1型糖尿病患者的饮食行为紊乱进行调查研究，采用便利抽样方法，选取2021年12月—2022年9月在某市某三级甲等医院复诊的青少年1型糖尿病患者为调查对象。纳入标准：① 确诊为1型糖尿病的时间 >6个月；② 年龄为10~25岁（"青少年社会工作服务指南"将青少年的年龄界定为6~35岁，WHO将其界定为10~19岁，考虑到我国10~25岁的患者大部分处于受教育阶段，为提高调查对象的同质性，最终选取10~25岁的患者作为调查对象）；③ 能读懂汉字并可使用汉语交流。排除标准：① 伴有其他严重的功能性或器质性疾病，如恶性肿瘤；② 患有精神疾病、认知障碍；③ 已诊断为饮食障碍。使用PASS15.0.5软件中多元线性回归模型程序计算样本量，统计分析方法设定为非条件固定模型，效应量为0.15，取 $\alpha=0.05$，$\beta=0.1$，自变量数量为13个，运行程序后得到所需最小样本量为165例，考虑10%的无效应答率，故应将样本量扩大至184例。

4. 描述干预方案 对于实验性研究和类实验性研究，研究中有涉及干预措施，需要对其进行详细描述，以体现干预措施的科学性、可操作性与可重复性。具体内容包括：① 干预措施的来源、理论或循证基础、开发过程；② 干预措施如何组织和实施？③ 干预效果如何测量？主要测量指标和次要测量指标分别是什么？④ 外变量（干扰因素）如何控制？⑤ 描述分组的方法。

5. 资料收集方法 描述研究中需要收集或评价哪些指标或资料，所使用的研究工具，及具体的资料收集过程与时间进度表。

（1）评价指标：描述收集资料调查表的组成结构及其内容，如一般人口社会学资料、临床疾病相关资料、研究变量的相关资料等。

（2）研究工具：是指研究人员针对某个概念或变量收集资料所采用的工具。包括：① 仪器、设备、试剂等生物物理测量工具，需要描述其精确度和准确度，必要时应说明生产商及型号。② 调查表、问卷、量表等调查问卷，需要描述每个测量工具的基本情况（如编制者、条目数、维度数及测评目的）、信度、效度、赋值方法和评分标准，研究工具在本研究中信度和效度的评价计划；如果没有可以采用的现成研究工具而需要自行设计时，需要详细描述研究工具的设计过程及其质量保证措施。③ 计算机、软件、数据库、互联网、问卷星等收集资料的工具，注意描述工具的具体情况，如相关公司名称、版本号、网络链接等。④ 研究者本人也是质性研究中最重要的研究工具。

（3）资料收集计划：描述资料收集者、资料收集活动的步骤和时间点、时间进度表。

6. 资料分析方法 描述拟采用的统计学分析软件（含版本号、出处）、研究中所涉及的统计学分析方法，包括统计描述和统计推断方法。注意结合研究内容描述所使用的统计学分析方法，不可泛泛而谈。

例10-4： 采用SPSS 25.0软件分析数据。计量资料以均数±标准差描述，计数资料以频数、百分比描述。采用两独立样本 t 检验、单因素方差分析比较不同特征青少年1型糖尿病患者的修订版糖尿病饮食行为紊乱量表得分；采用Pearson相关分析检验饮食行为紊乱与心理痛苦、心理韧性、自我控制的关系；采用多元线性回归分析饮食行为紊乱的影响因素。以 $P<0.05$ 为差异具有统计学意义。

7. 陈述伦理考虑　描述研究期间贯彻伦理要求的方法，如保护受试者权利的措施、知情同意的方法、降低潜在危险的措施和步骤等。研究计划书将接受学位论文评审委员会、大学和医疗机构的伦理审查委员会的审查，并附书面的知情同意书。

8. 研究质量控制方法　包括保证资料的真实性、资料收集方法的标准化、资料输入准确性的保证措施等。

9. 研究技术路线图　研究技术路线是以研究假设为核心，将理论支撑、研究内容、研究方法、研究步骤、研究成果之间的逻辑关系清晰地呈现出来。因此，科学、清晰的研究技术路线图能够体现出课题研究的总体思路。

五、研究的预期成果和进度安排

1. 预期的研究成果　研究报告或者毕业论文。

2. 研究进度表　根据开展学位论文科研工作的时间制定研究的时间进度表。一般分月度、季度或年度进行安排。进度安排要明确、具体，与研究内容相对应。

例10-5：　　　　　　　　　　某医科大学护理学院本科生科研课题开题报告

课题名称："互联网＋营养管理"平台在社区老年糖尿病患者中的可行性研究			
学生姓名：林同学	学号：230021	学院指导老师：黄老师	临床指导老师：陈老师
课题计划经费：5 000元		研究起止年月：2023年9月至2024年9月	
课题类别：实验性研究　　√类实验性研究　　非实验性研究			
课题来源：√自选　　学院指导老师　　临床指导老师			
是否为立项课题：否　　是：国家级　　√省/部级　　市/局级　　校/院级			

1. 研究背景、意义和研究目的

糖尿病作为慢性疾病已成为全球性的公共问题。目前，我国成年糖尿病患病率高达12.8%，拥有1.164亿例糖尿病患者，位居世界首位[1-2]。2020年我国60岁以上老年人口达2.604亿，其中约7 813万（30%）老年人患有糖尿病[3]。随着社会的发展和环境的变化，2型糖尿病患病率不断增高，预计到2045年全球20~79岁人群中糖尿病患病人数将达到7.832亿人[4]。由于社会历史状况、个人文化程度等因素，造成糖尿病患者营养管理知信行水平较低。加之2型糖尿病具有发病率高、危害大以及血糖控制达标率低的特点，给个人、家庭以及社会带来沉重的负担，亟需加强现阶段糖尿病患者营养管理，控制糖尿病不良影响，降低死亡风险。

目前，我国在糖尿病营养管理领域相关研究主要集中于住院糖尿病患者的营养干预研究等方面，有关糖尿病患者的社区延续性护理主要集中于血糖的控制及药用使用方面，对该人群的营养管理仍未普及。例如，周金芳[5]对糖尿病患者实施基于营养管理的饮食干预，有效提高了糖尿病患者服药依从性及自我管理能力，表明其对控制血糖、血脂水平具有积极作用，为临床提供干预糖尿病患者提供理论证据。近年，营养管理已成为社区糖尿病患者健康教育的核心内容之一，但是目前部分社区健康教育存在形式相对单一，对患者的健康教育仍采用传统"灌输式"的方式[6]，主要以健康宣传栏、健康手册等传统方式为主，吸引力不足；存在健康教育内容个性化及精准化不足，可持续性差等问题[7]，社区糖尿病患者营养健康教育有待进一步完善。

随着信息技术的快速发展和传播，移动医疗成为改善糖尿病等慢性疾病患者监测和治疗的一种可行选择[8]。国内外学者开始关注移动医疗在糖尿病患者健康管理中的应用。近年来，国外陆续出现如FOODMETERH[9]、DIACON[10]、DIABNET[11]和DIABETO[12]系统等糖尿病治疗软件。研究显示，基于移动医疗的糖尿病管理软件能够有效改善糖尿病患者的自我管理水平。但是，这些软件由于语言及文化差异，未能在我国推广使用。移动医疗技术通过多种方式对信息的采集、智能化处理及评估、高效率互动及反馈，为社区糖尿病患者提供了个性化的饮食管理服务，从而有效解决社区糖尿病患者饮食盲点问题，提高居民的健康自我管理意识，增强了糖尿病防控的可及性[13]。虽然已有部分营养管理平台运行，但我国"互联网+"的糖尿病健康管理处于起步阶段[14]，管理平台在老年用户网络健康信息需求和使用的个性化特征方面仍较有待深入。

因此，本项目聚焦社区老年糖尿病患者，依托互联网+技术，基于前期开发的"互联网+营养管理"平台，构建社区老年糖尿病患者营养管理线上健康教育课程，对社区老年糖尿病患者进行营养指导及营养教育，为提高糖尿病患者自我管理能力、改善生活质量提供依据。

参考文献（略）

分析：此部分主要陈述研究背景、国内外研究现状及研究目的，首先介绍糖尿病在全球和中国的患病情况，特别是老年糖尿病患者的数量和趋势，突出糖尿病营养管理的重要性和现阶段社区老年糖尿病患者营养管理薄弱的问题，引出本研究问题的背景。接下来陈述本研究问题的重要性，说明本研究对于解决社区老年糖尿病患者营养管理问题的重要性，包括提高患者自我管理能力、改善生活质量，及推动"互联网+"糖尿病健康管理在老年用户中的应用。据此引出本研究的研究目的，即构建社区老年糖尿病患者营养管理线上健康教育课程，利用互联网+技术提供个性化的营养管理服务。此部分整体表述逻辑清晰，重点突出明确，选题具有较大的理论意义和实用价值。然而对国内外现状的陈述方面主要聚焦于国内研究，对国外关于糖尿病营养管理的研究现状综述尚不足。

2. 研究内容和方法

2.1 研究设计

采用干预性研究中的类实验性研究设计，自身前后对照研究。

2.2 研究场所与对象

2023年6—9月，采用方便抽样方法，选取福州一个社区的老年糖尿病患者作为研究对象。纳入标准：① 确诊2型糖尿病：空腹血糖≥7mmol/L、或餐后2小时血糖≥11.1mmol/L、或糖化血红蛋白≥6.5%（需标准化检测）；② 自愿进行调查；③ 年龄≥60岁。排除标准：① 患有其他严重躯体、精神疾病或合并严重并发症患者；② 严重视力、听力或语言交流障碍无法完成调查的患者；③ 神志不清，有理解障碍的患者。

样本量估算方法：根据以下计算公式

$$n = \left[\frac{(t_{1-\alpha/2} + t_{1-\beta})S}{\delta}\right]^2$$

公式中 n 表示样本量；δ 表示容许误差，即试验前后间的均数差值，S 为均数差值的标准差。本研究取 $\alpha = 0.05$（双侧），$1-\beta = 0.8$。参考预实验结果，以 2 型糖尿病患者饮食管理量表得分作为结局指标计算 $\delta = 13.56$，$S = 16.58$，考虑 20% 的失访率，计算所需样本量为 30 例。

2.3 干预措施

（1）研究小组的成立：研究小组由 1 位学院导师（教授）、1 位临床导师（主管护师）、2 位本科生组成。学院导师为老年护理专家，指导整体研究设计。临床导师为社区护士，具有丰富的实践经验，协助研究对象的招募和资料收集。本科生为干预者，负责干预方案的构建、实施和修订。

（2）干预方案的制定：采用美国学者 Lewis 教授提出的以证据为基础的干预方案制定方法，严格按照干预措施制定与评价的 5 个研究阶段：描述性研究、形成性研究、可行性研究、预实验研究和随机对照试验研究的步骤制定干预方案。

干预方案主要基于课题组前期已完成社区老人在线健康管理学习需求及学习特征调查和"互联网 + 营养管理"平台，结合两轮专家函询法构建形成。

（3）干预方案的实施：采用基于移动医疗平台的线上干预，在网络管理平台上向社区老年糖尿病患者推送营养健康管理课程，包括 4 个干预模块，干预周期为 12 周，干预频率为 2 次 / 周。

1）线上课程：① 糖尿病的疾病与治疗知识：向老年患者介绍糖尿病的发病病因、诱因、临床表现、常见的并发症、常用的治疗方法及预后。② 营养饮食知识：向老年糖尿病患者讲解并介绍日常食用的食物的卡路里值，制定每日摄取的食物的热卡数，合理搭配食物。讲述合理饮食对治疗糖尿病的重要影响，叮嘱老年患者注意控制饮食。可以为患者提供健康食谱，列举不同种套餐，让老年患者依据自身的情况及接受程度作为参考，选择适合自己的饮食计划。③ 其他知识：如健康行为、运动等。

2）线上互动：在网络管理平台上接收社区老年糖尿病患者对于营养饮食方面的留言，及时给予回复，积极做到为社区老年糖尿病患者提供热情的讲解，提高患者对平台的信赖和满意度。

3）病友交流：在网络管理平台上，提供病友交流的平台"欢聚一糖"，帮助患者树立健康意识，相互鼓励，增强其治疗信心。

4）课后测验：在每次课程推送后，进行小测，获取社区老年糖尿病患者的真实反馈。

2.4 伦理与知情同意

研究通过学校伦理审查委员会的审批（审批号：FM2023001）；征得 1 家社区管理者的许可与支持；研究前向研究对象说明本研究的目的、方法、意义等，取得研究对象的知情同意。

2.5 评价工具

（1）观察指标：对患者接受干预前、干预12周后的血糖及血脂指标进行检测。血糖指标包括空腹血糖、餐后2小时血糖及糖化血红蛋白。血脂指标包括甘油三酯、胆固醇。

（2）2型糖尿病患者饮食管理量表：该量表由马珊珊编制，包括知识维度共7个条目，含膳食纤维、健康油脂、淀粉、蛋白质等相关饮食知识，各条目答案为10个选项，即5个正确和5个干扰选项，选中1个正确选项得1分，1个干扰选项扣0.5分，各条目得分为−2.5~5.0分，维度得分范围−17.5~35.0分，得分越高代表患者对糖尿病饮食知识掌握越好；态度维度共4个条目，采用Likert 5级评分法，"非常不赞同"至"非常赞同"，分别计为1~5分，维度得分范围4~20分，得分越高说明患者对采纳糖尿病饮食的态度越好，信念越坚定；行为维度共4个条目，采用Likert 5级评分法，"从不"至"总是"，分别计1~5分，维度得分范围4~20分，得分越高说明患者对糖尿病饮食执行度越高。该量表的Cronbach's α系数0.815，内容效度为0.893。

（3）系统可用性量表（System Usability Scale, SUS）：该量表由Brooke于1986年提出，目前广泛应用于移动医疗领域，该量表共10个条目，包括可用性指标中的可使用性和易学性两方面，其中条目4、10考察易学性，其余条目考察可使用性，采用Likert 5级评分法作为得分标准"非常不同意"~"非常同意"为1~5分，条目1、3、5、7、9为正向题，用选项对应分数减去1即为该题分数；题目2、4、6、8、10为反向题，用5减去选项分数即为该题分数；问卷总得分乘以2.5即为SUS得分，分值越高表示可用性越好。SUS得分是百分制分数，百分制分级标准为：A（90~100分）、B（80~89分）、C（70~79分）、D（60~69分）、E（<60分），如果SUS得分为D或E等级，说明可用性存在问题。原始的SUS量表的总体信度为Cronbach's α为0.91，中文版SUS量表Cronbach's α为0.785。

2.6 资料收集方法

研究前对本课题组成员进行统一培训，明确研究背景及目的，征得患者同意后，分别于干预前后，邀请患者填写量表对平台的可用性进行评价。

2.7 质量控制

为确保数据的有效性，按照纳入和排除标准筛选研究对象。研究者进行资料收集时采用统一的指导语，熟练实施干预过程。问卷回收后逐一检查，及时查漏补缺。

2.8 统计学方法

数据录入Excel建立数据库，应用SPSS软件进行统计分析，采用均数、标准差、率等进行统计描述，采用χ^2检验、Fisher精确概率检验、二元Logistic回归分析进行统计推断，检验水准$\alpha=0.05$。

分析：此部分主要介绍研究内容和方法，整体设计合理，方法可靠、表述清晰。① 研究对象：清晰交代参加本研究的老年糖尿病患者的来源、纳入和排除标准及样本量的计算方法。② 干预方法：本研究为类实验性研究设计，详细描述了干预方案的制定、研究团队的组建、干预方案的具体实施流程，较好地体现了干预措施的科学性、可操作性、与可重复性。③ 资料收集：详细描述了本研究测评工具的情况（包括各量表的名称、项目内容、信效度以及评分方式等），具体干预评估时间节点及资料收集者与具体资料收集方法。此外，还指出本研究取得了伦理委员会的同意，符合伦理要求。最后，也陈述了本研究的质量控制方法及统计分析方法。

3. 研究技术路线图（图10-1）

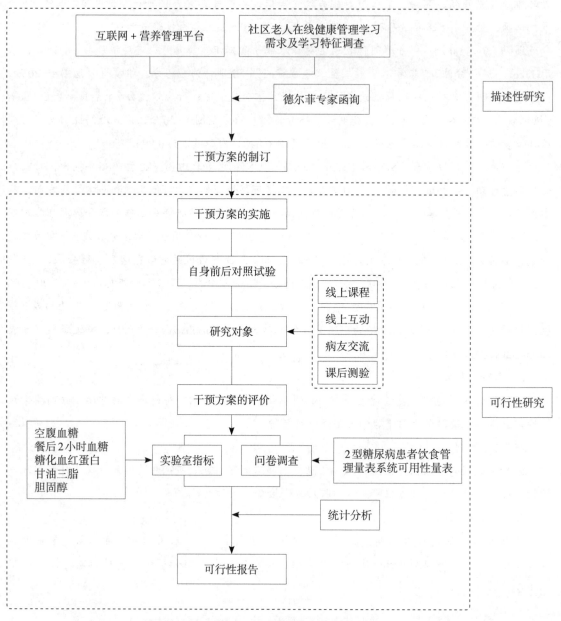

▲ 图10-1　本研究技术路线图

4. 研究的阶段计划

（1）2023.9.1—2023.11.30：检索文献，确定研究方案，撰写开题报告。

（2）2023.12.1—2024.2.28：完善社区老年糖尿病患者营养管理平台的知识框架，完成平台的营养饮食的功能建设。

（3）2024.3.1—2024.5.30：招募研究对象，实施干预措施，收集资料，完成"互联网＋营养管理"平台在社区老年糖尿病患者中的可行性分析。

（4）2024.6.1—2024.8.30：分析资料，撰写毕业论文，完成毕业答辩。

5. 研究的预期成果

（1）形成"互联网＋营养管理"平台在社区老年糖尿病患者中的可行性分析报告。

（2）撰写论文1篇。

第三节　基金申请书的撰写

申请人在撰写基金申请书时，必须严格遵循基金申请指南的形式要求，否则在基金申请的形式审查阶段就会被淘汰。认真读懂各级各类科学基金指南的内涵，找准适合自己申报能力范围的基金定位，找到适合自己申报的学科方向，并能从中选出适合自己能力的科研选题是每一位科研工作者的基本素质和努力的方向。

一、基金申请前的准备

充分的前期准备工作对于提高基金申请书的撰写质量，增加项目申报的成功率至关重要。前期准备工作主要包括以下内容。

1. 认真阅读申请指南　申请者需要认真阅读《项目指南》《申请通知》《申请须知及限项规定》，避免出现形式审查不合格而被淘汰的现象。此外，申请者须了解并分析相关领域近几年获资助项目的情况，了解重点与优先资助的领域，以利于确定选题范围。若相关领域在过去数年已资助过类似项目，且拟开展的研究工作并无明显创新之处，则应适当调整研究方向。

2. 确定选题　基金申请成败的关键在于选题。选题要做到与基金的资助范围和学科性质相符合，更重要的是注意"四度"，即学术高度、价值深度、影响宽度和操作可行度。

（1）学术高度：撰写基金申请书时，申请人要充分了解国内外相关研究领域发展现状与动态。申请人要有自己明确的研究方向和研究兴趣，平时在国内外相关学术领域进行广泛学术交流，立足学术前沿，及时了解学术发展动态，更新学术观念。

（2）价值深度：体现于选题所具备的重要科学意义和实用价值。基础研究应结合科学研究发展趋势来论述科学意义，应用研究则应结合国民经济和社会发展中迫切需要解决的关键科技问题来论述其应用前景和实用价值。

（3）影响宽度：体现于选题能够涵盖受众群体范围程度。一般而言，选题受众范围越广，选题越好。

（4）操作可行度：在申请者熟悉的领域里做自己擅长的事情，选择自己有研究基础、能发挥本人学术优势的项目。申请者最好有明确而稳定的研究领域或研究方向，并有相应的前期标志性研究成果，以体现研究过程的持续性和深入性，从而不断拓展研究领域的深度和广度。

二、基金申请书的基本格式

申请人做好了上述基金申请的准备工作，然后需要严格按照项目申请书的撰写提纲进行书写。申请书一般由信息表格、正文、个人简历和附件构成。

（一）基本信息

基本信息包括项目名称、资助类别、申请代码、中英文摘要、中英文关键词、项目成员列表、资金预算表等，填写时在指定的位置选择或按要求输入正确信息。

1. **项目名称**　即申请课题的名称、标题或题目，是项目申请书的点睛之笔。标题是信息的集中点，要求能准确反映申请书的内容，提供有价值的信息，做到内容具体、简洁、鲜明、确切，符合逻辑，有新意的关键词要出现在标题中。例如："基于用户画像的癌症患儿父母创伤后成长轨迹预测及精准干预策略研究"。

2. **项目成员列表**　不仅代表对申请书的所有权，更代表的是责任。因此，项目负责人要确定所有合作者或主要参与者，并根据参与者的特点和专长，对项目分工及工作时间进行合理安排的基础上，确定成员先后排名。

3. **摘要**　是申请书核心内容的概括和浓缩，可以显示出申请者的科研功底和素养。凸显新颖、目标明确、精炼简明、结构清楚、逻辑严密、语义确切、旗帜鲜明的摘要会使申请脱颖而出。一般采用结构式摘要，用最简明扼要的文字陈述申请书最核心的5个方面要素。① 选题的必要性和创新性：开门见山地指明现有相关研究存在的问题与不足，指出本课题关注的科学问题，并适当说明所研究问题在该研究领域的重要性；② 该课题的研究问题：用最简洁语言介绍研究背景和前期研究的新发现，提出课题的研究问题；③ 核心研究内容：陈述从哪几个方面进行研究，核心的研究内容有哪些，这些研究内容预期要达到的研究目的，应尽量详细撰写，还要清晰地展现出研究思路；④ 预期研究结果和目的：陈述课题潜在的相应科研产出，说明拟开展的工作将对其所在的研究领域的潜在影响。着重指出工作中显著的、富有创新性或独特性的研究成果和目的；⑤ 开展的工作将产生的科学意义和应用前景。因此，摘要需要将研究内容的深度与广度融为一体，做到创新性、科学性与可行性间的良好衔接，使人读后留下深刻印象，乐于往下读。

- -

例10-6：　　　　　　　　　　　　　**国家自然科学基金项目的中文摘要**

癌症影响了全球儿童的健康。尽管随着科学技术和医疗水平的发展，肿瘤患儿的生存率大幅提升，但治疗及康复过程中患儿遭受的身体、心理的多种不良反应及症状困扰未得到同样的关注和重视（选题的必要性和创新性）。本课题拟聚焦于癌症患儿及父母共同面对的"症状困扰及管理问题"（该课题的研究问题），采用质性与量性相结合的混合研究设计，结合"以家庭为中心"的理念，以症状管理理论为理论基础，首先对患儿的多种症状感受及需求进行质性探索；进而进行纵向调查，采用潜在转变模型分析不同治疗阶段多症状组别的变化轨迹；在此基础上，结合文献回顾、个体访谈、专家咨询等方法构建癌症患儿多症状管理模式及干预方案，并进行相关信息平台的程序开发；最后在完成干预方案可行性检验后，采用随机对照研究对干预模式的有效性进行纵向验证分析（核心研究内容）。研究结果有助于提高癌症儿童的症状管理水平和生活质量（预期结果与目的），同时为其他癌症人群的症状管理提供借鉴和参考，推动癌症照护领域症状管理的快速发展（应用前景）。

4. 关键词　要求尽可能准确、全面，能够突出该项目的重点内容。例如，在例10-6的基金项目中，其关键词包括肿瘤、儿童、潜在转变模型、以家庭为中心、症状管理。

5. 资金预算表　是预算核定、执行、监督检查和财务验收的重要依据，一般分为直接费用和间接费用两部分。根据"目标相关性、政策相符性、经济合理性"的基本原则，结合项目研究工作的实际需要，合理申请资金，保证信息真实、准确，认真填写资金预算表，并给出资金预算说明。

（1）直接费用：① 设备费：指在项目实施过程中购置或试制专用仪器设备，升级改造现有仪器设备，以及租赁外单位仪器设备而产生的费用；② 业务费：指项目实施过程中消耗的各种材料、辅助材料等低值易耗品的采购、运输、装卸、整理等费用，发生的测试化验加工、燃料动力、出版/文献/信息传播/知识产权事务、会议/差旅/国际合作交流等费用，以及其他相关支出；③ 劳务费：指在项目实施过程中支付给参与项目研究的研究生、博士后、访问学者以及项目聘用的研究人员、科研辅助人员等的劳务性费用，以及支付给临时聘请的咨询专家的费用等。

（2）间接费用是指项目依托单位在组织实施项目过程中发生的无法在直接费用中列支的相关费用，主要包括管理费的补助支出或绩效支出等。

（二）正文

正文是基金申请书的主体部分。在立项依据中说明"为什么要做？"，在研究内容、研究目标及拟解决关键科学问题中说明"要做什么？"，在研究方案中说明"怎么做？"，在研究基础、工作条件及项目成员、经费预算部分说明"凭什么做"。

1. 立项依据　立项依据要充分，研究目的要明确。立项依据的撰写既要概念清楚，用词严谨、规范，体现专业性和学术性，又要深入浅出，把关键问题交代清楚。

（1）研究意义：须突出强调项目预期成果的科学意义、科学价值和应用前景，阐述研究内容是否为相关学科或研究领域亟待解决的重要问题，从学术价值和应用前景层面上阐述本研究对科技、经济、社会发展的重要意义或应用前景。

（2）国内外研究现况及发展动态分析：须把握"项目相关"的精髓，阐释与项目相关的、成熟的、最新的研究成果，并在此基础上有理有据地凝练出科学问题或科学假说，清晰、有逻辑和连贯地阐述国内外研究现况、学术前沿、进展程度、发展趋势、同行研究的新动向，即"谁在做？在做什么？做得怎样？谁做得好或不足？为什么？你打算怎么做才能更好？"，禁忌将科学依据写成文献综述或事无巨细地详细罗列，否则一方面反映申请者欠缺把握关键问题的能力，也影响评审者对申请书关键问题的审阅和理解。

（3）主要参考文献目录：参考文献是立项依据的有力辅证，应尽可能选用最新的、同行业内的权威文献，其中国内外的关键性研究工作要有所体现。该部分向评审者展示了申请者对该领域的了解程度、知识结构和所研究目标的重要性。

2. 项目的研究内容、研究目标以及拟解决的关键科学问题

（1）研究内容：需要以科学问题为导向，突出重点，与研究目标紧密一致，阐述支撑项目最关键、最必要的内容，详细步骤要在研究方案中体现。此部分撰写中常见的误区包括：① 各部分研究内容间无逻辑联系，未紧扣主题设计，与研究目标相脱节，通常反映申请者缺少对项目科学问题的深刻思考；② 申请者通过堆积研究内容或增加预算，以获取评审者好评。然而研究内容过多意味着工作量和研究耗费过多，不仅淡化研究的重点，且可能成为评审者否定的重要理由，因此，研究内容应与项目经费相匹配；③ 将研究内容和研究方案混为一谈，评审者会认为申请者思路不清，而否定该申请项目。因此，申请者在撰写此部分时，心中要非常明确本项目到底要研究什么具体科学问题，撰写做到内容具体、层次分明、详略得当，层层深入；研究内容不宜过多，各研究内容之间尽量相对独立，并在逻辑上呈递进关系。

（2）研究目标：需解决科学问题或学术问题，撰写需明确、精练、准确、恰当，不宜过多，且不宜写得过于具体。

（3）拟解决的关键科学问题：这是基金计划书撰写的难点。首先，需要仔细分析和提炼对达到预期目标有重要影响的某些研究内容、因素，必须掌握的关键技术或研究手段，能够代表标书灵魂的"点子"。主要包括：① 关键点：研究内容中所涉及的关键科学问题；② 问题的核心：能够使其他问题迎刃而解的内容；③ 创新点：往往蕴藏在关键问题之中，抓住了关键，也就抓住了创新。把上述各关键点的核心进行分析、比较和归纳，提炼出关键的科学问题，并在此基础上陈述解决此科学问题的思路。

3. 拟采取的研究方案及可行性分析

（1）研究方案：包括研究设计、研究场所、研究对象、样本量计算、干预措施、测量工具和观察指标、资料分析方法、预期结果等重要内容。重视研究内容、研究方案及所采用的技术路线是否能验证所提出的科学问题或假说，注重科学性、可行性和逻辑性。要求研究内容适当，研究方案翔实，技术路线清晰，预期成果明确。

（2）技术路线：是结合上述的研究目标、内容，清楚地概括研究方案中的关键步骤和重要指标的示意图。对于研究实施的整体方案，通过技术路线图说明主要研究步骤，让评审者一目了然研究方案的计划与安排。

（3）可行性分析：从理论、技术、设备条件和研究人员等层面论述项目实施的可行性与可操作性。① 研究理论可行：指具有成熟的理论基础；② 操作技术可行：指研究目标在现有技术条件下具有可实现性；③ 设备条件可行：指本单位已具备完成项目研究所必需的设备和材料；④ 研究人员可行：指申请者和课题组成员具有完成课题的能力。若有必要，也可寻找具有较强实力的合作伙伴，共享软件和硬件资源。若本单位缺乏某些研究条件，可依托其他研究机构的研究平台，以保证课题的完成。

（4）项目的特色与创新之处：列出项目中最突出的亮点有哪些，包括理论创新、机制创新或方法创新。撰写时考虑从以下方面阐述：① 前人或他人未研究过的方面，可以填补某领域的空白；② 前人或他人虽做过研究，但能够在此基础上提出新问题、新理论，对之前的研究有进一步发展或补充；③ 国外已有研究或文献报道，尚需结合我国实情进行研究、验证，首次在国内此领域进行研究；④ 将别人已完成但尚未推广应用的基础科技成果，通过自己的应用和设计，促进成果转化或落地实施。

相关链接 | **科技是国家强盛之基，创新是民族进步之魂**

"……科技创新特别是原始创新要有创造性思辨的能力、严格求证的方法，不迷信学术权威，不盲从既有学说，敢于大胆质疑，认真实证，不断试验。原创一般来自假设和猜想，是一个不断观察、思考、假设、实验、求证、归纳的复杂过程，而不是简单的归纳。假设和猜想的创新性至关重要。爱因斯坦说过："提出一个问题往往比解决一个问题更重要。"如果选不准，即使花费很大精力，也很难做出成果。广大科技工作者要树立敢于创造的雄心壮志，敢于提出新理论、开辟新领域、探索新路径，在独创性上有下功夫。要多出高水平的原创成果，为不断丰富和发展科学体系作出贡献。科学研究特别是基础研究的出发点往往是科学家探究自然奥秘的好奇心。从实践看，凡是取得突出成就的科学家都是凭借执着的好奇心、事业心，终身探索成就事业的。有研究表明，科学家的优势不仅靠智力，更主要的是专注和勤奋，经过长期探索而在某个领域形成优势。要鼓励科技工作者专注于自己的科研事业，勤奋钻研，不慕虚荣，不计名利……"

（5）年度研究计划：年度研究计划通常以每年1~12月的自然年度为单元，列出每年度的研究计划，包括拟组织或参加的重要学术交流活动、国际合作与交流计划等。也可以采用图表，如甘特图，直接呈现项目的年度实施计划。

（6）预期研究结果：一般包括理论和应用成果，理论成果包括年度报告、新开发的干预方案、学术论文发表、出版专著、科技奖励和人才培养等，应用成果包括经济、社会效益等。

4. 研究基础与工作条件等

（1）研究基础：详细论述与本项目申请直接相关的前期工作基础、已取得的标志性研究成果和针对本项目研究的初步预试验结果。

（2）工作条件：包括已具备的研究条件、尚缺少的研究条件和拟解决的途径。

（3）正在承担的与本项目相关的科研项目情况：申请人和项目组主要参与者正在承担的与本项目相关的科研项目情况。

（4）完成基金项目情况：对申请人负责的前一个已结题科学基金项目（项目名称及批准号）的完成情况，主要用于间接评价申请人是否具备独立承担科学基金的能力。

5. 经费预算　根据项目指南、相关财务管理政策、研究目的的需求，陈述研究项目可能涉及到的各项费用的初步预算，并列出计算依据及理由。

6. 个人简历　按照有关要求认真撰写，如实填报申请人和主要参与者的个人简历、各类项目资助情况以及发表学术论文情况。发表学术论文情况要求以参考文献目录的规范撰写格式，列出全部作者姓名、论文题目、期刊名称、发表年代、卷期及起止页码。

7. 附件　申请者按照项目申报指南要求，附上相关的支撑材料，包括伦理审批件、代表性成果等。

三、撰写基金申报书的基本要求

一份高质量的基金申请书须具有三大要素：① 设想好，体现于其创新性和科学贡献性；② 设计好，即通过严谨、科学、完整的科研计划检验并发展和完善该设计；③ 写作好，即借助文字清楚而准确地表达其设想和科研设计，既要可读性强，又要易于理解。申请人完成基金申报书初稿后，可依据相应的评价指标进行自评，也可找相关领域专家进行指导，以提高申报的成功率。具体评价指标如下：

（1）研究主题的创新性。

（2）研究计划撰写的完整性及科学性，研究方法及步骤的可行性。

（3）预期成果在理论或实际应用方面的价值。

（4）负责人及研究团队的研究能力及经验。

（5）文献整理的完备性及对国内外相关研究现况是否清楚了解。

（6）研究团队人力配置、仪器、经费的申请额度及执行期限的合理性。

例10-7：　　　　　　　　福建省青年人抑郁认知反应测评工具的汉化及作用机制研究
（摘录—省自然科学基金青年项目）

1. 立项依据

1.1 青年人是抑郁症的高发人群：抑郁症，又被称为蓝色隐忧，是以显著而持久的情感或心境为特征的一种常见的精神障碍，可表现为睡眠障碍、精神运动性激越与迟滞、疲乏、无价值感、自责自罪、思维缓慢或注意困难、犹豫不决及自杀等，严重影响个体的认知、情感、思维和行为。2021年世界卫生组织的统计数据显示，受新型冠状病毒疫情影响，全球抑郁症患病率已经从2010年的4.4%上升到2020年的5.3%，即全球有7.6亿人患有抑郁症，其中年龄在15~49岁之间的人最容易患上抑郁症[1]，预测至2023年其将成为全世界导致残疾和死亡的第二大因素[2]。根据《2022年国民抑郁症蓝皮书》统计数据显示，目前我国患抑郁症人数有9 500万人，福建省成人抑郁患病率为8.3%，全国约每年有28万人因抑郁症自杀，且有逐年上升的趋势，其中以青年人居多[3]；而目前我国抑郁症的早期发现和治疗率偏低，抑郁症的防治已成为我国精神卫生工作的重点[4]。虽然目前抑郁治疗如抗抑郁药物治疗等取得一定的疗效，但抑郁症的慢性化、易复发和高致残的特点仍十分显著。首次抑郁复发率达50%，而再次抑郁复发风险可增加到70%以上[5]，并且随着复发次数增多，其风险和危害越大，时间间隔越短，这给抑郁症患者及其家庭造成巨大的经济损失和负担[6]。

1.2 认知反应是一个稳定的抑郁症复发的预测指标：探索抑郁症发作、维持和复发的易感因素是目前的研究热点。具有潜在负性信念或态度特征的个体容易患抑郁症，而在正常或愉快状态时，易感个体的负性信念或态度并不明显，只有在悲伤情绪时才能较好地被观察。而这种从愉快状态至烦躁不安情绪的功能失调性思维的增加被认为是认知反应（cognitive reactivity，CR）[7]。根据Teasdale等[12]差别激活假说，在抑郁发病早期，个体特定的信息处理模式已建立，即抑郁心境与负性思维模式间的联系已建立，而这种联系在曾经患过抑郁症者与没有患过抑郁症者间是有所差别的，且在抑郁康复或缓解后仍存在；而康复或缓解个体情绪的微小变化或悲伤心境都可能会重新激活其负性思维模式和负性偏向信息加工过程，从而增加其负性信息的解码与提取。因此，相对于没有抑郁者，曾经患过抑郁症者在经历微小悲伤情绪变化所致的负性认知变化程度越高，即CR水平更高，抑郁复发的可能性就越大。多项研究证据[13,14]显示CR是抑郁症患者1~4年的复发预测指标，其与治疗方式无关。例如，Figueroa等[14]研究发现CR得分每增加20分，抑郁症复发的风险就增加10%~15%。

1.3 适用中国人群认知反应水平的测评工具待探究：目前对于CR的评价主要采用两种方式：情绪诱导模式和使用测量工具。虽然情绪诱导[7]结合功能失调性态度量表（Dysfunctional Attitudes Scale，DAS）[23]的应用被认为是测量CR的"金标准"，但也存在一定的局限性，如费时，需要在诱导前后重复测试两个形式不同但内容相同的DAS版本而影响结果的可比性（无法区分无抑郁者和抑郁康复者）等。为了解决情绪诱导模式的缺点问题，Van der Does（2002年）编制了抑郁敏感指数修订量表（The Leiden Index of Depression Sensitivity，LEIDS）[7]，并于2003年修订形成LEIDS-R[24]，用于测量个体对悲伤情绪的认知反应。LEIDS-R已被翻译成不同语言版本并广泛应用于相关研究中[22,25-26]，但目前还尚未见到汉化版的LEID-R及其在中国人群中的相关应用。因此，汉化与应用LEIDS-R势在必行。

1.4 探索认知反应的作用机制的意义：CR与抑郁的生物、人格和认知等多种易感因素密切相关。研究表明，CR与血清素转运体增强子区长/短基因型[15]、脑源性神经营养因子的Val66met多态性基因[15]、晨间皮质醇分泌量[16]、脑中5-羟色胺浓度存在相关关系[13]。除了生物易感因素，CR与个体的自杀意念或行为[17,18]，沉思[19]，神经质[20]，人格障碍[21]和正念[22]等人格和认知易感因素也存在相关关系。这些研究证据不仅进一步证实了CR对于抑郁发生、发展和复发的预测作用，也提示可以通过对个体的认知反应进行干预来有效地减少抑郁症的发生和复发。然而目前尚未见到减少CR的有效干预措施，其可能与认知反应的作用机制还不明确，尚处于探索阶段有关；文献回顾可得，目前研究以CR与单一抑郁易感因素的相关性研究居多，尚未见到整合多个抑郁易感因素的研究报道。可见，进一步探讨CR与抑郁各易感因素间的关系，构建抑郁认知易感性预测模型，对减少抑郁症的发生和复发具有重要的意义。

综上可得，目前认知反应的作用机制还不明确，尚处于探索阶段；且国内外绝大多数研究是以CR与单一抑郁易感因素的相关性研究居多，尚未见到整合多个抑郁易感因素的研究报道。可见，进一步探讨CR与抑郁各易感因素间的关系，构建一个全面的、整合生物、人格、社会环境和认知等易感因素的抑郁认知易感性预测模型，对减少抑郁症的发生和复发具有重要的意义。

主要参考文献（略）

分析：该立题依据部分撰写应用小标题进行凝练，且重要论点均有文献支撑，整体撰写逻辑清晰，重点明确，突出选题意义。具体分析，研究者首先阐述抑郁症在国内外的流行病学特征，抑郁疾病负担对人们生活"国民经济和社会发展"的副作用，引出探讨抑郁症首发与复发敏感指标——认知反应的重要意义。其次，结合文献引用，分段落陈述国内外关于认知反应的研究现状及发展动态，并总结认知反应现有研究不足或局限性。最后，引出本研究的目的与研究意义。

2. 项目的研究内容、研究目标以及拟解决的关键科学问题

2.1 研究内容

（1）采用标准化的翻译程序，汉化修订LEIDS-R，并综合应用经典测量学理论和项目反应理论方法进行心理测量学评价，形成中文版的"抑郁敏感性Leiden指数-修订版"（LEIDS-R-CV）。

（2）构建CR的结构方程模型，通过对一般人群和抑郁缓解人群进行抑郁生物、人格、社会环境和认知易感因素的横断面调查，探讨CR的影响因素和作用机制；并在此基础上初步制定减少个体CR的干预方案。

分析：此部分是关于研究内容的陈述，简明清晰，层次分明，前后内容关联。第一部分内容是中文版LEIDS-R-CV的形成，第二部分内容是应用LEIDS-R-CV等问卷，对一般人群和抑郁缓解人群进行调查，构建CR的结构方程模型。不足之处是研究者没有对每部分研究内容使用小标题进行凝练。

2.2 研究目标

（1）形成中文版LEIDS-RR，为评估个体的认知反应水平和确定抑郁发生或复发的易感人群提供科学测评工具。

（2）构建CR对抑郁症首发或复发的预测模型，探讨CR对抑郁症的影响机制，为制定有效减少个体抑郁CR水平的干预方案或管理策略提供科学依据。

分析：此部分对于研究目的的撰写，与研究内容相呼应，顺序一致，层次清楚，详略得当，重点突出，凸显选题的创新性。

2.3 拟解决的关键科学问题

本项目拟解决的关键科学问题是如何揭示CR对抑郁症的影响机制。本研究拟基于Teasdale等的差别激活假说，构建一个全面的、整合生物（年龄、性别、神经递质水平和遗传基因），人格（如神经质），社会环境（如负性生活事件），和认知（如沉思、负性认知方式、认知反应）等易感因素的抑郁认知易感性预测模型，分别构建CR对抑郁症首发或复发的预测模型。

分析：此部分主要陈述拟解决的关键科学问题，指出如何揭示CR对抑郁症的影响机制是本研究的关键科学问题，并陈述解决此关键科学问题的研究思路，这部分易被研究者所忽略。

3. 拟采取的研究方案及可行性分析

本研究已通过学校伦理审查委员会的审批（审批号：FM2022002）。

【第一阶段——量表的汉化】

（1）研究对象

以福建省福州、莆田、厦门市为研究点，从各地三甲医院精神科门诊、精神病专科医院就诊对象中招募符合标准的抑郁症缓解患者；从各地高校或医院体检中心中招募符合标准的健康对照者。

1）抑郁症缓解组：纳入标准：① 18~35岁，性别不限；② 不符合美国疾病诊断分类手册第四版诊断标准（使用简明国际神经精神访谈）中抑郁发作的诊断；③ 汉密尔顿抑郁量表17项评分<7分；④ 过去抑郁发作≥2次；⑤ 能理解调查内容且自愿参与；⑥ 过去1个周及以上未服用任何抗抑郁药或抗精神病药物（包括苯二氮䓬类药物及其他镇静催眠药）及其他影响认知功能的药物。

2）健康对照组：纳入标准：① 18~35岁，男女不限；② 不符合使用简明国际神经精神访谈中抑郁发作的诊断；③ 能理解调查内容且自愿参与。排除标准：神经系统，脑血管病，严重的心、肝、肾功能障碍等器质性疾病；器质性精神障碍、精神活性物质和非依赖性物质所致精神障碍、精神分裂症及精神发育迟滞等其他精神疾患；双相抑郁障碍；受孕期及哺乳期女性。

研究样本量的计算：按照样本量与变量数比例为（5~10）：1要求，确定大样本测量样本量为300人。

（2）量表汉化过程

在改良版Brislin量表翻译模型指导下，进行抑郁敏感性Leiden指数–修订版的汉化，具体过程如下。

1）前翻译：在获得原量表作者Van der Does教授的授权后，首先请2名精通中英文的精神或心理领域双语者，在掌握量表前翻译的原则下（尽量保证翻译成的中文通顺、准确、明确，并且与原量表的相应文字所表达的意思一致），独立将英文版LEIDS-R翻译成中文版，翻译后形成中文版–1。

2）回翻译：再请2名精通中英文的精神或心理领域双语者，在掌握回译原则下（尽量保证翻译成的英文准确地表达中文内容），独立将中文版–1翻译成英文版–1。

3）翻译一致性评价：由课题组成员及4名翻译者共同对英文版–1和原英文版LEIDS-R进行对比、分析与讨论。并邀请5名精神或心理领域专家（不参与翻译）对2份英文版问卷进行评价，使用翻译效度指标，形成预试版LEIDS-R-CV。

4）语义分析：使用预试版LEIDS-R-CV对20名健康者和20名抑郁康复或缓解者进行小样本测试，检查该量表各条目表达的清晰度及可理解性。

5）暂定版量表的形成：拟对100名健康者和100名抑郁康复或缓解者进行预试验，通过经典测量学理论方法（如离散程度法、t检验法等）和项目反应理论方法，进行量表条目的筛选，形成暂定版量表。

6）终版量表的形成：拟对150名健康者和150名抑郁康复或缓解者进行大样本测试，通过经典测量学理论（如探索性和验证性因子分析等）和项目反应理论，形成终版LEIDS-R-CV，并检验其信度和效度。其中预测效度的检验：采用终版LEIDS-R-CV和流调中心用抑郁量表，对大样本测试中的150名健康者和150名抑郁康复或缓解者进行纵向测试，每半年测量一次，共追踪测量4次，维期2年。以DAS-A为效标进行量表效标关联效度的检验。

【第二阶段——CR模型的构建】

（1）研究对象

研究对象的来源、纳入与排除标准与第一阶段相同。由于怀孕、口服避孕药、吸烟、激素治疗均会导致体内皮质醇、5-HT等指标水平的异常，且本研究所要检测的指标分泌易受到昼夜节律改变和血液污染的影响，故排除孕妇、吸烟、牙龈出血、口服避孕药、轮班工作、牙龈出血者。

样本量的计算：按照建构结构方程模型的要求，经过计算至少需要样本为200人，考虑到建构模型的稳定性以及实际调查情况，确定样本量为400人左右，其中200名健康者和200名抑郁康复或缓解者。

（2）研究工具：① 自制一般情况调查表：包括性别、年龄、文化程度、吸烟饮酒情况、精神疾病家族史、过去抑郁发生次数、接受的治疗情况等；② 大五人格问卷–神经质分量表；③ 沉思反应问卷；④ 负性生活事件量表；⑤ 领悟社会支持量表；⑥ 控制力量表；⑦ 中文版抑郁敏感指数修订量表（LEIDS-R-CV）：英文版LEIDS-R由Van der Does于2003年修订形成，主要用于测量个体对伤感情绪的认知反应。该量表共包含34个条目和6个维度，即无望/自杀，接受/应对，攻击，控制/完美主义，逃避风险，沉思。LEIDS-R具有良好的信效度，其中6个维度的alpha系数为0.64~0.84，量表采用Likert 5级评分法，即从"一点也不"至"非常强烈"，分别赋予0~4分。

（3）抑郁生物易感指标检测：征得研究对象同意并签署知情同意书后，进行唾液的采集。采集前嘱咐研究对象有关注意事项：采集前1小时内不能饮酒、进食、刷牙、喝水、嚼口香糖等。采集时间为早晨7点半至8点半。检测指标：包括晨间皮质醇分泌量、5-HT、5-HTTLPR长/短基因型和BDNF的Val66met多态性基因。其中唾液5-HT检测采用放射性免疫法；唾液皮质醇检测采用酶联免疫吸附测定法（ELISA）；测定程序由试剂盒生产厂家提供。5-HTTLPR长/短基因型和BDNF的Val66met多态性基因由某生物科技有限公司专业人员进行DNA的提取、纯化与分型。

4. 研究技术路线图（略）

5. 研究进度安排（见图10-2）

分析：此部分研究方案，按照研究内容层次进行书写，整体研究方案设计翔实、具体、明确。

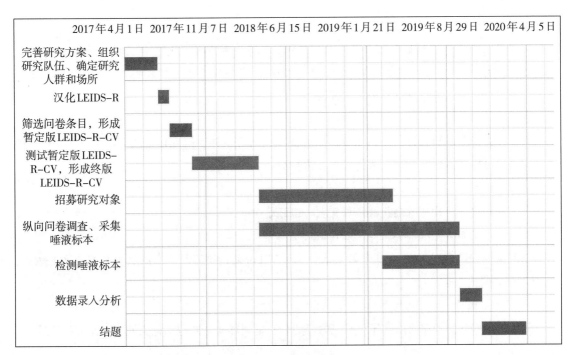

2017年4月1日　2017年11月7日　2018年6月15日　2019年1月21日　2019年8月29日　2020年4月5日

完善研究方案、组织研究队伍、确定研究人群和场所

汉化 LEIDS-R

筛选问卷条目，形成暂定版 LEIDS-R-CV

测试暂定版 LEIDS-R-CV，形成终版 LEIDS-R-CV

招募研究对象

纵向问卷调查、采集唾液标本

检测唾液标本

数据录入分析

结题

▲ 图10-2　研究进度甘特图

6. 研究的特色和创新点

（1）首次将英文版 LEID-R 引入中国人群中，采用标准化的翻译程序，并综合应用经典测量学理论和项目反应理论方法，形成中文版的 LEIDS-R，为准确评价个体的 CR 水平，及确定抑郁发生或复发的易感人群提供科学的测评工具。

（2）采用纵向前瞻性研究方法，检验中文版的 LEIDS-R 的预测效度，进一步验证认知反应对抑郁的预测效力。

（3）本项目将研究对象聚集于福建省青年人群，构建 CR 的结构方程模型，通过全面整合抑郁的生物、人格、社会环境和认知易感因素，探讨 CR 的影响因素和作用机制；并在此基础上初步制定减少个体 CR 的干预方案，以期降低抑郁症的发病率和复发率。

分析：此部分的研究特色与创新点，主要从内容创新、方法创新及机制创新三个层面进行阐述。

7. 可行性分析

（1）有多学科研究团队成员：本研究组成员在精神与心理研究方面也积累了一定的基础，获得多项国家级、省级课题，并将其成果发表于国内外杂志。上述研究工作成绩与基础均为本项目较好的开展奠定了较成熟的专业知识和研究基础。本研究成员中有经验丰富的精神科专业医生，能为研究对象的筛选和研究的顺利开展提供专业指导和支持。

（2）有充足的研究条件：① 已经获得抑郁敏感性 Leiden 指数–修订版原量表作者 Van der Does 教授的授权；② 学校图书馆提供全面的、多途径的文献检索信息服务，可通过校园网与中国教育科研网和国际互联网连接，经授权建立了中国学术期刊文献检索，具备了信息咨询服务中心的基本功能，与国内外各大检索机构建立了密切的联系，可进行各种类型的信息咨询；③ 所在单位与福建省多家医院有良好的附属或合作关系，能为本研究的开展提供良好的研究实施基地；④ 本研究中所涉及的唾液采集、储存与检测，将充分依托福建省医科大学消化道恶性肿瘤教育部重点实验室和某生物科技有限公司来完成。

分析：此部分的可行性分析，主要从研究团队、研究条件、研究技术的可行性三方面进行阐述。建议还可以从本研究的理论可行性方面进行分析。

8. 预期成果与提供形式

（1）形成中文版抑郁敏感指数修订量表（LEIDS-R-CV）。

（2）构建我国青年人抑郁认知反应作用模型。

（3）预期成果呈现形式：① 预计发表论文：SCI论文1~2篇，国家级核心期刊论文1~2篇；② 撰写研究报告1篇。

分析：此部分的预期成果陈述与研究内容契合，呈现形式主要包括论文发表、研究报告撰写。

学习小结

1. 开题报告是针对学位性课题研究，由本科生或研究生论述课题的背景、设计和构思等内容的研究计划书。

2. 基金申请书是指研究者将选题、研究计划与设计等以书面形式提交给科研管理机构、资助机构或个人的正式文本，其目的在于获取研究立项和经费支持，又称为"标书"或"项目申请书"。

3. 研究计划书的目的与作用是沟通研究信息、行动计划与合约。

4. 研究计划书的撰写要求：紧扣论题、恰当引用，学术规范、认真撰写，精益求精、认真校对。

5. 研究计划书的撰写内容主要包括题目、研究背景意义和研究目的、国内外研究现状和趋势、研究方法和步骤、研究预期成果、资金预算和进度安排等内容。

6. 基金申请前的准备包括：认真阅读申请指南，从学术高度、价值深度、影响宽度和操作可行度确定选题。

7. 基金申报书的三要素：创新思想、研究实力、写作技巧。

（黄菲菲）

复习
参考题

1. 简答题

（1）开题报告与基金申报书的主要区别是什么？

（2）撰写研究计划书需要注意什么？

（3）研究计划书撰写的主要内容包含哪些？

2. 单项选择题

（1）关于研究计划书撰写，描述错误的是
- A. 要尽量多引用文献
- B. 语言要规范
- C. 紧扣论题
- D. 需要反复修改与校对
- E. 研究内容要恰当

（2）研究计划书中阐述做该研究理由的部分是
- A. 立题依据
- B. 研究目的
- C. 研究假设
- D. 研究方案
- E. 预期成果

（3）撰写文献综述部分时，下列表述正确的是
- A. 只写国外相关研究
- B. 详细列出每篇文献的方法和结果
- C. 按发表时间顺序排列文献内容
- D. 选择与研究选题最直接相关的文献
- E. 写出每篇文献的优缺点

（4）下列属于研究计划书的是
- A. 开题报告
- B. 硕博士学位论文
- C. 专利说明书
- D. 期刊论文
- E. 会议报告

（5）下列关于研究计划书，阐述错误的是
- A. 研究内容只能有一个
- B. 研究内容要阐明具体研究的科学问题
- C. 研究方案要写明解决研究内容中提出问题的具体方法
- D. 研究方案要具有科学性和可行性
- E. 研究内容要阐明具体研究的科学问题

答案：A A D A A

循证护理

知识目标	1. 掌握　循证护理的概念。 2. 熟悉　循证护理的基本步骤。 3. 了解　循证护理发展中的问题、循证护理的意义。
能力目标	具备探索护理问题及应用实证开展护理实践的基本能力。
素质目标	具有严谨的科学态度和以人为本的理念。

问题与思考

患者，男性，65岁，诊断慢性阻塞性肺疾病入院，护士小张要为该患者制定最佳的肺康复方案，检索文献发现有关肺康复方案有大量的国内外研究文献，有些是教科书规定的传统做法，有些是最新的研究成果。

请思考：

1. 来自教科书肺康复方案是否为最佳方案？为什么？
2. 如何应用该领域大量的研究结果制定肺康复方案？

循证护理（evidence-based nursing，EBN）是循证医学理论与方法在护理学科的具体应用，是循证医学学科分支之一。现代循证医学的出现是社会、医学、科学技术等发展的需要和必然，而循证护理的提出也是护理学科自身发展以及临床护理实践科学化的要求。本章主要介绍循证护理的一般知识与实践步骤。

第一节　循证护理概述

伴随循证医学的提出，循证护理应运而生，基于循证的思想为临床护理决策提供了更加科学的方法。本节将详细介绍循证医学与循证护理的发展，循证护理的概念、基本要素以及意义。

一、循证医学的概念与发展

在1970年，英国医师Archie Cochrane及其团队率先提出健康服务必须根据科学证据而不是基于临床印象、经验、专家意见或传统诊疗手段。1972年，他发表《疗效与效益：健康服务中的随机反映》一书奠定了循证医学的基础，倡导使用随机对照试验提供有效医疗干预的科学支持和证据。1992年，《美国医学会杂志》发表 Evidence-based medicine: A new approach to teaching the practice of medicine，标志着循证医学（evidence-based medicine，EBM）正式诞生。1993年，国际Cochrane合作组织宣布成立。1996年，加拿大David Sackett教授正式提出循证医学的定义，即"谨慎、明确和明智地使用当前最佳证据为患者个人制定决策"；2000年其团队进一步完善循证医学的概念为："慎重、准确和明智地应用所能获得的最佳研究证据，同时结合医师个人的专业技能和多年的临床经验，考虑病人的意愿和价值，将三者完美地结合起来制定出病人的处理方案。"这三要素为实践循证医学建立了重要的理论体系和方法学。循证医学以其科学内涵、系统的理论体系和研究方法渗透到医疗卫生的各个领域，推动了一大批新的分支学科的产生，如循证公共卫生、循证护理等。

> **相关链接** | **循证医学的奠基人Archie Cochrane**
>
> Archie Cochrane（1909—1988）是英国临床流行病学家，循证医学的奠基者，其倡导的随机对照试验和系统评价成为循证医学的理论核心。Cochrane及其同事根据妊娠与分娩的随机对照研究结果撰写的系统评价，肯定了糖皮质激素治疗有早产倾向的母亲有效，仅此一举，使欧洲新生儿死亡率降低了30%~50%，从而成为随机对照研究和系统评价方面一个真正的里程碑，因其卓越贡献而被公认为循证医学的创始人之一，Cochrane协作网、Cochrane系统评价和Cochrane图书馆为纪念他而得名，循证思想真正得以发展及完善。了解循证医学的早期发展史，追求"客观唯实、追求真理"的科学精神。

二、循证护理的发展

20世纪90年代以来，护理界认识到循证医学的理论与方法学对于提升健康照护质量的重要意义。临床护理人员开始思考某些传统的护理技术和护理方式的合理性、科学性和有效性。例如更换集尿袋的最佳时间间隔是多少？保留导尿管更换的时间2周合适吗？术前只能采用剃毛的方式备皮吗？循证的理念和方法可以帮助护理人员用科学的方法寻求信息、分析信息、利用信息，以解决临床实践中的实际问题。护理理念、模式应向依据科学研究证据为基础的护理理念、模式转变。循证护理使研究成果得以科学应用，将不断提高护理实践的科学性和有效性，同时又以护理实践中证据不足的问题，引导开展更深入的护理研究，产生新理论、新技术，有效地推动护理学科的建设与发展。

受循证医学思想的影响和启发，在英国、加拿大、美国等护理领域，循证护理的概念与实践得以迅速发展。加拿大Alba Dicenso教授于1991年提出循证护理的概念，英国York大学护理学院于1996年成立了全球第一个"循证护理中心"，并正式提出循证护理实践（evidence-based nursing practice，EBNP）的概念，1998年York大学与McMaster大学共同创办了 *Evidence Based Nursing* 期刊。1996年总部设在澳大利亚阿德莱德大学的循证卫生保健中心（Joanna Briggs Institute，JBI）成立，是目前全球最大的推广"循证护理"的机构。在全球已经拥有80多个合作中心、服务于90多个国家，是一个公认的全球性的循证保健的领导者。2008年起JBI与Cochrane协作网合作，负责Cochrane下的第17专业组，即护理组（Cochrane Nursing Care Field，CNCF）的工作。

1997以年，JBI循证护理全球协作网（JBC）在中国设立了5个分中心，分别是香港JBI循证护理分中心（香港中文大学，1997年），复旦大学JBI循证护理分中心（2004年），台湾阳明大学JBI循证护理分中心（2005年），北京大学JBI循证护理分中心（2012年）和北京中医药大学JBI循证护理分中心（2015年）。循证护理合作中心致力于推广循证护理实践，进行证据转化、证据传播、证据应用，翻译并传播最佳护理实践临床指南，推动了我国循证护理的快速发展。2022年《全国护理事业发展规划（2021—2025年）》指出"持续改进护理质量，着力构建基于循证基础和临床需求的护理规范和技术标准体系，切实提高地区间、机构间护理同质化水平"，明确将"循证"提上护理事业发展规划。

相关链接 | **Cochrane协作网及其图标（图11-1）**

Cochrane协作网是一个国际性的非营利的民间学术团体，旨在通过制作、保存传播和更新系统评价提高医疗保健干预措施的效率，帮助人们制定遵循证据的医疗决策。从1992—1997年，Cochrane协作网的主要任务是收集、整理研究依据，尤其是临床治疗的证据，建立资料库：Cochrane图书馆（Cochrane Library），以光盘形式一年四期向全世界发行。已成为公认有关临床疗效证据最好的二次加工信息源，是循证医学实践的可靠证据来源之一。

Cochrane协作网标志，由一个圆形图及围绕圆形图的两个粗体同心半环图构成。Cochrane协作网所属成员国的Cochrane中心均采用此图作为中心的标志，并可对图中菱形图案适当变动，以体现国别和象征意义。例如，由我国华西医科大学附属第一医院筹建的中国循证医学中心，它的菱形图案是一只小熊猫。

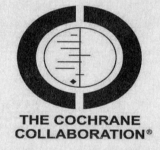

▲ 图11-1　Cochrane协作网标志

三、循证护理的概念与基本要素

（一）循证护理概念

循证护理的概念随着循证医学以及循证护理实践不断在发展与完善，Alba Dicenso教授定义循证护理为慎重、准确和明智地应用当前所能获得的最好的研究证据，结合护理专业技能和多年临床经验，考虑患者的价值和愿望，将三者完美地结合，制定护理措施。在不断循证实践探索与发展过程中，特别增加了证据应用的情境评价要素。循证护理既强调用实证进行决策的理性思维，同时又体现了现代医学对患者个人价值观和期待的重视。

（二）循证护理的基本要素（图11-2）

1. 最佳证据 证据是"可获得的事实"，最佳证据（best evidence）指来自设计严谨、具有临床意义的研究结果。在循证护理中，证据是应用临床流行病学的基本理论、临床研究的方法学以及研究质量的评价标准等，对各种途径获得的研究结果，进行严格界定和筛选后获得的最新、最佳证据。循证护理的证据并非盲目地接受已发表的科研论文的结论，只有经过认真分析和评价获得的最新、最真实可靠而且有重要临床应用价值的研究证据才是循证护理应该采纳的证据。循证思想引导护理人员在临床实践中查询、评价以及运用最新研究证据，同时结合个人的护理临床工作经验、能力、与患者的个人意愿为护理实践中的决策提供指导。根据护理学科的属性和特点，应该注意到护理领域证据的多元性问题，护理学科的科学性和人文性决定了护理研究既重视随机对照试验等量性研究资料的价值，又注重质性资料和叙述性研究的意义。

2. 护理人员的临床经验与专业判断 临床经验（clinical experiences）指护理人员对临床问题的敏感性，并能应用其丰富的临床知识和经验、专业能力做出专业决策和判断。开展循证护理时，护理人员应能够敏感地察觉到临床问题，并将文献中的证据与临床实际问题实事求是地结合在一起而不是单纯地照搬照套，从而能为患者提供适宜的护理活动。

3. 患者的偏好与期待 患者的偏好与期待（patient preferences and expectations）是开展循证护理决策的关键。患者有寻求护理帮助的愿望，期望能获得最好的护理服务而恢复健康。现代护理强调为患者提供个体化、人性化的护理。患者的需求具有多样性，同一种疾病的不同患者在疾病的同一阶段，其需求也可能是不同的。因此，护士应秉持以患者为中心的理念，充分利用自身丰富的临床经验，结合患者个体需求的评估，运用获取的证据，力求以最佳方式满足患者需要。

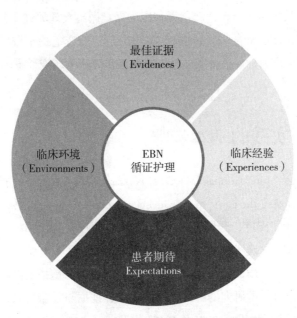

▲ 图11-2 循证护理的四要素（4E）关系图

4. 证据应用的情境　临床情境如医疗环境的硬件和软件条件、文化因素及宗教信仰不同，证据的有效性与可行性则可能不同。因此，证据的应用必须考虑具体的情境，在特定情境下获得明显效果的研究结论不一定适用所有的临床情境。

在循证护理实践中，最佳证据是核心，护士的专业判断是必备条件，患者的需求和偏好是关键因素，具体的情境是证据应用的前提。护士应将以上四者有机结合，在具体的临床情境下，使用当前最新、最佳的证据，根据患者的需求与偏好，利用个人的临床经验和专业技能，为患者提供最佳的护理服务。

四、循证护理实践的意义

循证护理实践的逐步开展对促进护理决策的科学性、护理措施的科学性有着非常积极的意义。护理领域越来越认可其在护理学科发展以及合理利用卫生资源等方面具有重要的意义。

1. 有效利用卫生资源　循证护理的产生源于全球卫生保健领域文献信息量的迅速增长，同时要求卫生保健实践活动"既要有疗效又要有效益"的背景。循证护理可充分利用现有的研究资源，避免重复研究，同时减少实践中的变异性带来的不必要的资源浪费，节约卫生资源，加速新知识和新技术的应用，更好地满足人群的卫生保健需求。

2. 提高护理决策的科学性和有效性　循证护理的核心思想是运用现有的最佳研究证据，结合护士的经验与患者的需求，形成科学、实用、有效、可行的临床干预手段，为患者提供高质量的服务。在循证护理实践中，护士充分利用科学研究的结果，对既往的护理常规和某些习惯性的护理活动进行挑战，实现特定情境下临床护理的变革。

3. 促进护理学科的发展　循证护理是一种观念，倡导临床护理决策以"实证"为依据，强调护士在做出临床判断时，应遵循来自研究结论的、有效的科学证据，并将科研证据与护士的临床专业经验及患者的需求和愿望相结合，转化为临床证据，做出合理的临床判断。以护理研究为基础形成的临床实践指南（clinical practice guidelines，CPG），改变了护士按照直觉或者凭借经验开展护理实践活动的习惯与行为，促进了其思维方式和工作方法的转变，推动护理专业的发展。

第二节　循证护理实践的基本步骤

2012年国际护士协会（International Council of Nurses，ICN）发布了"循证护理实践：缩短证据与实践之间的差距（closing the gap：from evidence to action）"的白皮书，强调了循证护理实践的重要性和迫切性，呼吁"支持、开展、传播和整合研究到护理实践中"。循证护理实践研究开展以来，与传统护理相比，它确实提高了护理服务质量，改善了患者结局，提高了患者依从性和满意度，降低了医疗成本等。循证护理实践是一个系统的过程，是护士以临床护理实践中发现的具体问题为出发点，将来自科学研究的解决该问题的最佳证据与临床情景、患者意愿、自身专业判断结合，应用于患者的护理实践。2005年JBI循证卫生保健模式提出循证实践过程包括以下四个环节：证据产生、证据综合、证据/知识传播、证据应用。具体过程包括八个步骤：① 明确问题；② 系统的文献检索；③ 严格评价证据；④ 综合证据；⑤ 传播证据；⑥ 引入证据；⑦ 应用证据；⑧ 评价证据应用后的效果。

一、循证护理实践的四个环节

（一）证据生成

证据生成（evidence generation），即证据的产生，证据来源是多样化的，可源于研究结果、专业共识、专家临床经验、成熟的专业知识、逻辑演绎和推理。设计严谨的研究，无论采取哪种方法，其结果要比个人观点可信度更高；但如果经过系统检索，尚无来自经过研究获得的证据时，其他类别的证据尤可以代表该领域现有的最佳证据。如何慎重地将研究中最新、最佳的证据运用于临床？循证医学证据等级与评价系统应运而生，但目前并没有全球统一的证据等级评价标准和方法。

（二）证据综合

证据综合（evidence synthesis），即通过系统评价寻找并确立证据。该阶段包括以下四个步骤：① 明确问题：明确需要解决的问题，并将其特定化、结构化，以利于进行文献检索；② 系统的文献检索：根据确定的问题，通过系统的文献检索寻找证据，目前国内外关于循证资源最经典的分类为2009年的"6S"金字塔分类模型，其中每个"S"代表一种证据资源类型；③ 严格评价证据：依据科学、规范的评价标准，对检索到的文献的内部真实性、可行性、适用性及其临床重要性和有效性等行严格评价；④ 汇总证据：对筛选后纳入的证据进行汇总分析，对具有同质性的同类研究结果进行Meta分析，对不能进行Meta分析的同类研究进行定性总结和分析。

> **相关链接** | **系统评价与Meta分析的概念简介**
>
> 系统评价与Meta分析是循证医学实践中的最常见概念，是产生高质量循证医学证据的重要方法。系统评价是针对某一具体临床问题，系统、全面地收集现有已发表或未发表的临床研究，采用临床流行病学严格评价文献的原则和方法，筛选出符合质量标准的文献，进行定性或定量合成，得出可靠的综合结论。
>
> Meta分析是在系统评价中可能会使用的一种统计学方法，是对各原始研究结果的定量合并，提高结果的精确度，改善效应估计值。Meta分析与系统评价是不同的概念，系统评价是一种研究类型，而Meta分析严格意义上是一种统计学方法，是一种定量的系统评价。

（三）证据传播

证据传播（evidence dissemination），指通过发布临床实践指南、最佳实践信息册等形式，由专业期刊、专业教育和培训网站等媒介将证据传递到护理系统、护理管理者及护理实践者中。该阶段在明确目标人群后，通过周密的规划，设计专门的途径，精心组织证据和信息传播的内容、形式以及传播方式。以容易理解、易于接受的方式将证据和信息传递给实践者，使其应用于护理决策过程之中。

（四）证据应用

证据应用（evidence utilization），即遵循最佳证据改革护理实践活动。由利益关联人（决策者、一线护理管理者、一线护士、患者等）在证据应用前对证据、情景因素、促进因素进行综合评价，该阶段应充分结合临床情景、患者意愿、专业判断以及成本考量。对具备应用条件的证据，应开展证据转化工作，进一步构建本土化的试点方案，分析在制度建设、流程优化、人力物力财力资源配套上的要求，正式应用该证据，并进行试点的后效评价。该阶段尤其重要的是，在强有力的领导力促进和激励下，通过系统的培训、流程化、构建评估和评价工具等方式，才能真正实现证据的转化，并通过后效评价，分析该证据对患者结局及护士的知识、态度、行为带来的改变，评价护理系统发生的变革，并可最终将证据植入到护理系统中，实现系统的良性运转和可持续发展。

二、循证护理实践的八个步骤

在1997年，Sackett教授提出循证医学实践的5个步骤：提出问题（ask）、搜寻最佳证据（acquire）、严格文献评价（appraise）、恰当应用（apply）及评估执行成效（audit）；简称5A步骤。不断发展目前循证护理实践执行以下八个步骤。

（一）提出循证护理问题

循证护理实践的第一步是明确问题，这个问题应该是有针对性的、具体的，后续的文献搜寻等才有方向。护士在临床实践中每天都会遇到很多护理方面的问题，如压疮患者的创面能否用鹅颈灯烘烤？如何确定有效的翻身时间？既往解决方法多源于护士的经验和直觉，并未得到证实。类似的问题就需要用循证医学的方法科学决策，并提出相应的问题进行循证。

循证护理问题来源于临床护理问题，但需要更加具体化，结构化。如临床问题为：机械通气的患者如何进行气道护理？转化为循证护理问题时则应具体为：机械通气的患者进行密闭式吸痰是否较开放式吸痰更能有效减少呼吸机相关性肺炎的发生率？循证护理问题同时应具有临床重要性、可行性、创新性、符合伦理要求。临床重要性是指循证研究结果能使患者受益；可行性是指循证实践的必要条件，如护理人员的知识与技能、实施的医疗环境；创新性是指循证护理研究应选择前人没有解决或没有完全解决的问题，使问题具有新颖性、独创性或先进性；符合伦理要求是指证据的应用应符合基本伦理规范。根据目的和研究方法不同，其循证问题的构成也有不同，目前最为经典的构建循证问题的方法是PICO模型。

1. PICO模型　最为经典的构建循证问题的方法，使研究者和临床医务工作者能够构建一个简明、准确、具体、具有临床意义并可以被回答的循证问题。包括以下4个要素：

P研究对象或情景问题（population/situational problem）

I干预措施或暴露因素（intervention/exposure）

C对照或比较措施（control/comparison）

O结局（outcome）

例11-1：　临床护理问题：针对机械通气的呼吸道传染病患者，如何进行高质量的气道护理？按照
　　　　　PICO原则提出以下循证问题：对于机械通气的呼吸道传染病患者，进行密闭式吸痰是否比
　　　　　开放式吸痰能有效减少呼吸机相关性肺炎的发生率及呼吸道传染病的传播？

　　　　　P：机械通气的呼吸道传染病患者

　　　　　I：密闭式吸痰

　　　　　C：开放式吸痰

　　　　　O：呼吸机相关性肺炎的发生率及呼吸道传染病的传播

　　整个PICO临床问题流程从个案情境提出与厘清相关问题到促进寻找答案的方式进行提问。当一个结构完整的临床问题形成后，研究者能够在一个较好的立足点检索相关的实证医学文献来辅助原来的PICO临床问题的解决。

　　2. 质性领域的循证问题格式　护理学科中的质性研究较多，质性研究与量性研究有所不同，质性研究的循证问题的构成是指针对体验、感受、观念等类型的研究问题，使用的问题架构是PICO格式。

　　P（Population）患者或服务对象

　　I（Interest of phenomena）感兴趣的现象

　　CO（Context）具体情形

例11-2：　参加临床药物试验的乳腺癌治疗患者治疗期间有哪些经历和体验？什么因素影响了患者服药
　　　　　的依从性？转化为PICO循证问题。

　　　　　P：乳腺癌患者

　　　　　I：患者的治疗经历与体验、服药依从性的影响因素

　　　　　CO：参加临床药物试验。

　　在临床实际护理工作中，一个患者往往同时会有很多护理问题需要处理，而实际临床工作繁忙，要获取每个问题的答案是不现实的。这时，就需要根据具体化的原则对这些问题进行取舍和排序。首先，要选择与患者利益最相关的，或是患者最迫切需要解决的问题；其次，要综合考虑自身的知识能力、临床条件等。具体可参考以下顺序提问：

　　（1）哪个问题对患者的生命健康最重要？

　　（2）哪个问题与临床工作的需求关系最紧密？

　　（3）在允许的时间内，哪个问题最具有能得到答案的可行性？

　　（4）哪个问题对你或者患者来说最感兴趣？

　　（5）哪个问题最可能在临床实践中再次出现？

　　（二）系统的文献检索

　　进行循证护理文献检索时常见的问题：寻找何种类型的文献？文献的等级如何？何处能够找到文献？

1. 遵循护理证据的多元性　不同类型的研究成果及其质量评定构成了护理研究证据的多元性和等级性。Joanna Briggs循证护理中心主任Alan Pearson教授认为"循证护理"强调证据的多元性和等级性，无论是RCT还是观察性研究或质性研究，提供的证据只要适合患者，对临床实践都具有重要指导意义。从护理学科的角度而言，系统评价纳入文献时，除了考虑定量研究如RCT、队列研究等原始研究外，人文社会科学和行为科学领域的质性研究也应作为系统评价时可能纳入分析的文献。

2. 寻找证据的基本思路

（1）依证据级别决定查询文献的顺序：即在寻找证据时，首先应从最高级的循证决策支持信息——系统信息（systems）开始，其中包括经专家筛选并做出评估的计算机快速查询系统，如循证临床指南、系统综述/Meta分析、临床证据；其中指南是依据系统评估过的证据所推荐的临床指导性建议；其次查综合证据（summaries），即对系统综述/Meta分析、临床证据的综合报告等；如仍未查到相关内容，接着可查循证信息概要（synopses），即将有关研究中的方法学和结论信息高度压缩提供的摘要，如由英国出版的《循证护理杂志》；再次是临床研究的综述（syntheses），它是针对某个临床问题的研究做出的系统综述/Meta分析，如Cochrane Library的系统综述；最后是原始研究文献。

相关链接 ｜ "6S"证据资源金字塔模型（图11-3）

循证医学资源分布在大量的医学信息资源中，如何在海量的信息资源中获取可用于临床决策的参考内容是临床医护人员需要掌握的技能。2001年，海恩斯（Haynes）最早提出循证医学资源分布的"4S"模型，2009年成为"6S"金字塔模型。每个"S"代表1种资源类型。获取用于临床决策的最佳证据时应尽可能从等级资源的最高层开始。

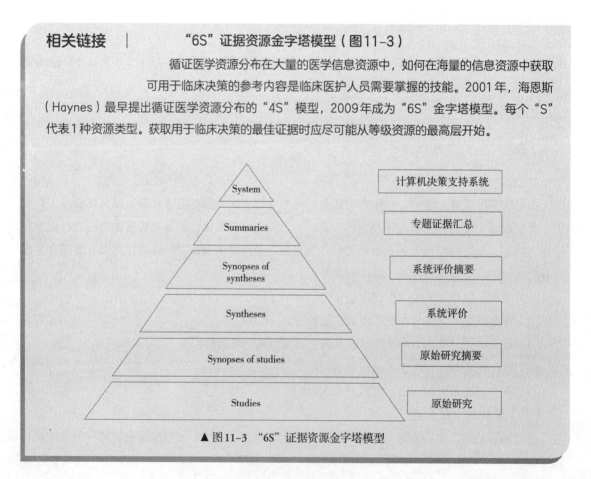

▲ 图11-3　"6S"证据资源金字塔模型

（2）有证、查证、用证：实际工作中选取数据库检索证据的一个有效途径，就是从加工过的二次文献开始，即从那些由专家依据明确、清晰的评定方法对原始临床研究结果的科学性做出了评定的报告入手，根据他们给出的结论和建议可以在短时间内获得指导临床决策的证据。其次是查找原始研究的证据。实践者可在严格质量评价的基础上，根据不同实践情境的需要，选取与采纳不同的研究证据。争取做到有证、查证、用证。

（3）无证、创证、用证：如果在常用的数据库找不到可用的证据，应扩大检索范围，包括未公开发表的灰色文献等，若仍然找不到相关文献，表明所提问题目前世界范围内尚无人研究，是一项值得深入探讨的问题，有必要开展相关的研究，为循证护理实践创证，以解决临床问题，产生新的理论或技术，促进护理学发展。所以，循证护理实践中护理人员既是证据的应用者，也是产生证据的研究者。

3. 循证护理证据来源

（1）循证系统信息（evidence-based system information/summaries）

1）临床证据（clinical evidence）数据库：由英国医学会发行，是全球最权威的循证医学数据库之一。该数据库主要总结了常见医护干预措施效果的现有最佳证据，对多种不同临床疾患的预防和治疗的现状有简要描述。目前有网络版和印刷版，并且每月都会对相关主题及时更新。

2）临床实践指南库：美国国家指南库（National Guideline Clearing House，NGC）是由美国卫生保健研究和质量管理局、美国医学会、美国卫生保健计划联合会制作的一个临床实践指南库。该数据库不仅可检索到最新的临床实践指南，而且还提供指南间的对比、指南的综合等服务。

此外，还有加拿大指南库（CMA Infobase）、新西兰指南库（New Zealand Guidelines Group）、苏格兰众学院指南网（Scottish Intercollegiate Guidelines Network，SIGN）、英国国家卫生与临床优化研究所（National Institute for Health and Clinical Excellence，NICE）等，这些都提供大量的最新临床实践指南。

（2）循证信息概要（evidence-based synopses/structured abstracts）

1）循证护理杂志：该杂志是由英国医学杂志出版社与皇家护理学院出版有限公司出版发行的季刊。该杂志运用严格的标准对大量临床护理研究的可靠性和真实性进行评定，提供结构式摘要，是目前提供与护理相关的最好研究和最新证据的国际性期刊。

2）循证医学杂志：该杂志是由英国医学杂志出版有限公司出版发行的双月刊，该杂志提供已经出版的研究报道和文献综述的详细文章。

（3）临床研究综述（syntheses/systematic reviews）数据库

1）Cochrane图书馆（Cochrane Library，CL）：是由Cochrane协作网发行，是目前临床疗效研究证据最好最基本的网站。提供结构式摘要和全文，并可以在网址上免费浏览。另外，它还以光盘的形式每年4期向全球公开发行。

2）JBI循证卫生保健中心数据库：该数据库是澳大利亚南部的Adelaide大学健康科学系的Joanna Briggs研究所（JBI）出版的护理及健康相关学科领域的循证资源，也是目前全球最大的循证护理领域的资源数据库。

（4）临床研究原始文献数据库（primary sources）：国外常用的临床研究数据库有PubMed、英国护理文献索引（British Nursing Index，BNI）、CINAHL（cumulative index to nursing and allied health literature）、Cosby's Nursing Consult护理学数据库、中国生物医学文献库（CBM）、中国期刊全文数据库、维普数据库（VIP）、万方数据库系统等。

（三）严格的文献评价

科学证据在决策中扮演相当重要的角色，强调文献的评价重要性。通过文献评价的过程，临床健康照护者能更深入地检视研究设计及执行的过程是否产生偏差，而导致结果被夸大或低估，避免做出错误的临床决策。

1. 评价原则　证据评价方面遵循三大原则，即为VIP：V（validity/reliability）效度/信度、I（importance/impact）重要性、P（practice/applicability）临床适用性。

（1）效度/信度：真实性是指一项研究成果结论的可靠程度和成果用于目标人群效应的符合程度，即能正确反映被研究对象和目标人群效应真实状况的程度。前者称为内部真实性（internal validity），后者称为外部真实性（external validity）。例如试验证明卡介苗能预防被研究对象感染结核分枝杆菌发病，当用于未感染的目标人群时能取得同样的效应。证据评价主要指内部真实性，即结果能否/或者在多大程度上反映真实情况。其影响因素包括：

1）研究设计：直接决定结果的内部真实性；

2）研究对象：选择偏倚、混杂偏倚；

3）研究环境：信息偏倚；

4）数据分析：统计方法。

（2）重要性：是指证据的临床意义和应用价值，即结果是否具有临床的实际应用价值。如新药与传统药物比较其差异是否具备实际应用价值？循证医学强调采用客观量化指标来评价研究结果的临床意义。如采用相对危险度减少率（RRR）、绝对危险度减少率（ARR）和获得1例有利结果需要治疗多少例患者（NNT）等客观指标，同时给出可信区间（CI），以表示估计值的精确度。

（3）临床适用性：是指研究结果与推论对象真实情况的符合程度，即结果外推到其他人群的能力。

2. 文献评价工具　为方便研究者评价文献质量，国际循证机构的网站已根据常见研究类型设计公认的评鉴标准。目前不同的循证实践机构有其自己的评价工具，但每份评价工具基本原则一致，只是在某些评定条目设计上略有差异。在众多评价工具中，较常见的文献质量评价工具有英国的"牛津文献质量严格评价技能培训项目"（Oxford Critical Appraisal Skill Program，CASP）、Joanna Briggs循证卫生保健中心推出的文献质量评价工具：干预性研究（controlled clinical trial，CCT）论文的质量评价工具；队列设计和病例对照设计论文的质量评价工具；质性研究（qualitative study）论文质量的评价工具；描述性研究/病例系列（descriptive/case series/case reports）研究论文的质量评价工具；经验总结、案例分析、专家意见类论文的质量评价工具。

3. 文献质量评价方式 评价文献质量时不主张采用评分的方式，也不主张通过加总分进行判断，而主张两人分别进行独立评定，逐条判断每一条目"符合要求""不符合要求"或者"不清楚"。然后综合两人意见，商讨对论文纳入还是剔除，必要时咨询专家。文献质量评价只能从某种程度说明文章结论的可信性，倘若评价者缺乏临床流行病学或科研设计的基础知识，那么就难以完成文献的评价。

（四）证据的综合

在做临床决策时仅仅依据一个或少数几个研究的结果是不够的，然而针对同一个问题的多个临床研究结果有时是互相矛盾的，给临床决策带来了难题。因此，需要采用科学的方法综合针对某一问题的多个研究结果，得出一个更可靠的结论，此过程即证据的综合。证据的综合往往通过系统评价（systematic review，SR）来完成，它是一种用科学地、客观地定性或定量整合原始研究结果的研究方法。

（五）证据的传播

高质量的系统评价或临床指南如何让临床一线的护理工作者知晓，这就需要护理人员了解证据传播的有关内容，包括证据传播的概念、证据的分级和证据的传播途径。

1. 证据传播的概念 证据传播是指将证据通过杂志期刊、电子媒介、教育和培训等方式传递到卫生保健人员、卫生保健机构和卫生保健系统中。证据的传播同任何信息的传播一样，不仅涉及证据和信息的发布，它还包括在明确目标人群的基础上，通过周密的计划，设计专门的途径，精心组织证据和信息的内容、形式，以及传播方式，以容易被理解和接受的方式，将证据和信息传递给目标人群，使之应用于决策过程中。证据传播过程中涉及4个主要步骤：① 标注证据的等级或推荐意见，② 将证据和信息组织成临床实践人员容易理解和应用的形式；③ 详细了解目标人群对证据的需求；④ 以最经济的方式传递证据和信息。

2. 证据的分级 证据的等级系统包括证据的质量等级（quality level of evidence）和推荐级别（grade of recommendation）。系统评价产生的证据应标注其质量等级，而临床实践指南和证据总结等资源则应标注证据的推荐级别。因此医疗卫生保健专业人员在将证据应用到临床实践中时，很重要的一步是对形成证据的研究进行方法学质量的严格评价，并进行分级，以明确该证据的推荐强度。

在推荐分级的评估、制定与评价（Grading of Recommendations Assessment Development and Evaluation，GRADE）系统推出之前，各循证卫生保健组织的证据等级系统往往基于"唯设计论"，即认为RCT设计的研究质量必然高于观察性研究，对研究设计的多元性以及系统评价中纳入研究的设计质量，各研究间的不一致性、不精确性、间接性、发表偏倚等带来的问题未能进行综合判定。因此，传统的证据等级系统近年来受到研究方法论专家和临床决策者的批评。GRADE证据系统的推出，突破了以往单纯按照研究设计划分证据质量等级的局限性，综合考虑系统评价纳入研究的各种影响因素，将系统评价的效应指标作为"证据体"（body of evidence）进行质量分级原则。GRADE系统目前已经成为用于对RCT和观察性研究的系统评价进行证据等级判断的一套国际统一的证据质量分级和推荐强度系统。其局限性是并未涉及质性研究、经济学评价、诊断性试验和描述性研究等。

JBI 基于护理学科证据的多元性，在采纳 GRADE 证据分级系统的同时提出在对证据体进行质量分级之前，对证据进行预分级（pre-ranking）。预分级出现在对单篇文献质量进行严格评价之后，对纳入的单项研究按照其设计类别，包括有效性研究、实验性设计、类实验性设计、观察性研究、质性研究、诊断性试验、预后研究、经济学评价进行预分级，分为五个等级。目前该证据预分级系统广泛应用于 JBI 及其多个国际分中心所构建的多项循证资源，包括证据总结。

护理领域干预性研究中 RCT 设计并不多见，而以类实验性研究设计占大多数。因此，护理领域的证据分级和推荐等级应以 JBI 循证护理中心的证据分类方法为参照。同时，证据、临床专业知识和经验以及患者三者之间的关系决定了证据是否有力。例如，虽然 RCT 提供的证据是强有力的，但在临床实践中如果不被护士和患者接受，则这一证据仍不被认为是一类证据；相反，如果某项实践活动既符合大多数护理人员的经验，又满足患者的需求，尽管研究结果并非一类证据，但这项证据仍可作为护理证据。

3. 证据的传播途径

（1）证据的形式：由于临床护理人员大多没有时间仔细阅读大量包含研究过程描述和统计阐述的原始资料，需要将系统评价的结论和证据总结为更简洁易读、可追溯、透明、公开的形式，以帮助其有效利用这些研究结果。Joanna Briggs 循证护理中心开展了此项工作，他们收集并选择了历年来自全球的循证实践中心护理及相关领域的系统评价，对其质量进行评价后，将各专题的内容进行总结和提炼，突出结论性证据，并清晰标注证据的来源和证据的等级，形成单篇只有 2~3 页的最佳实践信息、证据总结和照护指南汇编近 3 000 篇，提高了证据传播的速度和效率。

（2）证据的需求形式：不同的目标人群对证据的需求形式不同，应在评估和分析的前提下，有目的地组织信息。医院一线护理人员需要针对性强、可信度高、简洁易读的循证结论，如证据总结、集束化照护措施、最佳实践信息册；而卫生机构政策制定者和医院护理管理者需要的是系列化的、与临床护理质量关系密切的、结构清晰、来源明确、可信度高的循证结论汇集，如临床实践指南；而高校教师和研究人员则需要特定专题在循证过程中的所有资料与信息细节，以及该专题在循证过程后形成的结论性证据，如系统评价报告、原始论文等。

（3）证据的传递形式：证据的传递形式主要包括教育和培训、通过传播媒体传递和通过组织及团队系统传播。临床各级人员可根据自身实际情况决定选取恰当的传递形式，使相应的人员了解最近、最佳的证据，帮助其进行临床决策。

（六）证据引入

临床护理人员要结合自身专业知识和经验，根据所在医院、病区及患者的特点和需求将证据引入系统中，其中包括对证据真实性、重要性和适用性的评价。从中筛选出适合相应情景的、有用的证据，制定循证的护理措施、护理流程和护理计划，使证据真正为临床服务，提高护理服务质量，解决临床实际问题。

（七）证据的应用

应用最佳证据不是照搬证据。研究证明一项护理措施在某一人群中有效，并不能说明它适合于临床所有的患者。如何将获得的最佳证据应用到临床护理工作中，并以实践活动或系统发生变革为标志，这就是证据应用所涉及的问题。其核心内容包括：通过系统/组织变革引入证据；改变系统中实践活动的方式；评价应用证据对卫生保健系统、护理过程、护理效果的作用。

（八）评价证据应用后的效果

循证护理实践是一个动态的过程，它需要在临床实施后评价证据应用的效果和对政策的影响。效果评价的反馈有助于护理研究质量的提高，并可在持续质量改进过程中巩固其应用，并不断更新证据，进入新的循环。

三、循证护理实践模式

早期循证护理主要从临床常见问题进行研究，如在加拿大渥太华的一项研究应用模式（Ottawa Model of Research Use，OMRU），旨在针对压疮问题为临床护理决策提供实证；英国的McInnes系统提出了治疗腿部压疮的RCN循环护理指南，美国的Rasmussen应用循证护理实践模式成功探索了胸痛的最佳管理方法。

近30年在护理领域中各循证护理中心及护理研究机构不断探讨与发展不同的循证护理实践模式，推动循证护理实践的快速发展，为护理人员开展循证护理实践、教育和研究提供思路和方法指导。如JBI循证卫生保健模式是由澳大利亚Joanna Briggs循证卫生保健中心Alan Pearson教授团队于2005年提出，该模式阐述了循证卫生保健的过程以及相关概念之间的逻辑关系，简洁明了地展示了循证护理实践过程。

复旦大学JBI循证护理合作中心发展的循证护理实践路径图，指明循证护理实践包括证据生成、证据综合、证据传播、证据应用四个环节，同时循证护理实践与开展原始研究密切关联，相互促进，引导护理研究者和护理实践者，以评判性思维正确分析护理问题，通过科学的路径、有效的资源利用、理性的判断，促进科学有效的护理决策。目前国内外学者及其团队已发展十几类循证护理实践模式为临床医护人员的循证实践提供了不同的路径和参考。

相关链接 | 　　　　　　**复旦循证护理实践路径图简介**

　　复旦循证护理实践路径图（图11-4）是由复旦大学JBI循证护理合作中心主任胡雁教授及其团队在多年循证理论及实践研究的基础上于2015年提出，旨在为促进证据传播及实践应用提供框架和路径。

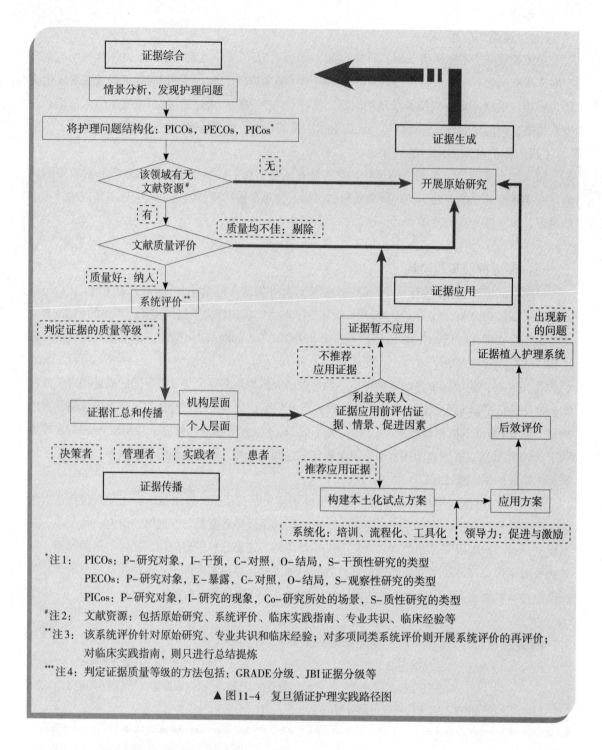

▲ 图11-4　复旦循证护理实践路径图

四、循证护理实践应注意的问题

随着我国循证护理的认识不断深入，开展循证护理对推动我国护理学科的发展起到了积极的作用。但是在循证护理实践中尚存在一些误区和偏差，需引起护理人员的重视。

（一）正确理解循证护理的核心思想

循证护理的核心思想是运用现有的最佳研究证据，结合护士的经验、患者的需求，为患者提供科学有效的服务。目前我国循证护理领域存在的主要误区为：一是将循证护理简单等同于将文献检索后的结果应用于临床实践，缺乏对文献严格的筛查和质量评价；二是将循证护理等同于开展原始研究，未理解循证护理强调"利用来自研究的外部证据"的真正含义。

（二）正确理解最佳证据的含义

最佳研究证据是来自设计严谨、具有临床意义且经过严格筛选与评价的研究结论。循证护理所遵循的证据并不仅仅局限于随机对照试验。护理学科人文性的特点决定了在护理领域的很多情形下，采用随机对照试验存在较大的难度，其他类型设计严谨的研究亦可提供较强的证据。

（三）正确应用研究证据

护士在临床遇到实际问题应用研究证据时，应根据患者的具体情况，结合自身的临床经验，判断患者从研究证据中受益的可能性及其安全性，经综合判断后做出适合患者的最佳临床决策。

（四）正确利用评价反馈

循证护理是一个动态发展的过程，需在实施后评价证据应用后的效果。效果评价反馈有助于提高护理质量，使得循证护理更丰富、更确切。与此同时，护士也可通过效果评价，对循证护理实践进行反思改进，促使自己不断更新现有的知识结构，提升评判性发现问题和解决问题的能力。

护理学科的发展对护士提出了越来越高的要求，了解循证护理的内涵与方法，不断发展循证护理实践能力，才能为患者提供安全、有效的护理质量。

学习小结

1. 循证护理是一门新学科，它对护理学科的发展起到了非常积极的作用。

2. 循证护理的基本要素包括最佳证据，护理专业技能和多年临床经验，考虑患者的价值和愿望，以及证据应用的情境评价，体现循证护理的科学思维和以人为本的理念。

3. 循证护理实践是一个系统过程，包括八个步骤：① 明确问题；② 系统的文献检索；③ 严格评价证据；④ 综合证据；⑤ 传播证据；⑥ 引入证据；⑦ 应用证据；⑧ 评价证据应用后的效果。

（李　桃）

复习参考题

1. 简答题

（1）什么是循证护理？包括哪些基本要素？

（2）简述循证护理实践的基本步骤。

2. 单项选择题

（1）循证护理实践中强调循证的问题主要来源于

　　A. 临床研究

　　B. 临床实践

　　C. 医学文献

　　D. 卫生统计报告

　　E. 专家意见

（2）下列有关循证护理的证据，错误的描述是

　　A. 强调临床干预措施结果，但不排斥基础研究

　　B. 强调随机临床研究结果，但不排斥非随机的报告

　　C. 强调证据的科学性

　　D. 专家的经验和意见是没有价值的证据

　　E. 强调证据结果的真实性

（3）下列有关循证护理的说法错误的是

　　A. 循证护理实践得到的最佳证据在用于具体患者的时候具有特殊性，必须因人而异

　　B. 循证医学实践将为临床决策提供依据，证据是唯一考虑

　　C. 循证护理不等于系统评价

　　D. 循证护理实践不一定会降低医疗费用

　　E. 循证护理实践得到的证据并非一成不变

（4）以下有关循证护理要素的描述，正确的选项是

　　A. 循证护理不否认医护专业人员的个人经验，但绝不盲从经验

　　B. 临床问题只有循证护理实践才能解决

　　C. 掌握了系统评价过程，也就掌握了循证医学实践的全部

　　D. 实施循证护理意味着要结合当前最佳证据、患者选择、临床条件等

　　E. 当高质量的研究证据不存在时，循证护理实践就结束

（5）循证医学的步骤中，最关键的环节是

　　A. 丰富的临床经验

　　B. 研究证据及其质量评价

　　C. 文献检索方法

　　D. 专家意见

　　E. 收集资料全面

　　　　　　答案：B D B D B

统计用表

▼ 附表1 两样本率比较所需样本含量（单侧）

上行：$\alpha=0.05$，$1-\beta=0.80$
中行：$\alpha=0.05$，$1-\beta=0.90$
下行：$\alpha=0.01$，$1-\beta=0.95$

较小率 (%)	两组率之差（%），δ													
	5	10	15	20	25	30	35	40	45	50	55	60	65	70
5	330	105	55	35	25	20	16	13	11	9	8	7	6	6
	460	145	76	48	34	26	21	17	15	13	11	9	8	7
	850	270	140	89	63	47	37	30	25	21	19	17	14	13
10	540	155	76	47	32	23	19	15	13	11	9	8	7	6
	740	210	105	64	44	33	25	21	17	14	12	11	9	8
	1 370	390	195	120	81	60	46	37	30	25	21	19	16	14
15	710	200	94	56	38	27	21	17	14	12	10	8	7	6
	990	270	130	77	52	38	29	22	19	16	13	10	10	8
	1 820	500	240	145	96	69	52	41	33	27	22	20	17	14
20	860	230	110	63	42	30	22	18	15	12	10	8	7	6
	1 190	320	150	88	58	41	31	24	20	16	14	11	10	8
	2 190	590	280	160	105	76	57	44	35	28	23	20	17	14
25	980	260	120	69	45	32	24	19	15	12	10	8	7	
	1 360	360	165	96	63	44	33	25	21	16	14	11	9	
	2 510	660	300	175	115	81	60	46	36	29	23	20	16	
30	1 080	280	130	73	47	33	24	19	15	12	10	8		
	1 500	390	175	100	65	46	33	25	21	16	13	11		
	2 760	720	330	185	120	84	61	47	36	28	22	19		
35	1 160	300	135	75	48	33	21	19	15	12	9			
	1 600	410	185	105	67	46	33	25	20	16	12			
	2 960	750	340	190	125	85	61	46	35	27	21			

较小率（%）	两组率之差（%），δ													
	5	10	15	20	25	30	35	40	45	50	55	60	65	70
40	1 210	310	135	76	48	33	24	18	14	11				
	1 670	420	190	105	67	46	33	24	19	14				
	3 080	780	350	195	125	84	60	44	33	25				
45	1 230	310	135	75	47	32	22	17	13					
	1 710	430	190	105	65	44	31	22	17					
	3 140	790	350	190	120	81	57	41	30					
50	1 230	310	135	73	45	30	21	15						
	1 710	420	185	100	63	41	29	21						
	3 140	780	340	185	115	76	52	37						

▼ 附表2　两样本率比较所需样本含量（双侧）

上行：$\alpha=0.05$，$1-\beta=0.80$
中行：$\alpha=0.05$，$1-\beta=0.90$
下行：$\alpha=0.01$，$1-\beta=0.95$

较小率 (%)	两组率之差（%），δ													
	5	10	15	20	25	30	35	40	45	50	55	60	65	70
5	420	130	69	44	31	24	20	16	14	12	10	9	9	7
	570	175	93	59	42	32	25	21	18	15	13	11	10	9
	960	300	155	100	71	54	42	34	28	24	21	19	16	14
10	680	195	96	59	41	30	23	19	16	13	11	10	9	7
	910	260	130	79	54	40	31	24	21	18	15	13	11	10
	1 550	440	220	135	92	68	52	41	34	28	23	21	18	15
15	910	250	120	71	48	34	26	21	17	14	12	10	9	8
	1 220	330	160	95	64	46	35	27	22	19	16	13	11	10
	2 060	560	270	160	110	78	59	47	37	31	25	21	19	16
20	1 090	290	135	80	53	38	28	22	18	15	13	10	9	7
	1 460	390	185	105	71	51	38	29	23	20	16	14	11	10
	2 470	660	310	180	120	86	64	50	40	32	26	21	19	15
25	1 250	330	150	88	57	40	30	23	19	15	13	10	9	
	1 680	440	200	115	77	54	40	13	24	20	16	13	11	
	2 840	740	340	200	130	92	68	52	41	32	26	21	18	
30	1 380	360	160	93	60	42	31	23	19	15	12	10		
	1 840	480	220	125	80	56	41	31	24	20	16	13		
	3 120	810	370	210	135	95	69	53	41	32	25	21		
35	1 470	380	170	96	61	42	31	23	18	14	11			
	1 970	500	225	130	82	57	41	31	23	19	15			
	3 340	850	380	215	140	96	69	52	40	31	23			
40	1 530	390	175	97	61	42	30	22	17	13				
	2 050	520	230	130	82	56	40	29	22	18				
	3 480	880	390	220	140	95	68	50	37	28				

较小率 (%)	两组率之差（%），δ													
	5	10	15	20	25	30	35	40	45	50	55	60	65	70
45	1 560	390	175	96	60	40	28	21	16					
	2 100	520	230	130	80	54	38	27	21					
	3 550	890	390	215	135	92	64	47	34					
50	1 560	390	170	93	57	38	26	19						
	2 100	520	225	125	77	51	35	24						
	3 550	880	380	210	130	86	59	41						

▼ 附表3　样本均数与总体均数比较（或配对比较）所需样本含量

δ/σ	单侧: α=0.005 双侧: α=0.01					单侧: α=0.01 双侧: α=0.02					单侧: α=0.025 双侧: α=0.05					单侧: α=0.05 双侧: α=0.1					δ/σ
1−β=	0.99	0.95	0.9	0.8	0.5	0.99	0.95	0.9	0.8	0.5	0.99	0.95	0.9	0.8	0.5	0.99	0.95	0.9	0.8	0.5	
0.05																					0.05
0.10																					0.10
0.15																				122	0.15
0.20										130					99				139	70	0.20
0.25					110					90				128	64			139	101	45	0.25
0.30				134	78				115	63			119	90	45		122	97	71	32	0.30
0.35			125	99	58			109	85	47		109	88	67	34		90	72	52	24	0.35
0.40		115	97	77	45	139	101	85	66	37	117	84	68	51	26	101	70	55	40	19	0.40
0.45	122	92	77	62	37	110	81	68	53	30	93	67	54	41	21	80	55	44	33	15	0.45
0.50	100	75	63	51	30	90	66	55	43	25	76	54	44	34	18	65	45	36	27	13	0.50
0.55	83	63	53	42	26	75	55	46	36	21	63	45	37	28	15	54	38	30	22	11	0.55
0.60	71	53	45	36	22	63	47	39	31	18	53	38	32	24	13	46	32	26	19	9	0.60
0.65	61	46	39	31	20	55	41	34	27	16	46	33	27	21	12	39	28	22	17	8	0.65
0.70	53	40	34	28	17	47	35	30	24	14	40	28	24	19	10	34	24	19	15	8	0.70
0.75	47	36	30	25	16	42	31	27	21	13	35	26	21	16	9	30	21	17	13	7	0.75

δ/σ	单侧:α=0.005 双侧:α=0.01					单侧:α=0.01 双侧:α=0.02					单侧:α=0.025 双侧:α=0.05					单侧:α=0.05 双侧:α=0.1					δ/σ
1-β=	0.99	0.95	0.9	0.8	0.5	0.99	0.95	0.9	0.8	0.5	0.99	0.95	0.9	0.8	0.5	0.99	0.95	0.9	0.8	0.5	
0.80	41	32	27	22	14	37	28	24	19	12	31	22	19	15	9	27	19	15	12	6	0.80
0.85	37	29	24	20	13	33	25	21	17	11	28	21	17	13	8	24	17	14	11	6	0.85
0.90	34	26	22	18	12	29	23	19	16	10	25	19	16	12	7	21	15	13	10	5	0.90
0.95	31	24	20	17	11	27	21	18	14	9	23	17	14	11	7	19	14	11	9	5	0.95
1.00	28	22	19	16	10	25	19	16	13	9	21	16	13	10	6	18	13	11	8	5	1.00
1.1	24	19	16	14	9	21	16	14	12	8	18	13	11	9	6	15	11	9	7		1.1
1.2	21	16	14	12	8	18	14	12	10	7	15	12	10	8	5	13	10	8	6		1.2
1.3	18	15	13	11	8	16	13	11	9	6	14	10	9	7	5	11	8	7	6		1.3
1.4	16	13	12	10	7	14	11	10	9	6	12	9	8	7	5	10	8	7	5		1.4
1.5	15	12	11	9	7	13	10	9	8	6	11	8	7	6		9	7	6			1.5
1.6	13	11	10	8	6	12	10	9	7	5	10	8	7	6		8	6	6			1.6
1.7	12	10	9	8	6	11	9	8	7	6	9	7	6	5		8	6	5			1.7
1.8	12	10	9	8	6	10	8	7	7	6	8	7	6			7	6				1.8
1.9	11	9	8	7	6	10	8	7	6	5	8	6	5			7	5				1.9
2.0	10	8	8	7	5	9	7	7	6	5	7	6				6					2.0

δ/σ	单侧: α=0.005 双侧: α=0.01					α=0.01 α=0.02					α=0.025 α=0.05					α=0.05 α=0.1					δ/σ
1−β =	0.99	0.95	0.9	0.8	0.5	0.99	0.95	0.9	0.8	0.5	0.99	0.95	0.9	0.8	0.5	0.99	0.95	0.9	0.8	0.5	
2.1	10	8	7	7		8	7	6	6		7	6				6					2.1
2.2	9	8	7	6		8	7	6	6		7	6				6					2.2
2.3	9	7	7	6		8	6	6	5		6	5				5					2.3
2.4	8	7	7	6		7	6	6			6										2.4
2.5	8	5	6	6		7	6	6			6										2.5
3.0	7	6	6	5		6	5	5			5										3.0
3.5	6	5	5			5															3.5
4.0	6																				4.0

▼ 附表4　两样本均数比较所需样本含量

$\delta/\sigma = \dfrac{\mu_1-\mu_2}{\sigma}$	单侧:α=0.005 / 双侧:α=0.01					单侧:α=0.01 / 双侧:α=0.02					单侧:α=0.025 / 双侧:α=0.05					单侧:α=0.05 / 双侧:α=0.1				
1−β =	0.99	0.95	0.9	0.8	0.5	0.99	0.95	0.9	0.8	0.5	0.99	0.95	0.9	0.8	0.5	0.99	0.95	0.9	0.8	0.5
0.05																				
0.10																				
0.15																				
0.20																				137
0.25															124					88
0.30										123					87					61
0.35					110					90					64				102	45
0.40					85					70				100	50			108	78	35
0.45				118	68				101	55			105	79	39		108	86	62	28
0.50				96	55			106	82	45		106	86	64	32		88	70	51	23
0.55			101	79	46		106	88	68	38		87	71	53	27	112	73	58	42	19
0.60		101	85	67	39		90	74	58	32	104	74	60	45	23	89	61	49	36	16
0.65		87	73	57	34	104	77	64	49	27	88	63	51	39	20	76	52	42	30	14
0.70	100	75	63	50	29	90	66	55	43	24	76	55	44	34	17	66	45	36	26	12
0.75	88	66	55	44	26	79	58	48	38	21	67	48	39	29	15	57	40	32	23	11

$\frac{\delta}{\sigma}=\left(\frac{\mu_1-\mu_2}{\sigma}\right)$	单侧: $\alpha=0.005$ 双侧: $\alpha=0.01$					单侧: $\alpha=0.01$ 双侧: $\alpha=0.02$					单侧: $\alpha=0.025$ 双侧: $\alpha=0.05$					单侧: $\alpha=0.05$ 双侧: $\alpha=0.1$					$\frac{\delta}{\sigma}=\left(\frac{\mu_1-\mu_2}{\sigma}\right)$
$1-\beta=$	0.99	0.95	0.9	0.8	0.5	0.99	0.95	0.9	0.8	0.5	0.99	0.95	0.9	0.8	0.5	0.99	0.95	0.9	0.8	0.5	
0.80	77	58	49	39	23	70	51	43	33	19	59	42	34	26	14	50	35	28	21	10	0.80
0.85	69	51	43	35	21	62	46	38	30	17	52	37	31	23	12	45	31	25	18	9	0.85
0.90	62	46	39	31	19	55	41	34	27	15	47	34	27	21	11	40	28	22	16	8	0.90
0.95	55	42	35	28	17	50	37	31	24	14	42	30	25	19	10	36	25	20	15	7	0.95
1.00	50	38	32	26	15	45	33	28	22	13	38	27	23	17	9	33	23	18	14	7	1.00
1.1	42	32	27	22	13	38	28	23	19	11	32	23	19	14	8	27	19	15	12	6	1.1
1.2	36	27	23	18	11	32	24	20	16	9	27	20	16	12	7	23	16	13	10	5	1.2
1.3	31	23	20	16	10	28	21	17	14	8	23	17	14	11	6	20	14	11	9	5	1.3
1.4	27	20	17	14	9	24	18	15	12	8	20	15	12	10	6	17	12	10	8	4	1.4
1.5	24	18	15	13	8	21	16	14	11	7	18	13	11	9	5	15	11	9	7	4	1.5
1.6	21	16	14	11	7	19	14	12	10	6	16	12	10	8	5	14	10	8	6	1	1.6
1.7	19	15	13	10	7	17	13	11	9	6	14	11	9	7	4	12	9	7	6	3	1.7
1.8	17	13	11	10	6	15	12	10	8	5	13	10	8	6	4	11	8	7	5		1.8
1.9	16	12	11	9	6	14	11	9	8	5	12	9	7	6	4	10	7	6	4		1.9
2.0	14	11	10	8	6	13	10	9	7	5	11	8	7	6	4	9	7	6	4		2.0

$\delta/\sigma=\left(\dfrac{\mu_1-\mu_2}{\sigma}\right)$	单侧：α=0.005 双侧：α=0.01					α=0.01 α=0.02					α=0.025 α=0.05					α=0.05 α=0.1					$\delta/\sigma=\left(\dfrac{\mu_1-\mu_2}{\sigma}\right)$
1−β=	0.99	0.95	0.9	0.8	0.5	0.99	0.95	0.9	0.8	0.5	0.99	0.95	0.9	0.8	0.5	0.99	0.95	0.9	0.8	0.5	
2.1	13	10	9	8	5	12	9	8	7	5	10	8	6	5	3	8	6	5	4		2.1
2.2	12	10	8	7	5	11	9	7	6	4	9	7	6	5		8	6	5	4		2.2
2.3	11	9	8	7	5	10	8	7	6	4	9	7	6	5		7	5	5	4		2.3
2.4	11	9	8	6	5	10	8	7	6	4	8	6	5	4		7	5	4	4		2.4
2.5	10	8	7	6	4	9	7	6	5	4	8	6	5	4		6	5	4	3		2.5
3.0	8	6	6	5	4	7	6	5	4	3	6	5	4	4		5	4	3			3.0
3.5	6	5	5	4	3	6	5	4	4		5	4	4	3		4	3				3.5
4.0	6	5	4	4		5	4	4	3		4	4	3			4					4.0

参考文献

1. 胡雁，王志稳.护理研究.6版.北京：人民卫生出版社，2022.
2. 风笑天.社会研究方法.6版.北京：中国人民大学出版社，2022.
3. 黄悦勤.临床流行病学.5版.北京：人民卫生出版社，2020.
4. 胡雁，郝玉芳.循证护理学.2版.北京：人民卫生出版社，2018.
5. 李铮，刘宇.护理学研究方法.北京：人民卫生出版社，2018.
6. 陈代娣.护理研究.3版.北京：人民卫生出版社，2018.
7. 郭继军.医学文献检索与论文写作.5版.北京：人民卫生出版社，2018.
8. 吉久明，孙济庆.文献检索与知识发现指南.3版.上海：华东理工大学出版社，2018.
9. 王萍，毛俊，曾兢.护理研究（案例版）.北京：科学出版社.2018.
10. 王福彦.SPSS在医学中的应用.北京：科学出版社，2017.
11. 罗爱静.医学文献信息检索.3版.北京：人民卫生出版社，2015.
12. 骆金铠，龚文涛，董思鑫，等.门诊专科护理工作室综合评价指标体系的构建.中华护理杂志，2023，58（3）：325-333.
13. 黄玲芳，王宗华，孔德辉，等.基于CIPP模型军校护理本科专业课课程思政教学评价指标体系研究.军事护理，2023，40（8）：105-108.
14. 宋静雨，王蒙蒙，秦苑，等.配偶陪伴濒死期病人感受的现象学研究.护理研究，2022，36（4）：703-708.
15. 高伟，盛源，施莉，等.PICC专科护士角色成长过程的扎根理论研究.中国护理管理，2022，22（4）：496-501.
16. 宋歌，王颖，高欢玲，等.老年慢性阻塞性肺疾病患者认知衰弱风险筛查模型的构建及验证.中华护理杂志，2022，57（15）：1859-1867.
17. 黄菲菲，林梅莲，王安妮，等.叙事护理教学中教师与学生的体验研究.中华护理教育，2022，19（8）：709-714.
18. 燕美琴，闫高慧，任永莲，等.积极心理干预对孕妇分娩恐惧和总体幸福感的影响.中华护理杂志，2022，57（24）：2957-2963.
19. 雍彬彬，肖惠敏，郑艺静.养老机构老年人心理调适水平及影响因素分析.中华护理杂志，2020，55（11）：1690-1696.
20. 钟灵，陶慧，孙娅娇.老年人心理一致感的研究进展.全科护理，2021，19（29）：4081-4084.

索 引